Yuezi Yuezican Xinshengerhuli Dabaike

月子·月子餐·新生儿护理
大百科

张卫社 / 主编　　曹建云 / 编著

湖南科学技术出版社

图书在版编目（ＣＩＰ）数据

月子·月子餐·新生儿护理大百科 / 张卫社主编；曹建云编著. -- 长沙：湖南科学技术出版社，2017.3
ISBN 978-7-5357-9144-3

Ⅰ．①月… Ⅱ．①张… ②曹… Ⅲ．①产褥期—妇幼保健—基本知识②婴幼儿—哺育—基本知识 Ⅳ.①R714.6②TS976.31

中国版本图书馆 CIP 数据核字(2016)第 270419 号

长沙市人才发展专项资金资助

yuezi　　yuezican　xinshenger huli dabaike
月子·月子餐·新生儿护理大百科

主　　编：张卫社
编　　著：曹建云
责任编辑：郑　英
出版发行：湖南科学技术出版社
社　　址：长沙市湘雅路 276 号
　　　　　http://www.hnstp.com
湖南科学技术出版社天猫旗舰店网址：
　　　　　http://hnkjcbs.tmall.com
邮购联系：本社直销科 0731-84375808
印　　刷：长沙市雅高彩印有限公司
　　　　　（印装质量问题请直接与本厂联系）
厂　　址：长沙市开福区德雅路 1246 号
邮　　编：410008
版　　次：2017 年 3 月第 1 版第 1 次
开　　本：710mm×1020mm　1/16
印　　张：26.5
字　　数：650 千字
书　　号：ISBN 978-7-5357-9144-3
定　　价：48.00 元

前言
INTRODUCTION

对于初为人父人母的新手爸妈，怀抱着自己的宝宝时，内心一定是充满快乐和幸福的，但同时又有着许多甜蜜的烦恼。甜蜜是，宝宝带给爸爸妈妈的喜悦难以言表；烦恼是，宝宝尚不能开口说话，自己也没有照顾宝宝的经验，各种疑惑和突发问题，常常让爸爸妈妈们手足无措。

本书涵盖了最详细的科学坐月子的方法和新生儿护理方面的知识，最科学的育儿理念，最可行的育儿方法，是广大父母孕育宝宝的理想读物。

第一篇：月子知识大百科

怀胎十月，宝贝终于出生了，妈妈们可以在月子里好好放松休息一会儿了。可是，对于初为人母的产妇来说，坐月子也不轻松哦！坐月子到底能吃什么呢？坐月子能不能洗头洗澡？皮肤暗黄了，身材变形了怎么办？不要担心，有办法！为了解决产妇们月子期间的烦恼，我们将为产妇提供最专业最全面的月子生活指导，让产妇们轻轻松松坐月子，健健康康地恢复，让月子生活不再烦恼。

本书将从产后营养、月子食谱、产后护理、轻松起居、产后避孕和健康减肥这些方面来为产妇们提供详细的月子生活指导，教妈妈们在月子里怎么吃、怎么穿、怎么动，让大家对月子生活有更全面的了解，避开月子里的误区，让你轻松恢复，重新拥有美丽肌肤与曼妙身材，让产妇们的难题迎刃而解！

第二篇：新生儿护理大百科

本篇针对新手爸妈们的需要，收录了新生儿的饮食喂养、日常护理、常见疾病防治、早教开发等内容，让爸爸妈妈们更加全面地认识这个新降临到世界的小生命，轻松解决月子中关于宝宝养育的各种问题。没有大道理，只有温馨实用的操作小方法。很贴心，随时能用，一学就会的祖母式的经验。有了它，宝妈们再也不用担心月子生活难熬了，不懂的时候翻翻它，让我们一起来度过一个愉快的月子生活吧。

目 录
CONTENTS

第一篇 月子知识大百科

第二篇　新生儿护理大百科

第一篇
月子知识大百科

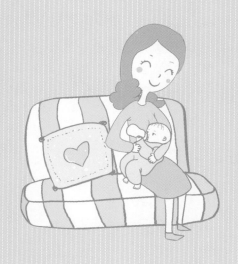

第1章 关于坐月子

第1节 科学坐月子

坐月子，是大部分产妇在分娩过后休息调养身心的习俗，这项习俗在中国已经延续了相当长一段时间，最早可以追溯至西汉时期。我国儒家经典典章制度书籍《礼记》将月子称为"月内"，曾将其定义为产后必需的仪式性行为。传统上人们把妇女生育后的第1个月称为"月子"。但实际上，经过1个月的调整，产妇身体的许多器官并未得到完全的复原。在正常的妊娠过程中，胎儿以及胎盘娩出以后，子宫就要有所恢复，胎盘剥离的创面完全愈合大概需要6周左右，因此，我们就把月子定到产后的6周，也就是说从胎儿娩出以后到产后的6周这段时间叫做月子，医学上称为"产褥期"。

坐月子，是产妇产后身心得到综合调养和恢复的一个重要时期。产妇由于分娩时出血多，加上出汗、腰酸、腹痛，非常损耗体力，气血、筋骨都非常虚弱，这时候很容易受到风寒的侵袭，需要一段时间的调补，因此产后必须坐月子才能恢复健康。

坐月子的过程，实际上是产妇整个的生殖系统恢复的一个过程。这个时期恢复得不好，会影响产妇以后身体的状况。产前，孕妇担负着胎儿生长发育所需要的营养，身体的各个系统都会发生一系列的变化来适应：子宫肌细胞肥大、增殖且变长，心脏负担增大，肺脏负担也随之加重，妊娠期肾脏也略有增大，输尿管增粗，肌张力降低，蠕动减弱。其他如肠胃、内分泌系统、皮肤、骨、关节、韧带等都会发生相应的改变。产后，胎儿娩出，母体器官又会恢复到产前的状态。子宫、会阴、阴道的创口会愈合，子宫缩小，膈肌下降，心脏复原，被拉松弛的皮肤、关节、韧带也会恢复正常。

这些形态、位置和功能能否复原，则取决于产妇在坐月子时的调养保健。所以，产后坐月子，是关系到产妇一生的身心健康的一个关键时期。

第❷节 传统"月子"误区

传统坐月子中，有民俗鼓吹"坐月子期间不洗头"、"坐月子天天吃大补"、"一定要坐满 30 天月子"等信条，坐月子似乎是女人人生的一个难关，让许多正在怀孕或是刚分娩的女性不由得紧张起来。

其实，这些坐月子的禁忌必须考虑到许多因素，包括生活的环境、气候、民情风俗等。在现代生活中日用物品电器化、水源不同等条件的考量下，坐月子的禁忌不一定要全盘接受，下面我们列出了传统月子里常见的五大误区：

 误区 1

月子里不能洗头、洗澡，因为会受风寒侵袭，容易落下头痛、身体痛的病根。

有的认为产妇产后可以洗浴，但夏天要在产后 3 天，冬天宜在产后 1 周以后，并且洗的次数不要太频繁，尤其是体虚者。洗浴时，水温要温暖，即使在炎夏，也不可低于 37℃，因为水太凉会导致产妇气血凝滞，日后可能会患月经不调，身体疼痛。并且洗浴后，如果头发未干则不可结辫，也不可马上睡觉，否则湿邪侵入而造成头痛、脖子痛等。

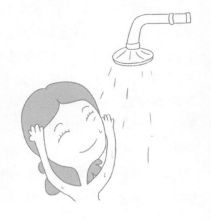

事实上如果会阴部没有伤口，而且疲劳已经恢复，随时都可洗沐浴，不宜用盆浴，但洗浴时间不要太久，每次 5~10 分钟，以 20℃的室温、34℃ ~36℃的水温最为适宜，洗后快速擦干身体，及时穿好衣服，以免受凉感冒。

建议产妇们要根据自己的身体状况及家里的洗浴条件来进行选择。只要做好保暖措施，做到洗澡前后不吹风，不受凉，用水干净、卫生，产妇就可以放心地洗头、洗澡。

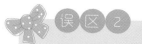

误区 2

产妇不能吃蔬菜、水果及生冷食物，否则会伤脾胃和牙齿。

现代医学认为产后可以吃蔬菜、水果及生冷食物。因为身体的恢复及乳汁的分泌需要更多的维生素，尤其是维生素 C 具有止血和促进伤口愈合的作用，而蔬菜和水果中都含有丰富的维生素。而且它们还含有较多的食物纤维，可促进胃肠蠕动，有利于产后通便。要注意的是，产后吃蔬菜水果时，需注意食物的新鲜和清洁卫生。

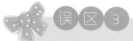

误区 3

产妇不能下床活动，要躺在床上，这样身体才恢复得快而好。

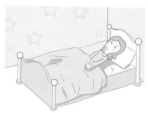

其实，正常产妇于产后 24 小时后、会阴侧切者于产后 3 天便可以下床活动。如果产妇在产后整日卧在床上，甚至连吃饭也在床上吃，这样不仅会使产妇食欲减退，生殖器官恢复得慢，还会导致全身无力，精神状态不好，甚至有可能引起子宫内膜炎、血管栓塞等疾病。

产妇经常下床活动，则会增强腹肌收缩，促进子宫复原、恶露排出、增进食欲，防止尿潴留和便秘发生。剖宫产的产妇早下地活动，还可以防止肠粘连。

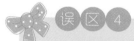

误区 4

产后不能出外吹风，即使在室内也怕着风，身体要遮挡严实，以防中风。

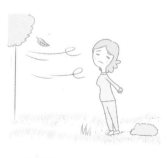

以往产妇这样做，可能与当时产后营养差、抵抗力弱有关，因为她们很容易受到病菌的感染而发烧。现在的产妇营养摄取得很充足，抵抗疾病的能力强，室内必须通风以保持空气新鲜，只是注意不要吹过堂风。产妇无须包裹得太严实，如果在天热时候这样做，则会引起中暑。

在炎热的夏天，把电扇对着反方向吹，让风打在墙壁反弹回来，使室内空气流通。空调的冷气不可直接吹到产妇，室温保持在 26℃～28℃，相对湿度 55%～65%，这样的环境有利于产妇休息。

第3节 现代"月子"新坐法

随着社会的发展和时代的进步，人们对于坐月子的态度也开始有了诸多改变。现代坐月子摒弃了很多旧时的繁琐，讲究科学易掌握，现代产妇也要合乎科学的方式坐现代月子。不过现代月子新坐法需要注意的地方有以下五点：

1. 产后沐浴、洗头注意保暖

由于夏季炎热，如果属于油性发质者，1个月不洗头不但不卫生，还可能造成头皮发炎；不洗澡使会阴部滋生细菌，易使会阴伤口感染。所以产后应注意会阴部的护理，要定时更换棉垫、护垫，洗澡以淋浴为主，使用弱酸性的沐浴用品清洁外阴，阴道内不要冲洗，尽量穿宽松棉质的内裤，避免会阴部不适及感染。

因此坐月子期间沐浴、洗完头发最好赶快在房间内擦干、吹干，不要着凉即可，冬天可备好暖炉在旁，但要避免在浴室内使用电器，以防意外发生。

2. 产后不吹风

中医非常重视坐月子时不能吹风，因为产后气血虚弱、筋骨松弛，风寒湿邪易乘虚而入，引起感冒、风湿、关节酸痛、腹泻等疾病。所以冬天坐月子应注意室温，风不可太大、室内不可太闷，必要时可以用空调来改善温度及湿度，夏季炎热的气候最难熬，但也不可直接吹冷气、洗冷水澡，电风扇、自然风都算是六邪中的"风邪"，容易使产妇感冒。

那么如何让室温舒适呢？在家中可以把电扇对着反方向吹，让风打在墙壁反弹回来，使室内空气流通，冷气不可直接吹向产妇，必须向着无人的地方吹，能感受凉意即可，同时最好穿着宽松轻薄的长袖衣物，预防环境冷热变化，以免出入冷气房或是汽车内外而引起感冒。

3. 以清淡汤品、现煮水果茶补充水分

产妇生产时丧失了大量体液，如血液、汗水、唾液等，产后又容易流汗，在身体水分大量流失后，如果严格限制水分摄取，会使体液电解质不平衡，造成脱水的现象。如果只以米酒水、药膳汤来解渴，可能会出现越喝越渴、越上火的情形。所以口渴的时候，喝些较清淡的汤品，如银耳汤、山药汤等；也可以把水果切块煮成水果茶，注意要多用温热性的水果如葡萄、龙眼、樱桃等。

4. 坐月子看电视及书报要节制

由于从前照明设备不佳，坐月子期间产妇较闲暇，如果大量阅读会伤害视力，所以鼓励坐月子期间要多休息、勿躁烦。现在有良好的照明，阅读报纸、杂志、书籍、看电视、玩电脑都是被允许的，但文字要够大、姿势要正确、时间不要太长、光线要充足，不看悲伤、暴力或是情绪激烈的内容，最重要的是不影响休息，因为若没有适度的休息，容易造成出血难止、腰酸腹痛、精神不济等问题。

5. 月子补膳宜清淡、营养

以现代人的营养状况来看，并不适合照单全收。建议月子期间不要吃太油腻的食物，以免肠胃消化不良。临床上看到许多产妇胃口差、感觉燥热、口干，吃不下麻油鸡和猪肝，按照中医营养学的观念，坐月子时可多吃鱼、肉、蛋、奶、蔬菜、水果等，注重均衡饮食，食物不宜过咸，除非有肾脏疾病，否则产妇并不需要特别限制盐和水的摄取。

在坐月子期间的膳食原则，应把握不油腻、酒不过量、清淡、营养均衡四大要点。

第④节 坐月子的几种方式

1. 家人照顾

　　这是中国最传统的坐月子方式，面对刚出世的孩子，初为父母的夫妻俩难免会手足无措，不知道该如何照顾好婴儿，以及如何恢复产后的身体，这时家里有位有经验的老人非常有帮助，开支较小而且自己也放心。因此，由产妇的妈妈或婆婆照顾月子，是大部分人的不二选择。

　　不过，你要确定自己与婆婆的关系够好，或者娘家妈妈愿意帮你坐月子。毕竟坐月子有一些禁忌，长辈对禁忌的坚持往往让年轻人心生怨言，加上对于带孩子的观念，两代之间也存有差异，除非彼此沟通情况良好，否则1个月下来，完全近距离的接触让婆媳关系可能会更加紧张，自己的心情也会差到极点，得不偿失。另外，如果老人的身体不太好，也不适合做照顾月子这种劳动强度较大的工作。

　　由家人照顾坐月子，其中最佳拍档是夫妻俩加上丈母娘。产妇在经历分娩后整个内分泌处于一个大调整的阶段，这时保持心情愉快对于产妇身体恢复和婴儿健康成长都非常重要。

建议　　坐完月子，主动包个红包给婆婆或妈妈，多少表示一点感谢心意，因为长辈并没有义务要帮你坐月子，无论期间是否有发生不快，借着小小红包，令长辈觉得为你辛苦也是值得的。

2. 保姆照顾

　　有些年轻父母因为家里人手不够，会请个保姆来照顾产妇。可是因为保姆更注重的是家务活，并没有护理产妇和婴儿的专业知识，新爸爸和新妈妈不仅要事先从各方面学习育儿知识，而且还要手把手将这些护理知识教给保姆。保姆既不如月嫂专业，还会和月嫂存在同样的问题：家里冷不丁地住进一个外人，生活习惯的不同也需要时间来磨合。

请保姆是最不提倡的坐月子方式，一般来说，保姆对所有家务都是大包大揽，但是缺乏情感交流，不管是对产妇还是婴儿，而感情交流对于月子里的母子可是非常重要的。

建议

要请一个缺乏专业护理知识的保姆来家里照顾月子，最好选一个有过生育经验的，当然不能全听她的月子经验，最好多听经验多看书。

3. 月嫂照顾

现在，越来越多的年轻父母选择花钱请个月嫂来照顾月子里的产妇。相比于家里老人和一般保姆照顾，月嫂的服务更专业。对产妇来说，月嫂可以为自己和宝宝提供24小时专业月子护理，解决了产妇的后顾之忧，让宝宝在月子里健康成长，养成良好的生活习惯，产妇也得到了充分的休息和心灵沟通，避免出现产后抑郁症。但年轻的父母不能就此袖手旁观，把所有工作都推给月嫂，一定要积极投入到育儿工作中去。这样可以尽快熟悉掌握育儿知识，在月嫂离开后可以顺利交接，而且可以增加和孩子的亲情链接。

月嫂一般分为初级、中级、高级、特级、星级等各种级别，费用从1000~4000元，一般以28天为单位收费，级别越高收费越高。基本上，月嫂的全套服务包括餐点料理、产妇产后护理、新生儿照顾和简单家务处理。若是有其他需求，可事先讨论并确认费用问题。因为是一对一的服务，所以用"量身订做"来形容月嫂也不为过。只是要提醒你，由于平日时间多半只有你与宝宝在家，对于这样的"外人"，一定要加以严选，一定要是真正有口碑，值得信赖的人，或者透过有口碑的相关机构选择合适的月嫂，较有保障。

建议

无论如何，事前多打听月嫂的口碑，是保障自身与宝宝安全的不二法门。当然，也可以请一些亲朋好友不时来家中坐坐，或请丈夫或朋友不时打个电话，透过联络，让自身的状况被熟人了解，万一有意外，也能实时处理降低危险。在请月嫂时，一定要到正规的机构去找，不能贪图便宜请一个完全没有专业知识的所谓"月嫂"。事先要看清她的身份证明和培训证书，另外还应注意其是否持有健康证，还可以看一看原来的客户对她的评价。毕竟是请一个陌生人来家里，多做了解可以省去不少麻烦。

一些白领在医院分娩后，没有回家而是选择直接住进月子中心，把全部事情交给月子中心的医护人员来打理。产妇们在这里悠闲地当新妈妈，她们有更多时间来享受有宝宝的乐趣，学习养育宝宝的知识，练习体形恢复体操，而且在饮食、生理、精神等各方面都得到专业的护理，能够在最短的时间里恢复到最佳状态，及时投入工作。月子中心的设备及提供的护理是几种坐月子方式中最专业的，但也有它的不好之处，由于月子中心对产妇来说是一个完全陌生的地方，产妇很难获得安定感，心情也就很难像在家那样放松，其次费用也很贵。具体要根据自身的情况来定了。

当确定自己将在月子中心度过时，就要积极去各家参观环境、试吃餐点、看看服务人员的专业度与态度，然后进行价格比较。月子中心的计费方式都是以一日住宿费、一日餐点费和一日新生儿照顾费计算，你可根据自身需求选择住宿的天数和服务。选择时不要忘记地点的重要性。选个离你丈夫上班近的地方，或是可给你多点照顾的亲人交通方便处，让他们方便随时探望你，服务再好但交通不方便的地方，让想多来陪陪你的亲人也望路兴叹。

建议

一定要多比较，并利用参观时间，向已经住在中心内的妈妈们打听状况，以免日后花了钱还受气。如果不是很放心的话，预定天数时，不要被天数愈多折扣愈多所诱惑，不妨先以10天为一个阶段，觉得不错，再续住，避免愈住愈后悔，破坏了原先期待要享受的好心情。

总的来说，不论选择哪一种方式，都务必要让自己有充分的休息时间。月子坐得好，你将发现，以前常有的不舒服好像不药而愈。各位准妈妈，充分把握坐月子的时机，好好调养体质，追求更好的健康质量，你将发现，受惠的不只是你，你的丈夫与孩子，都将因有个健康的太太和妈妈，而有着比人家更快乐的人生。

第2章 产后营养有讲究

第①节 重视产妇的产后营养

产妇产后急需补充营养,产褥期的营养好坏,直接关系到产妇的身体康复及新生儿的健康成长。

有科学研究表明,分娩后的新妈妈所需要的营养素比怀孕时所需的还要多。在产后恢复的1年之内,新妈妈每日需要补充热量3200千卡、蛋白质90~100克、钙2000毫克、铁15克、维生素A 3900国际单位、维生素$B_1$1.6毫克、维生素$B_2$1.6毫克、维生素$B_5$16毫克、维生素C150毫克。这些营养素全依靠科学的膳食来提供。

月子期的保健措施多种多样,其中最重要的一条是加强饮食营养,尤其是分娩后的几天,消化功能逐渐旺盛的情况下,更要多吃各种富于营养的食物。产妇在产褥期除多吃些肉、蛋、鱼等食品外,还要多吃一些蔬菜,补充营养。

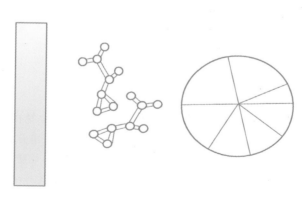

热量3200千卡   蛋白质90~100克   维生素

第2节 产后康复营养误区

经历千辛万苦，妈妈们终于等来了这个在腹中呆了10个月的小天使，是时候该好好松一口气，补充一下营养。过去因为医疗和科学不发达，生活条件比较差，怎么让产妇坐月子期间恢复健康就成了全家人的大事，所以，传统的月子饮食可以说是谨慎、小心又充满了诸多的禁忌。但是现在，产妇在医疗等各方面比较完善的保护下受到的威胁相对减少，那些月子食谱的误区在人们的心目中也越来越淡了，现在是不是还适用呢？让我们一起来看看吧！

误区 1 多喝浓汤

这里所说的浓汤，是指给产妇做的脂肪含量很高的汤，如猪脚汤、肥鸡汤等，有人认为这样的汤营养丰富，最有补养效果。殊不知，产妇食用过多高脂肪食物，会使奶水中的脂肪含量增加，而这种高脂肪奶水不仅不能让婴儿很好地吸收营养，还容易引发婴儿腹泻。同时，产妇摄取过多的高脂肪容易引起身体发胖，这要想恢复身材就更难了。

应该给产妇多喝一些富含蛋白质、维生素、钙、磷、铁、锌等营养素的清汤，如精肉汤、蔬菜汤、蛋花汤、鲜鱼汤等。提醒一点，汤和肉要一同吃，这样才能真正摄取到营养。

误区 2 多喝红糖水

说起补血圣品，大家马上就会想到红糖水。可是产妇喝红糖水也是有讲究的。

有些人觉得，产妇在分娩后元气大损，多吃一些红糖可以补养身体。红糖固然具有益气养血、健脾暖胃、驱散风寒、活血化瘀的功效，可以帮助产妇补血，促进恶露排出，有利于子宫复位，但不可因红糖有如此多的益处，就认为吃得越多越好。

过多饮用红糖水，会损坏产妇的牙齿，如果在夏天里坐月子的产妇喝得过多，还会导致出汗过多，使身体更加虚弱，甚至引起中暑。另外，红糖水喝得过多会增加恶露中的血量，造成产妇继续失血，反而引起贫血。

误区 3　生完孩子最怕着凉，千万别吃蔬菜和水果

前半句说的很对，产后的产妇身体虚寒，不能着凉，忌生冷，可还是能吃蔬菜和水果的。虽然大多数蔬菜和水果都属凉性，但只要经过适当的烧煮就不会对身体造成损害。而且蔬菜中含大量的维生素和膳食纤维、水果中的果胶，对产妇的精神恢复和产后排毒都是有利的。所以，对于体质较虚的人来说，少吃些苦瓜、萝卜缨、芹菜等过于凉性的的菜肴，或者在吃水果前先在暖气或者太阳下放一会儿，都是很有效的"防凉"小办法。

误区 4　月子菜不能放盐，不然伤胃又回奶

老人们认为月子里吃盐不利于下奶，而且还会伤肠胃，所以总是一点盐也不放，但其实这样的做法并不可取。产妇们由于产后出汗较多，乳腺分泌旺盛，体内的盐分很容易流失，若不能适量补充，不但不利于身体的恢复，对乳汁的分泌也会有影响，一般来说，月子饮食中的盐分减少正常量的1/3即可。

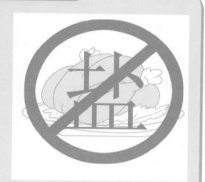

误区 5　产后服用鹿茸

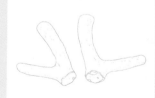

鹿茸具有补肾壮阳、益精养血之功效，对于子宫虚冷、不孕等妇科阳虚病症具有较好的作用。因此，很多人认为产后服用鹿茸会有利于产妇身体尽快康复。但产妇在产后容易阴血不足、阳气偏旺，如果服用鹿茸会导致阳气更旺，造成血不循经或阴道不规则流血症状。

产妇不宜服用鹿茸，如果身体虚弱，可以在中医指导下服用一些适宜的药膳或保健品调理体质。

误区 6　产后吃硬、咸、生冷食物

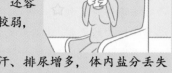

产妇在产后身体虚弱，活动量较小，吃硬食容易造成消化不良。咸食中含盐较多，容易引起产妇浮肿；夏季坐月子，产妇大多喜欢吃生冷食物，如冰淇淋、冰镇饮料和过凉的拌菜等，但产后过早食用这些食物，不仅会影响牙齿和消化功能，还容易损伤脾胃，不利于恶露排出。另外，产妇的胃肠功能较弱，过饱进食会影响胃口和消化食物的功能。

避免吃过凉的饮食和咸食，但也不可忌盐，产后排汗、排尿增多，体内盐分丢失增多，需要摄取适量的盐。月子里适宜少食多餐，每日进餐5~6次。

误区 7　生产完赶紧就喝催奶汤

分娩后家里人少不了给产妇炖一些营养丰富的汤，如鲫鱼汤、猪蹄汤、排骨汤等，觉得这些汤水既可以给产妇补充营养，还可以促进奶水的分泌，为哺乳期做好准备，真是一举两得呀。

可是，事实上却正好相反。保证宝宝有充足的奶水是坐月子的产妇必须要做的工作，催奶汤也是很好的食补来源。如果孩子刚刚出生就让产妇大量喝汤，容易使产妇大量分泌奶水，而刚刚出生的婴儿胃容量小，吸吮力也较差，吃得也少，过多的奶水会淤滞于乳腺导管中，导致乳房发生胀痛。加之产妇的乳头比较娇嫩，容易发生破损，一旦被细菌感染就会引起乳腺感染，乳房出现红、肿、热、痛等症状，甚至化脓，不仅造成产妇痛苦，还会影响正常哺乳。所以有催奶功能的汤和食物应该在产后3天左右进食。

误区 8　月子里饮用茶水

有些妈妈对饮茶情有独钟，以致于坐月子控制不住茶瘾就要喝上一两杯，但是坐月子产妇不适宜喝茶水。

产妇在分娩之后体力消耗很大，身体气血双虚，应该注意补血及保持良好的睡眠，以尽快恢复体力。茶水中含有鞣酸，它可以与食物中的铁相结合，影响肠道对铁的吸收，促使产妇发生贫血。而且，茶水越浓鞣酸含量越高，对肠道吸收铁的影响越大。

另外，茶叶中含有的咖啡因在饮用后，会刺激大脑兴奋，不容易入睡，影响产妇的睡眠，不利于身体恢复。同时，茶水里的咖啡因还可以通过乳汁进入婴儿体内，使婴儿发生肠痉挛，出现无由啼哭的现象。

为了母子健康，产妇们不妨先忍忍。不过有些产妇就说，只喝白开水很淡啊，难道就不能喝其他饮料吗？当然可以。新鲜果汁及清汤对产妇是一种很好的饮料，其中既富含维生素，又富含矿物质，可以促进产妇身体恢复。

第❸节　产后应该补充的营养食品

产妇吃什么有助于产后恢复？特别是坐月子期间，对于产妇产后恢复尤其重要，那么究竟有什么营养食物是适合加入到月子食谱里面的呢？

❤ 1 炖汤类

鸡汤、鱼汤、排骨汤含有易于人体吸收的蛋白质、维生素、矿物质，而且味道鲜美可刺激胃液分泌，提高食欲，还可促进泌乳。产妇出汗多再加上乳汁分泌，需水量要高于一般人，因此产妇要多喝汤汁。但是专家提醒，在多喝汤的同时，别忘了要多吃些肉，肉比汤的营养要丰富得多，那种"汤比肉更有营养的"说法是不科学的。

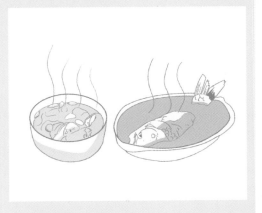

❤ 2 鸡蛋

鸡蛋的蛋白质、氨基酸、矿物质含量高，消化吸收率高。吃的形式有煮鸡蛋、蛋花汤、蒸蛋羹，或打在面汤里等。鸡蛋营养丰富，蛋白质含量高，而且还含有卵磷脂、卵黄素及多种维生素和矿物质，容易消化，适合产妇食用。但也不是吃得越多就越好。有些地区习惯上主张多吃鸡蛋，甚至1天要吃到20~30个，

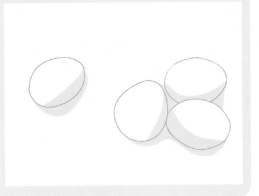

这就没有必要了，因为吃得过多也无法被身体吸收，会白白地被排泄出去，还会影响正常的消化功能，所以，产妇每天不必超过 4~6 个鸡蛋。

3. 小米粥

富含 B 族维生素、膳食纤维和铁，能够帮助产妇恢复体力，刺激肠蠕动，增进食欲。可单煮小米或将其与大米合煮，有很好的补养效果。但不要完全依赖小米粥，因小米所含的营养毕竟不是很全面。

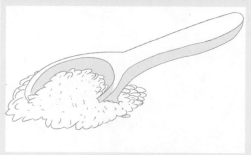

4. 鱼

营养丰富，通脉催乳，味道鲜美。其中鲫鱼和鲤鱼是首选，可清蒸、红烧或炖汤，汤肉一起吃。

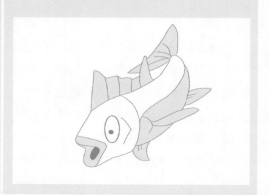

5. 红糖

由于红糖所含的萄葡糖比白糖多得多，所以饮服红糖后会使产妇全身温暖。红糖中铁的含量高可以给产妇补血，红糖中含多种微量元素和矿物质，能够利尿、防治产后尿失禁，促进恶露排出，红糖还有生乳、止痛的效果。但是也不要食用过多，一般饮用不能超过 10 天，时间过长增加血性恶露，并且在夏天会使产妇出汗更多而体内少盐。

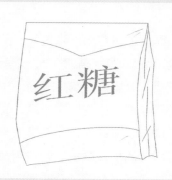

红糖

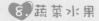 **6. 芝麻**

富含蛋白质、铁、钙、磷等营养成分，滋补身体，非常适合产妇的营养要求。

7. 海带

海带中含碘和铁较多，碘是制造甲状腺素的主要原料，铁是制造血细胞的主要原料，产妇多吃这种蔬菜，能增加乳汁中碘铁的含量。新生儿吃了这种乳汁，有利于身体的生长发育，防止因缺碘引起的呆小症。铁是制造血细胞的主要原料，有预防贫血的作用。

8. 蔬菜水果

含有丰富的维生素C和各种矿物质，有助于消化和排泄，增进食欲。各类水果都可以吃，但由于此时产妇的消化系统功能尚未完全恢复，不要吃得过多。冬天如果水果太冷，可以先在暖气上放一会儿或用热水烫一下再吃。

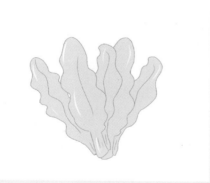

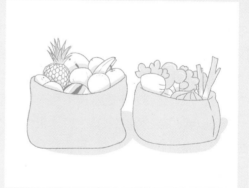

第④节 产后能吃水果吗

1. 坐月子的水果禁忌

受传统习惯的影响，产妇坐月子不宜吃生冷食物，因此，有的产妇连水果都不敢吃。坐月子为什么不能吃水果？吃水果会不会有什么不良后果？各地说法不一，有说"对牙不好"的，也有说"对脾胃不好"的，还有说"虚寒" 或"水气大"的，更多的时候根本没有具体原因，就是不能吃。

"坐月子吃水果对牙齿不好"，在旧社会还勉强可以理解，因为怀孕妇女营养需求很高，而生活水平很低，饮食营养摄入不足，身体缺钙比较常见也比较严重，导致牙齿松动、骨骼脆弱，使很多妇女在生完孩子后牙齿确实变坏了（故有"生个孩子掉颗牙"之说）。与其他食物相比，水果比较硬、凉、生，对牙齿的要求比较高，所以坐月子期间不要吃水果。而如今，人们生活水平已经极大地改善了，妇女体质也今非昔比，绝大多数孕妇饮食营养摄入非常充足，缺钙不普遍也不严重，牙齿、骨骼并不脆弱，完全可以耐受水果的硬、凉、生。水果和蔬菜富含其他食物难以代替的维生素、矿物元素和膳食纤维，前两者是人体所必需的营养素，可帮助达到营养均衡；后者可促进胃肠道功能的恢复，预防便秘。不吃水果不利于营养均衡，容易发生便秘。

所以我们鼓励坐月子适当吃水果。因为在产后，你需要大量的营养物质帮助身体快速恢复，需要饮食多样化，平衡膳食，包括鼓励摄入一定量的水果，因此坐月子期间不吃水果的陋习一定要纠正。

2. 接着了解一下水果的四性

水果的四性指寒、凉、温、热四种属性，应根据体质来选用。如寒性体质的人不适合吃太多寒性水果，否则，对养生不利。

寒、凉性水果可清热降火，使人体能量代谢率降低，让热量下降。因此，产妇忌食寒、凉性水果即是此理。代表水果有西瓜、柿子、香瓜、

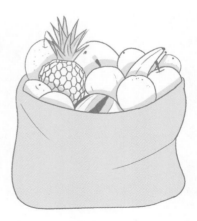

椰子、草莓、橘子、芒果、橙等。

温、热性水果可以祛寒、补虚，使人体的能量代谢率提高，增加人体热量。因此，产妇应多食此类水果。代表水果有龙眼、桃子、荔枝等。

平性水果可开胃健脾、补虚、易消化，身强体健者可长期食用。代表水果有葡萄、苹果、柠檬等。

3. 坐月子吃水果有哪些好处

水果含丰富的维生素、矿物质、纤维素、果胶和有机酸等成分，而产妇身体康复及乳汁分泌需要很多的维生素和矿物质，尤其是维生素C，它具有止血和促进伤口愈合的作用。此外，产妇在月子里容易发生便秘或排便困难，而蔬菜和水果中含有大量膳食纤维，可促进肠蠕动，利于产后通便。坐月子期间适当吃些水果，除了可以补充你身体所需的维生素及矿物质。此外，水果不仅可增加食欲，还可以促进泌乳，从而帮助你养育你的宝宝。

从西医角度看，产后吃水果没有什么特殊的禁忌，但凡事都有一个度，要适量。水果虽好，但也不要吃得过多，以免影响其他食物的摄入，导致营养的摄入不全面。从中医角度，产后吃水果就有很多讲究。

4. 不适宜产妇食用的水果

（1）橘子

味酸、性凉。脾胃虚寒、风寒感冒，在生理期和坐月子时均不宜食用。但是，橘核、橘络（橘子瓣上的白丝）有通乳作用。产妇乳腺不通时，可食用之。

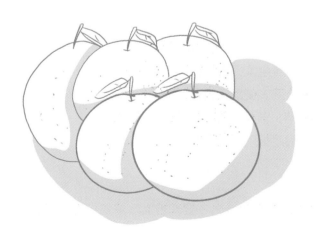

（2）西瓜

味甘、性凉。虽然味道甘甜，是消暑降温的佳品，但因其性凉，故不宜于产妇食用。

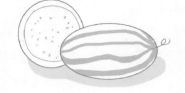

（3）柿子

味甘性寒。气虚、体弱、产后、外感风寒者均应少食或不食。

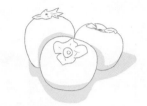

5. 坐月子可以吃什么水果

（1）奇异果

又称猕猴桃，味甘性冷，维生素C含量极高，有解热、止渴、利尿、通乳的功效，常食可强化免疫系统。对于剖宫产术后恢复有利。因其性冷，食用前用热水烫温。每日1个为宜。

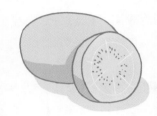

（2）榴莲

味甘性热，盛产于东南亚，有水果之王的美誉。因其性热，能壮阳助火，对促进体温、加强血液循环有良好的作用。产后虚寒，不妨以此为补品。榴莲性热，不易消化，多吃易上火。与山竹伴食，即可平定其热性。同时，剖宫产后易有小肠粘连的产妇谨食。

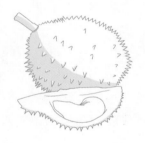

（3）苹果

苹果味甘凉，性温，主要为碳水化合物。含有丰富的苹果酸、鞣酸、维生素、果胶及矿物质，可预防和治疗坏血病、癞皮病，使皮肤润滑、光泽。苹果还能降低血糖及胆固醇，有利于患妊娠高血压综合症、糖尿病及肝功能不良产妇的产后恢复。

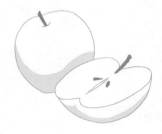

（4）木瓜

味甘性平。木瓜的营养成分主要有糖类、膳食纤维、蛋白质、B族维生素、维生素C、钙、钾、铁等。我国自古就有用木瓜来催乳的传统。木瓜中含有一种木瓜素，有高度分解蛋白质的能力，直接刺激母体乳腺的分泌。同时，木瓜自身的营养成分较高，故又称木瓜为乳瓜。产妇产后乳汁稀少或乳汁不下，均可用木瓜与鱼同炖后食用。

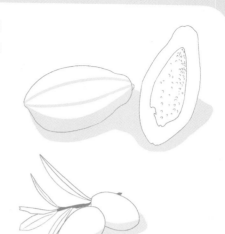

（5）橄榄

味甘，略酸涩，性平。有清热解毒、生津止渴之效。孕妇及哺乳期妇女常食橄榄，可使宝宝更聪明。

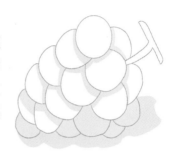

（6）葡萄

味甘酸，性平。有补气血、强筋骨、利小便的功效。因其含铁量较高，所以可补血。制成葡萄干后，铁占比例更大，可当作补铁食品，常食可消除困倦乏力、形体消瘦等症状，是健体延年的佳品。妇女产后失血过多，可以用葡萄作为补血的圣品。

（7）菠萝

味甘酸，性平。产于广东省、广西省等地。有生津止渴、助消化、止泻、利尿的功效。富含维生素 B_1，可以消除疲劳、增进食欲，有益于产妇产后恢复。

（8）香蕉

味甘、性寒。有清热、润肠的功效。产后食用香蕉，可使人心情舒畅安静，有催眠作用，甚至使疼痛感下降。香蕉中含有大量的纤维素和铁质，有通便补血的作用。可有效防止因产妇卧床

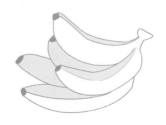

休息时间过长，胃肠蠕动较差而造成的便秘。因其性寒，每日不可多食，食用前先用热水浸烫。

(9) 龙眼

又称桂圆，味甘性温，产于广东省、广西省等地。龙眼益心脾、补气血、安气神，是名贵的补品。产后体质虚弱的人，适当吃些新鲜的龙眼或干燥的龙眼肉，既能补脾胃之气，又能补心血不足。将龙眼肉与蛋花同煮后喝汤，对于产后调养效果极好。

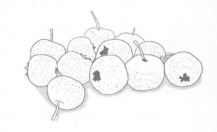

(10) 山楂

味甘酸，性温。山楂含大量碳水化合物、维生素及钙、磷、铁等，其中钙含量为诸果之冠。还含有山楂酸、柠檬酸、苹果酸、果糖及黄酮类，有散瘀消积、化痰解毒、提神清脑、止血清胃和增进食欲的作用，能降低血压及血胆固醇的含量。产妇生孩子后过度劳累，往往食欲不振、口干舌燥、饭量减少，如果适当吃些山楂，能够增进食欲、帮助消化。另外，山楂有散瘀活血作用，能排出子宫内的瘀血，减轻腹痛。

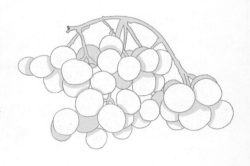

6. 坐月子吃水果的注意事项

(1) 不要吃太多偏寒凉性的水果，特别是产后的最初几天，脾胃虚弱，因此最好不要吃太多的梨、西瓜。

(2) 要采取循序渐进的方法，慢慢增加水果蔬菜的量。

(3) 可以在饭后或两餐间吃些水果，这样就不会增加消化道的负担。

(4) 不要吃太凉的水果。刚从冰箱拿出来的水果，要放在室温里过一会儿再吃。

(5) 吃水果时要注意清洁，彻底清洗干净或去皮后再吃，以免发生腹泻。

(6) 为了避免水果偏凉，也可切成块，用开水烫一下再吃。但是最好不要煮沸，以免破坏水果中的维生素。

第5节 产后服用人参要注意

分娩后为了迅速恢复体力，有不少产妇立即服用人参。然而从医学角度看，产后不宜立即服用人参。其原因有二：

一是人参中含有能作用于中枢神经系统和心脏、血管的一种成分——人参皂苷，能产生兴奋作用，使用后，往往出现失眠、烦躁、心神不宁等一系列症状，使产妇不能很好地休息，反而影响了产后的恢复。

二是中医认为："气行则血行，气足则血畅"。人参是一种大补元气的药物，服用过多，可加速血液循环，这对于刚刚产后的妇女不利。分娩的过程中，内外生殖器的血管多有损伤，若服用人参，不仅妨碍受损血管的自行愈合，而且还会加重出血。

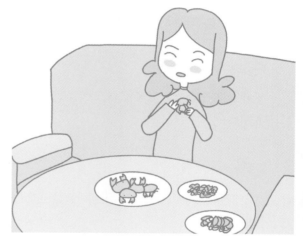

另外，妇女产后应注意营养。从产房出来后，可喝一些红糖水。产后1周，可吃红枣、桂圆之类的食物，也可以喝一些鸡汤、鲫鱼汤，吃些瘦肉、禽蛋类等食品，但是一次不要吃得太多，以免损伤脾胃。

所以，妇女在生完孩子1周内，最好不服用人参。产后约1周左右，产妇的伤口已愈合，此时服点人参，有助于产妇的体力恢复，但不能服用过多，此药属热，会导致上火或引起婴儿食热。一般认为，产后2个月，如有气虚症状，可每天服食人参3~5克，连服1个月即可。

第6节 哺乳期要忌食

哺乳期妈妈胃口不佳时，会吃一些辛辣食物来开胃，感觉到火气重的时候，会吃梨子清火，有时候嘴馋不爱吃主食，而频频进食蛋糕等零食。妈妈们，哺乳期这样的饮食习惯对宝宝的健康会产生不良影响，一定要多加留心！

1. 会抑制乳汁分泌的食物

如韭菜、麦芽、人参等食物（产后吃人参）。

2. 油炸肥腻食物

不要用油炸薯片、糖及蛋糕来代替吃饭。因为这些食物通常含的热量较高，缺乏营养且不易消化。

3. 刺激性食物

产后饮食宜清淡，不要吃那些刺激性的物品，包括：辛辣的调味料、辣椒、酒、咖啡及香烟等。

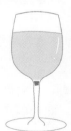

（1）酒：一般而言，少量的酒可促进乳汁分泌，对婴儿亦无影响；过量时，则会抑制乳汁分泌，也会影响子宫收缩（产后子宫恢复），故应酌量少饮或不饮。

（2）辛辣性食物：哺乳妈妈胃口不佳时，会吃一些辛辣食物来开胃。但这样会加重妈妈的内热，容易出现口舌生疮、大便秘结等不适，因此，产后1个月内不宜吃生蒜、辣椒、胡椒、茴香、韭菜等刺激性食物。在整个哺乳期内，妈妈也应该尽量减少这类食物的摄入，因为它们会通过乳汁影响宝宝，易使宝宝上火。

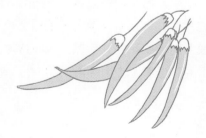

4 寒凉回奶食物

(1) 肉类：猪心、鸭肉、鱿鱼等甘凉的肉食，会减少生乳，哺乳妈妈最好不要吃。

(2) 蔬菜：马齿苋、黄瓜、冬瓜、苦瓜、菜瓜，竹笋等，性寒凉，会引起哺乳妈妈肠胃不适或回乳，宝宝月龄小的妈妈不要吃。

(3) 水果：梨、西瓜、柑橘等水果性寒凉，产后体虚未出月子的妈妈不宜吃。

(4) 其他：韭菜、麦芽水等食物有回奶的作用，最好不要吃。使宝宝过敏的食物，如橙子、洋葱等会引起宝宝拉肚子、胀气，另外，妈妈还要多观察宝宝皮肤上是否出现红疹，避免吃后会造成宝宝过敏的食物。

第 7 节　哺乳期能吃巧克力吗

　　相信很多女性都特别喜欢吃巧克力，正常情况下吃巧克力是没问题的，但是对于哺乳期的新妈妈来讲，哺乳期能吃巧克力吗？在这里我们将为大家讲解哺乳期能否吃巧克力的问题！

　　首先，对于哺乳期的女性，因为要给宝宝哺乳，所以在平时的饮食方面是有很多禁忌的，这个稍后再讲，对于哺乳期能不能吃巧克力的问题，可以肯定的说是可以吃的，但是一定要适量，因为巧克力里所含的可可碱会渗入母乳并在婴儿体内蓄积。可可碱能伤害神经系统和心脏，并使肌肉松弛，排尿量增加，使婴儿消化不良、睡眠不稳、哭闹不停。产妇多吃巧克力会影响食欲，身体发胖。

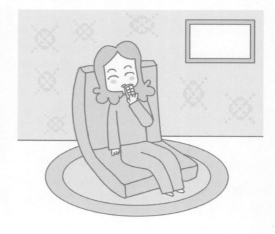

　　哺乳期适量地吃巧克力是不会有害的，至于多少量，这要根据每个女性的体质和宝宝年龄来定，但也要注意口腔卫生，小心蛀牙。有血糖高或者糖尿病的人最好不吃，要吃就吃黑巧克力。含糖少些。

　　哺乳期女性整天吃巧克力还会影响食欲，不但使身体所需营养供给不足，还会使身体发胖。

第8节　哺乳期能喝咖啡吗

1. 哺乳期能不能喝咖啡

如同酒精和香烟的陶醉感和刺激感一样，咖啡因具有兴奋剂作用。咖啡因可刺激中枢神经和肌肉，因而具有缓解肌肉疲劳、控制睡眠等。一方面，能提高心脏机能，扩张血管，促进血流循环，镇静止头痛，使人感到清爽。另一方面，可刺激交感神经，使副交感神经兴奋引起的阵发性呼吸困难得到控制。

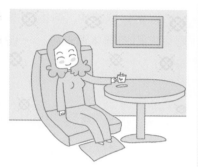

那么哺乳期能不能喝咖啡呢？答案是，哺乳期妈妈最好不要喝咖啡，因为会对宝宝有一定的影响。

2. 哺乳期喝咖啡有什么影响

咖啡中含有咖啡因，会使中枢系统兴奋。在哺乳期间，这些物质会通过乳汁到达宝宝体内，对宝宝的成长不利。它主要对中枢神经系统产生作用，会刺激心脏肌肉收缩，加速心跳及呼吸，会出现头疼、头晕、烦躁、心率加快、呼吸急促等症状。

除了咖啡以外，还有可乐和茶最好也要少喝。

3. 哺乳期如何避免咖啡因对宝宝的伤害

哺乳期妈妈最好不要喝咖啡，如果一定要喝的话，可以喝少量，一杯为好，而且当时喝完不要即时哺乳，一般在喝完1~2小时后可考虑哺乳，而且最好中午前喝。

如果哺乳期妈妈1天摄入的咖啡因超过400毫克，就可能会伤害到宝宝，所以最好在哺乳期控制咖啡因的摄入量。

虽然1~2杯咖啡、茶或可乐不太可能影响宝宝，但多于这个量也许就会使宝宝急躁、神经质、不安和失眠了。如果妈妈想在哺乳期1天喝1~2杯咖啡或茶，那就要有意识地尽量每天至少喝8杯水，以降低对宝宝的伤害。事实上，无论是否摄入了咖啡因，多喝水都有好处。

4. 哪些食物含有咖啡因

咖啡当然是一种。由于咖啡豆的种类、调制方法和浓度的不同，每杯咖啡的咖啡因含量差异很大。而且，每份咖啡的量也与咖啡杯的大小有关。

但是，要减少咖啡因的摄入量，还要注意其他来源，如茶、软饮料、能量饮料、巧克力和咖啡冰淇淋等。一些治疗头痛、感冒和过敏等症的非处方药中，也含有咖啡因。

5. 哺乳期提神解除疲惫的方法

新妈妈疲惫产生的原因在于：白天要做很多事情，被宝宝折腾得脱不开身，而到了半夜又得要经常起床哄哭闹的宝宝，为宝宝把尿、喂奶。这样时间长了，无论是从精力上还是体力上，都会导致自己头昏脑涨，疲惫不堪。

要解除新妈妈的疲惫，有很多方法，比较方便和实用的，大致有以下几种：

1 外出散步

对于晚上要常常起床照顾宝宝的新妈妈，应该把白天的事情安排好，调剂开，给自己留足够的外出散步的时间。最好是在下午，把宝宝放进小车里，然后把小车推出去，在附近的绿地、公园或广场散散步，这会大大有益于新妈妈松弛紧张的神经。

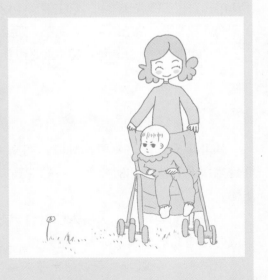

2. 热薄荷茶

薄荷茶能提神儿，在睡眠不足又要打起精神做事的情况下喝 1 杯，最是有益。在经过一天的辛苦工作后，一杯热薄荷茶，可以让新妈妈忘却疲劳，恢复活力。

3. 深度睡眠

人的睡眠分为深度睡眠和非深度睡眠。如何容易进入深度睡眠呢？做一些慢跑之类的轻微运动。研究发现，临睡前做一些如慢跑之类的有氧运动，可以促进体温升高。当慢跑后身体微微出汗时（一般来讲在 20~30 分钟为宜），随即停止。这时，体温开始下降。当 30~40 分钟后睡觉时，人将很容易进入深度睡眠，从而提高睡眠质量。

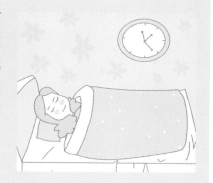

4. 瑜珈呼吸

所谓瑜珈呼吸法指的是"腹式呼吸"，也就是利用横膈膜来呼吸，当你吸气时，腹部会充气鼓起，吐气时，腹部则会呈现凹陷状态，有机会的话，不妨观察一下小婴儿的呼吸方式，他们正是最佳范本。

刚开始时，新妈妈可以仰卧平躺、四肢放松，或是脊椎打直，采取坐姿也行，总之就是让身体维持在放松的状态下，然后以均匀平稳的节奏吸气，持续 4~6 秒，接着再均匀吐气，同样进行 4~6 秒，慢慢的，以同样的速度进行，不要操之过急，更不能断断续续或憋气。

5. 高位撑起法

新妈妈可采用高位撑的体态，在沙发扶手、桌子、床头等两尺高以上的地方做简单的半俯卧撑运动，当身体向下时要吸气，而且要吸满；起身时，要双手支住身体，全身放松，不要急于做连续动作。在支起的过程中可以休息一会儿，起身时呼气，持续撑一阵后放松站立一会，就可以放松休息了。每天做 10 个左右，坚持下来，就会感觉精力比以前要充沛得多。

6. 行走

行走时脚跟先落地，要一步一个脚印地走，均匀地深呼吸时采用体呼吸，呼吸要与走路的速度相结合，不宜快走。

7. 躲避休息法

家里有宝宝，怎么休息都觉得难以真正放心地安睡，不如暂时借住到宾馆，可以完全把宝宝的所有琐事都放下，忘记自己已经是个妈妈，彻彻底底地睡上两天三夜，让自己完全恢复好精神。

第9节 哺乳期能喝酸奶吗

酸奶是鲜奶经过乳酸菌发酵制成的，在营养价值上不仅和鲜牛奶一样，还有抑制腐败菌繁殖、减少腐败菌在肠道中产生毒素的作用。那么产妇在哺乳期能喝酸奶吗？

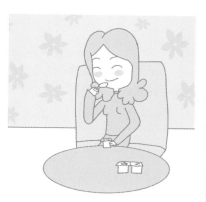

当然可以，不管是从营养角度还是从吸收角度看，酸奶都是最好的选择，其营养价值高利于吸收，对宝宝也有其一定的功效。不过需要注意的是产妇在哺乳期喝酸奶之前，一定要把酸奶放置常温后才能喝，太凉的不要喝，对产妇和婴儿都不好。

1. 哺乳期喝酸奶的好处

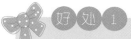

好处 1

维护肠道菌群生态平衡，形成生物屏障，抑制有害菌对肠道的入侵。

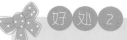

好处 2

通过产生大量的短链脂肪酸促进肠道蠕动及菌体大量生长改变渗透压而防止便秘。

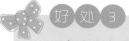

好处 3

酸奶含有多种酶，促进消化吸收。

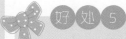

好处 4

通过抑制腐败菌在肠道的生长，抑制了腐败菌所产生的毒素，使肝脏和大脑免受这些毒素的危害，防止衰老。

好处 5

通过抑制腐败菌和某些菌在肠道的生长。从而也抑制了这些菌所产生的致癌因子，达到防癌的目的。

好处 6

提高人体免疫功能，乳酸菌可以产生一些增强免疫功能的物质，可以提高人体免疫力，防止疾病发生。

2.哺乳期喝酸奶的注意事项

1　酸奶切记不要空腹喝，因空腹时饮用酸奶，乳酸菌易被杀死，保健作用减弱。

2　牛奶量以能够供你喝2天为宜，约500毫升，做多了放置的时间过长，酸奶会变得太酸，那样就不好喝了。

3　容器最好选市场上卖的那种冰箱和微波炉兼用的保鲜盒，这种容器密封效果好，酸奶不易变质。

1 酸奶杂果沙拉

做法：

①将西瓜去皮，去籽，猕猴桃去皮；

②将西瓜，猕猴桃，黄桃，分别挖成小球状；

③装在碗中，淋上酸奶，拌匀即可。

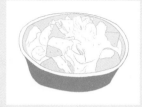

2 红豆酸奶杯

做法：

①将红豆提前浸泡2小时以上。

②红豆加3倍水煮沸后转文火慢炖，炖至红豆酥烂即可，中途要随时观察如果水太少的话要添水。

③加糖调味，晾凉待用。

④用现成红豆沙加水熬成糊状，晾凉待用。

⑤取1个空玻璃杯，先铺1层红豆，再倒入1/4杯酸奶，再铺1层红豆，再倒入1/4杯酸奶，最后在面上浇上红豆沙糊，淋上炼乳即可。

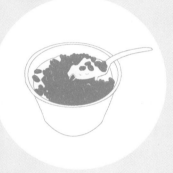

3. 番茄酸奶杯

做法：

①将番茄顶部用刀划1个"十"字，放入滚水中将表皮烫开，撕去表皮以后切成大块；

②将去皮的番茄块放入搅拌机中，搅拌成番茄泥；

③在波米欧立水杯中倒入少量酸奶；

④再倒入一些番茄泥，再倒入一些酸奶，最后撒些碎果仁在表面即可。

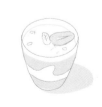

第❿节 哺乳期能喝茶吗

1.哺乳期能喝茶吗

对于哺乳期女性，目前并没有科学资料显示喝茶会影响母乳分泌，也没有资料显示会影响宝宝健康，所以可以适量喝一点。但是注意不要大量饮用，因为大量饮茶，茶中的高浓度鞣酸进入血液循环后，有可能抑制乳腺分泌，造成奶汁分泌不足。另一方面，茶中的咖啡因还可通过乳汁进入宝宝体内，量过多时可影响宝宝健康。所以建议哺乳期还是少喝茶，最好不要喝茶，其他含有咖啡因的食物如咖啡、热的巧克力等，也应少吃。

2.哺乳期能喝什么茶

很多产妇认为，只要避开性寒的茶，适当饮用还是有用的。而实际上，茶中的鞣酸被胃黏膜吸收，进入血液循环后，会产生收敛的作用，从而抑制乳腺的分泌，造成乳汁的分泌障碍。由于咖啡碱的兴奋作用，产妇不能得到充分的睡眠，而乳汁中的咖啡碱进入婴儿体内，会使婴儿发生肠痉挛，出现无故啼哭。哺乳期期间大量饮茶，也会造成奶汁分泌不足，影响婴儿的健康。菊花茶性微寒，也影响泌乳最好不喝。所以哺乳期最好不喝茶。

3.哺乳期喝茶对产妇有什么影响

（1）易引起贫血

茶叶中所含的鞣酸可以与食物中的铁相结合，影响肠道对铁的吸收，从而引起贫血。茶水的浓度越大，鞣酸含量越高，对铁的吸收影响也就越严重。哺乳期女性本就需要补益身体，哺乳期喝茶导致贫血无异背道而驰。同时茶叶中的咖啡因可通过乳汁进入宝宝体内，容易使宝宝发生肠痉挛和忽然无故啼哭现象。

（2）影响母乳喂养

哺乳期喝茶更会影响母乳喂养。因为这段期间要是喝下大量的茶，茶中高浓度的鞣酸会被黏膜给吸收，进而影响乳腺的血液循环，会抑制乳汁的分泌，造成奶乳汁泌不足。

4.哺乳期喝茶对宝宝有什么影响

妈妈喝下茶之后，茶中的咖啡因通过乳汁被宝宝吸入后，可兴奋其呼吸、肠胃等未发育完全的器官，从而使呼吸加快，胃肠痉挛，宝宝发生无故的哭闹或者少眠。

同理也证明，哺乳期的妈妈对于含咖啡因的咖啡、软饮料、巧克力以及某些感冒药物都不能使用。早产儿将咖啡因排出体外的速度要比足月生的宝宝慢得多，所以给早产儿母乳的妈妈最好不要饮用含咖啡因的饮品。虽然有研究证明，妈妈饮用少量含咖啡因的饮品不会影响宝宝的心跳，也不会影响宝宝的睡眠，但大量饮用还是可能对宝宝有影响的。

第 11 节 哺乳期能吃葡萄吗

夏秋季节，葡萄热卖，酸酸甜甜很受大家喜欢，对于生完宝宝的新妈妈来讲，哺乳期能吃葡萄吗？

1. 哺乳期能吃葡萄吗

葡萄，又称草龙珠，山葫芦，古称蒲陶，是人们喜爱的水果之一。据分析，每百克葡萄含水分 87.9 克，蛋白质 0.4 克，脂肪 0.6 克，碳水化合物 8.2 克，粗纤维 2.6 克，钙 4.0 毫克，磷 7.0 毫克，铁 0.8 毫克，并含有胡萝卜素、维生素 B_1、维生素 B_2、维生素 C、维生素 P 等，此外，还含有人体所需的十多种氨基酸及多量果酸。因此，常食葡萄，对神经衰弱和过度疲劳均有补益作用。

而葡萄酒又为一种低度饮料，含有十几种氨基酸和丰富的维生素 B_{12} 和维生素 P，更具有味甘、性温、色美、善"醉"、易醒、滋补、养人等特点，经常少量饮用，有舒筋活血、开胃健脾、助消化、提神等功效。

葡萄不仅味美可口，还是一种滋补药品。成熟的浆果中含有 15%～25% 的葡萄糖以及许多种对人体有益的矿物质和维生素。

哺乳期能吃葡萄吗？答案是，哺乳期的妈妈可以吃葡萄，但别吃太多了，否则会对自身和宝宝都有影响。

哺乳期妈妈因为自身的特殊性，经历生产和进行哺乳两阶段，需要的营养成分多，多吃些葡萄或葡萄干，有助于恢复健康，因为葡萄含有蛋白质、氨基酸、卵磷脂、维生素及矿物质等多种营养成分，特别是糖分的含量很高，而且主要是葡萄糖，容易被人体直接吸收。

2. 哺乳期吃葡萄的注意事项

1 　　吃完葡萄不能立刻喝水：吃葡萄后不能立刻喝水，否则容易腹泻。因为葡萄本身有通便润肠之功效，吃完葡萄立即喝水，胃还来不及消化吸收，水就将胃酸冲淡了，葡萄与水、胃酸急剧氧化、发酵加速了肠道的蠕动，就产生了腹泻。

2 　　吃完葡萄不能立刻喝牛奶：葡萄里含有维生素C，而牛奶里的元素会和葡萄里含有的维生素C反应，对胃很有伤害，两样同时服用会拉肚子，重者会呕吐。所以刚吃完葡萄不可以喝牛奶。

3 　　吃葡萄不宜过量：葡萄所含热量高，含糖量也很高，所以患糖尿病的妈妈应特别注意忌食葡萄。

4 　　葡萄清洗要干净彻底：哺乳期妈妈吃葡萄一定要彻底清洗，葡萄表皮可能会有残留的污物，而食用葡萄的过程中难免会接触到葡萄皮的，食用卫生千万别忘记，以免通过自身影响到宝宝。

3. 哺乳期能喝葡萄酒

　　有些人很疑惑，葡萄酒是酒，哺乳期的妈妈们能喝吗？葡萄酒是用新鲜的葡萄或葡萄汁经发酵酿成的酒精饮料。通常分红葡萄酒和白葡萄酒两种。前者是红葡萄带皮浸渍发酵而成；后者是葡萄汁发酵而成的。发源于法国，并深为各国人民喜爱。它除了酒精浓度低、口感好外，还对某些疾病有一定的预防、治疗作用，这也是近年来葡萄酒销量大增的一个主要因素。

　　优质的红葡萄酒中含有丰富的铁，对产后女性非常有好处，可以起到补血的作用，使脸色变得红润。同时，女性在怀孕时体内脂肪的含量会有很大增加，产后喝一些葡萄酒，其中的抗氧化剂可以防止脂肪的氧化堆积，对身材的恢复很有帮助。

　　葡萄酒中的酒精含量并不高，只要不是酒精过敏体质的人，1天喝1小杯，大约50毫升是没有问题的。

第 **12** 节　哺乳期能吃柿子吗

1. 哺乳期能吃柿子吗

哺乳期可以吃柿子，但一定要适量。柿子清甜可口，而且营养价值很高，所含维生素和糖分比一般水果高1~2倍。柿子含有丰富的蔗糖，果糖，纤维素等碳水化合物，还含有蛋白质、钙、磷等营养成分。但是柿子的涩味是由鞣酸（又称单宁酸）引起的，所以不宜多食。

（1）哺乳期多吃柿子对宝宝的影响：柿子湿热，吃多了易回奶，而且可能会引起宝宝湿疹，对宝宝不好。

（2）哺乳期多吃柿子对妈妈的影响：柿子吃多了易便秘，而且柿子里面含有鞣酸与果胶，遇到胃酸后发生凝结，和胃内脱落的上皮、黏液及食物残渣，特别是纤维素胶合在一起就形成柿石，最后就会导致柿石病。

2. 哺乳期吃柿子注意事项

1　空腹不能吃柿子。因柿子含有较多的鞣酸及果胶，空腹时它们会在胃酸的作用下形成大小不等的硬块，如果这些硬块不能通过幽门到达小肠，就会滞留在胃中形成胃柿石，而且会愈积愈大。如果胃柿石无法自然被排出，那么就会造成消化道梗阻，出现上腹部剧烈疼痛、呕吐、甚至呕血等症状。

2　柿子皮不能吃。因为柿子中的鞣酸绝大多数集中在皮中，在柿子脱涩时，不可能将其中的鞣酸全部脱尽，如果连皮一起吃更容易形成胃柿石。

3　不要与含高蛋白的蟹、鱼、虾等食品一起吃。哺乳期女性会吃一些高蛋白的食物来补充营养，但是含高蛋白的蟹、鱼、虾在柿子鞣酸的作用下，很容易凝固成块，即胃柿石。

4 适可而止。柿子中的鞣酸能与食物中的钙、锌、镁、铁等矿物质形成不能被人体吸收的化合物，使这些营养素不能被利用，故而多吃柿子容易导致这些矿物质缺乏。哺乳期女性如果缺乏这些营养素，会间接影响到宝宝营养的吸收。

5 吃后漱口。柿子含糖高，且含果胶，吃柿子后总有一部分留在口腔里，特别是在牙缝中，加上弱酸性的鞣酸，很易对牙齿造成侵蚀，形成龋齿，故而在吃柿子后宜喝几口水，或及时漱口。

3. 哺乳期怎样吃柿子好

（1）"鲜柿"的营养价值及吃法：鲜柿味甘、涩，性凉，具有清热润肺、生津止渴、健脾益胃等功效。鲜柿生食可治疗肺热燥咳、咯血、痔疮出血；鲜柿捣烂取汁，温开水冲服，可治甲状腺肿大；未成熟鲜柿250克，切碎取汁，开水冲服，可治疗胃热伤阴之烦渴口干。

（2）"柿饼"营养价值及吃法：柿饼味甘，性平，具有润肺、涩肠、止血等功效。柿饼烧炭存性，和蜜为丸，热水送服，可治咳嗽痰多及产后出血过多；柿饼60克，挖开装入川贝9克，蒸熟后服用，可治干咳；柿饼、红糖各50克，黑木耳6克，水煎服，可治痔疮出血；柿饼2个，陈皮2片，糯米60克，共煮粥服用，可治慢性肠炎。

（3）"柿霜"营养价值及吃法：柿霜即柿饼上所结的白霜，味甘，性凉，具有清热生津、润肺止咳等功效。柿霜温水化服，可治慢性支气管炎、干咳、咽炎；柿霜10克，冰片0.5克，薄荷5克研细末，涂擦患处，可治口疮、口角炎。

（4）"柿叶"营养价值及吃法：嫩柿叶开水泡代茶饮，能软化血管，降低血压，防止动脉粥样硬化，并有清热健胃、助消化的作用。

（5）"柿蒂"营养价值及吃法：柿蒂即柿子的果蒂，味苦而微温，善降逆气，为止呃专药，胃寒呃逆，常与丁香、生姜同用；胃热呃逆，常与竹茹、赭石同用。

第⓭节 哺乳期能吃螃蟹吗

螃蟹味道鲜美，但是怀孕时孕妇是要少吃，最好不吃螃蟹的，那么生完了宝宝，哺乳期可以吃螃蟹吗？

1.哺乳期能吃螃蟹吗

哺乳期饮食需要十分注意，医生建议在哺乳期不能吃辛辣、生冷、海鲜、油腻的食物，含糖量和含盐分高的食物也不可食用。虽然哺乳期妈妈是可以吃螃蟹的，但是螃蟹性寒，而且很容易导致宝宝皮肤过敏，加重湿疹，还会诱发宝宝自身免疫系统疾病，所以哺乳期妈妈要少吃或不吃螃蟹。

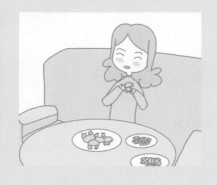

2.哺乳期吃螃蟹的危害

螃蟹虽然含有优质的蛋白质和碘，但螃蟹性寒，且有多种蛋白质和嘌呤碱，容易导致孩子腹泻或过敏。有时螃蟹中有寄生虫和病毒或重金属铅等，这些都使我们要慎重地享用螃蟹的美味。因此在哺乳期考虑到母亲和孩子的健康，建议哺乳期妈妈尽量不要食用螃蟹。如果要食用螃蟹，一次不要贪吃太多，且吃后注意其他的饮食，避免再吃寒凉的食品来加重胃肠的负担而引起腹泻。

3.哺乳期能吃其他海鲜吗

既然螃蟹不能吃，那么其他海鲜是不是一样呢？哺乳期能吃哪些海鲜呢？

专家指出：哺乳期妇女如果常吃海鲜（指每周4次以上，每次100克以上），就会影响胎儿和新生儿的神经系统发育，而且某些症状要到孩子7岁甚至是14岁后才出现。所以，哺乳期的妇女最好什么海鲜都不要尝试。

第 14 节　哺乳期开奶食物有哪些

刚生完宝宝奶水不足，宝宝总是因为吃不饱而哇哇大哭，妈妈们千万别着急，其实生完孩子之后，奶水不足的情况还是很常见的，只要保持良好的心情，多吃一些具有催奶功效的食物会有很大帮助，那么，哺乳期吃什么奶水多呢？

1. 开奶食物推荐

（1）莴笋

莴笋分叶用和茎用两种，叶用莴笋又名"生菜"，茎用莴笋则称"莴笋"，都具有各种丰富的营养素。据分析，除铁质外，其他营养成分均是叶子比茎含量高，因此，食用莴笋时，最好不要将叶子弃而不食。

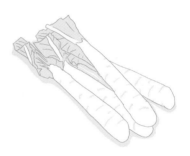

莴笋性味苦寒，有通乳功效，产妇乳少时可用莴笋烧猪蹄食用。这种食法不仅减少油腻，清香可口，而且比单用猪蹄催乳效果更佳。

（2）豆腐

豆腐有益气和中，生津润燥，清热解毒之功效，也是一种催乳食物。以豆腐、红糖、酒酿加水煮服，可以生乳。

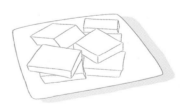

（3）丝瓜

丝瓜络是一种中药材，别名又称丝瓜网、丝瓜壳、瓜络、丝瓜筋等，就是在丝瓜成熟发黄干枯后摘下，除去外皮及果肉、种子，洗净晒干，即为丝瓜络。

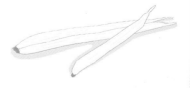

丝瓜络多呈长棱形或长圆筒形，为丝状交织而成。丝瓜络味甘，性寒，有通行经络和凉血解毒的作用，可

治气血阻滞、经络不通等症。如果出现乳腺炎症，发奶时有包块，乳汁分泌不畅时，中医会建议将丝瓜络放在高汤内炖煮，可以起到通调乳房气血，催乳和开胃化痰的功效。专家建议出现乳汁分泌不畅，乳房包块，可以在中医的指导下，适当服用丝瓜络，以便通络催乳。

（4）花生

花生可用于脾虚反胃、水肿、妇女白带、贫血及各种出血症及肺燥咳嗽、干咳久咳、产后催乳等病症。花生所含的钙、铁对儿童、孕妇和产妇非常有益。

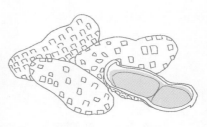

花生衣具有抗纤维蛋白溶解、增加血小板含量并改善其功能、加强毛细血管的收缩机能、改善凝血因子缺陷等作用，并含少量纤维素，具有良好的止血作用，能加速血肿消退，可用于内外各种出血症，包括血友病、血小板减少性紫癜、功能性子宫出血等。

（5）豌豆

豌豆又称青小豆，性味甘平，含磷十分丰富，每百克豌豆约含磷 400 毫克。豌豆有利小便、生津液、解疮毒、止泻痢、通乳之功效。青豌豆煮熟淡食或用豌豆苗捣烂榨汁服用，皆可通乳。

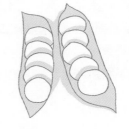

（6）茭白

茭白作为蔬菜食用，口感甘美，鲜嫩爽口，不仅好吃，营养丰富，而且含有碳水化合物、蛋白质、维生素 B_1、维生素 B_2、维生素 C 及多种矿物质。茭白性味甘冷，有解热毒、防烦渴、利二便和催乳功效。现今多用茭白、猪蹄、通草，同煮食用，有较好的催乳作用。

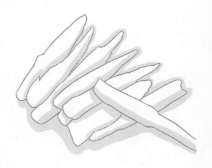

由于茭白性冷，乳母如为脾胃虚寒、大便不实，则不宜多食。另茭白含难溶性草酸钙较多，尿路结石患者也应注意不要吃得太多。

（7）金针菜

金针菜又叫萱草花，另有黄花菜等别称，是萱草上的花蕾部分。它是一种多年生宿根野生草本植物，根呈块状，喜欢生长在背阳潮湿的地方。营养成分十分丰富，每100克干品含蛋白质14.1克，这几乎与动物肉相近。此外，还含有大量的维生素 B_1、维生素 B_2 等。由于金针菜营养丰富，故有较多的食疗价值，祖国医学认为它有利湿热、宽胸、利尿、止血、下乳的功效。治产后乳汁不下，用金针菜炖瘦猪肉食用，极有功效。

2. 哺乳期催奶食谱大全

1 猪蹄汤

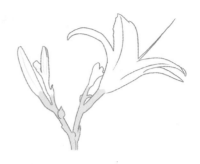

配料：猪蹄1只、通草10克、水1500毫升、葱、盐、黄酒等调味料。

做法：将所有食材放在一起，先用大火煮、水开后用小火煮，煮1~2小时，直至猪蹄酥烂为止。

食用方法：待汤稍凉后，喝汤吃肉，每天1次，连服3~5天即可见效。

功效：猪蹄含丰富的蛋白质、脂肪、有较强的活血、补血作用，通草有利水、通乳汁功能。

2 舒肝鲫鱼汤

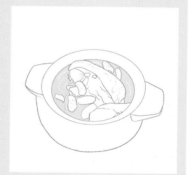

配料：柴胡9克、王不留行12克、香附6克、鲫鱼1条（约重250克）、生姜15克。

做法：将鲫鱼去鳞、鳃及内杂，洗净；生姜拍碎；柴胡、王不留行、香附用纱布包好扎紧，作为药包备用。先将锅烧热后加少许油，将鲫鱼入锅稍煎一下，加入料酒、少许盐、适量水及药包，然后用文火煮20分钟，捞去药包，加少许味精调和即可食用。

功效：鲫鱼有很好的发奶作用，见效快。

♥.3.山药奶肉羹

配料：鲜山药 50 克、羊肉 250 克、生姜 10 克、牛奶 120 克、食盐适量。

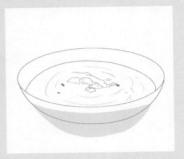

做法：将羊肉洗净切块，放入砂锅中，加入生姜、水适量，用小火炖煮 2 小时，取羊肉汤 1 碗备用。将鲜山药洗净、去皮、切丁，放入锅中，加入羊肉汤，用小火煮至山药熟烂，加入牛奶、盐调味后，再放入煮熟的羊肉调匀，煮开后 5 分钟即可食用。

功效：牛奶与羊肉都是发奶良品，配合食用，效果更好。

♥.4.山甲炖母鸡

配料：老母鸡 1 只、穿山甲 60 克、葱、姜、蒜、五香粉、精盐等适量。

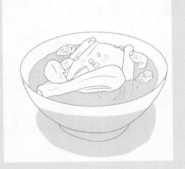

做法：母鸡去毛及内脏，穿山甲砸成小块，填入鸡腹内。入锅，加水及调味料，炖至肉烂脱骨即可食用。

功效：穿山甲性味咸凉，通经下乳。李时珍在《本草纲目》中写道"穿山甲、王不留，妇人食了乳长流，亦言其迅速也"。鸡肉营养丰富，性味甘温平，既补气，又补血。

第 15 节 哺乳期涨奶怎么办

不少哺乳妈妈有过这样的经历，当乳汁开始分泌时，乳房开始变热、变重，出现疼痛，有时甚至像石头一样硬。乳房表面看起来光滑、充盈，连乳晕也变得坚挺而疼痛。在这种情况下，即使妈妈强忍着胀痛哺乳，宝贝也很难含到妈妈的乳头。这就是"涨奶"。

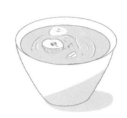

1. 涨奶的原因

涨奶主要是因为乳房内乳汁及结缔组织中增加的血量及水分所引起的。孕妇从孕末期就开始有初乳，当胎盘娩出后，泌乳激素增加，刺激产生乳汁，乳腺管及周围组织膨胀，在产后第3~4天达到最高点。如果妈妈在宝贝出世后未能及早哺喂，或哺喂的间隔时间太长，或乳汁分泌过多，孩子吃不完，均可使乳汁无法被完全移出，乳腺管内乳汁淤积，让乳房变得肿胀且疼痛。此时乳房变硬，乳头不易含接，妈妈会因怕痛而减少喂奶次数，进而造成乳汁停流，加重涨奶。

2. 涨奶的症状有哪些

症状 1

通常涨乳的话乳房会肿胀、变硬而且会有疼痛感，如果严重的话，即使稍微碰一下都会痛。

症状 2

乳头可能会凹陷。涨乳的话乳头会变硬凹陷，这样的话宝宝很难吸到母乳。

症状 3

可能会有低烧。

症状 4

腋窝处可能会出现淋巴肿块。

让宝贝及早开始吸吮，在出生半小时内开始哺喂母乳，这样乳汁分泌量也会较多。注意哺喂次数，约2~3小时1次，以移出乳汁，保证乳腺管通畅，预防涨奶。

如果乳汁分泌过多，宝宝吃不了，应用吸奶器把多余的奶吸空。这样既解决产妇乳房胀痛，又能促进乳汁分泌。一般情况下，及时多次吸吮1~2天后，乳腺管即可通畅。但是乳房过度肿胀，妈妈往往疼痛难熬，此时可采取以下办法舒缓不适：

（1）热敷：热敷可使阻塞在乳腺中的乳块变得通畅，乳房循环状况改善。热敷中，注意避开乳晕和乳头部位，因为这两处的皮肤较嫩。热敷的温度不宜过热，以免烫伤皮肤。

（2）按摩：热敷过乳房后，即可按摩。乳房按摩的方式有很多种，一般以双手托住单边乳房，并从乳房底部交替按摩至乳头，再将乳汁挤在容器中。

（3）借助吸奶器：奶胀且疼得厉害时，可使用手动或电动吸奶器来辅助挤奶，效果不错。

（4）热水澡：当乳房又胀又疼时，不妨先冲个热水澡，一边按摩乳房，感觉会舒服些。

（5）温水浸泡乳房：可用一盆温热水放在膝盖上，再将上身弯至膝盖，让乳房泡在脸盆里，轻轻摇晃乳房，借着重力可使乳汁比较容易流出来。

（6）冷敷：如果奶胀疼痛非常严重，可用冷敷止痛。一定要记住先将奶汁挤出后再进行冷敷。

（7）民间偏方：可用生大饼（即发酵面粉）2个，压成扁圆形，分敷两侧乳房，每隔24小时换1次，效果也很好。

（8）看医生：如果肿胀无法缓解，疼痛继续，可请医生开止痛药。

育龄妇女有80%左右乳腺管堵塞，乳腺堵塞会造成哺乳期乳房胀痛，减少乳汁分泌，甚至引发乳腺炎。哺乳期疏通乳腺可以有效避免日后乳汁淤积，乳头损伤并预防乳腺炎。

如何预防哺乳期乳腺炎？预防哺乳期乳腺炎要从以下几点入手：

1 及时正确处理乳胀

产后可用橘核30克，水煎服，一般2~3剂可防止乳汁郁滞。原发性乳胀采取让婴儿勤吸吮即可缓解。对继发性乳胀可采取喂奶前湿热敷、按摩乳房，而后再挤出部分乳汁减轻乳胀，使婴儿较好地吸吮，喂奶后冷敷减轻充血和疼痛，并避免紧张和焦虑。

2.排出淤积的乳汁，疏通乳腺管

排出乳汁的方法很多，如手法挤奶，吸奶泵（或吸奶器）挤奶，针久按摩排乳等，但无论采取哪种方法，都要尽量将淤积的乳汁排出，疏通乳腺管。常用的方法是手法挤奶，因此在帮助排乳的同时，要教会哺乳母亲掌握正确的挤奶方法，以便能及时解除乳胀，减少乳腺炎的发生。必要时可以通过配偶吸吮辅助排空乳房。

3.坚持哺乳，不要终止喂奶

母乳是婴儿最佳的天然营养品，既方便经济、又营养安全，还能增进母子感情，所含抗体又能提高婴儿抗病能力。因此，即使发生急性乳腺炎，也不要轻易回奶，停止哺乳。急性乳腺炎若能尽早及时处理，使阻塞的乳腺管通畅，将淤积的乳汁排出，病情会很快好转，因此乳腺炎在没有形成脓肿前，应让婴儿多吸吮，勤吸吮帮助排乳，疏通乳腺管。

婴儿由于饥饿，初始吸吮力相对较大，因此患乳腺炎的母亲哺乳时，要让婴儿首先吸吮患侧乳房，并尽量让婴儿吸空后，再换哺另一侧，这样有助于疏通阻塞的乳腺管。

4.及时治疗乳头皲裂

乳头发生皲裂，细菌就会从皲裂处侵入，引起乳腺炎。另一方面由于乳头皲裂引起疼痛，影响正常哺乳而造成乳汁淤积，成为细菌的培养基，发生乳腺炎。因此发生乳头皲裂，要尽快处理，以防细菌侵入引发乳腺炎。

5.按母婴需要哺乳

多数产妇仍受传统观念的影响，给婴儿定时定量哺乳，如果奶胀或长期时间不哺乳，乳汁就容易淤积，诱发乳腺炎，因此哺乳期母亲要按需哺乳，随时排空乳房。

6.注意乳头清洁卫生

妊娠后期常用温水清洗或用 75% 酒精擦洗乳头；产后每次哺乳前后都要清洗乳头，并保持局部清洁干燥。

第16节 产后如何退奶

退奶期的不适与不便，是产后妈妈常见的困扰之一，退奶除了要忍受涨奶的不适感，如果处理不当，还可能造成乳腺发炎，退奶的方式非常多，一般采用传统的饮食退奶法。但是吃什么可以退奶？退奶食物有哪些呢？新妈妈应该如何安排自己的哺乳期退奶食谱呢？

1. 退奶食物推荐

蔬菜类： 苦瓜、生黄瓜、香菜、大蒜、韭菜、笋子、洋葱、绿花椰菜、菠菜、豆芽菜、芦笋

水果类： 香蕉、柿子、芭乐、葡萄柚、橘子、梨子、莲雾

肉类： 螃蟹、田螺

中药： 生麦芽水、人参、薄荷、花椒、山栀、银杏

其他： 柿饼、咖啡、菊花茶、巧克力

2. 哺乳期退奶食谱

1 山楂麦芽汤

营养分析：

小麦：小麦有养心、益肾、除热、止渴的功效，主治脏躁、烦热、消渴、泻痢、痈肿、外伤出血及烫伤等。薏米有促进新陈代谢和减少胃肠负担的作用；并有利水渗湿、健脾、除痹、清热排脓之功效。芡实含有丰富的淀粉，可为人体提供热能，并含有多种维生素和碳物质，保证体内营养所需成分；具有固肾涩精，补脾止泄，利湿健中之功效。

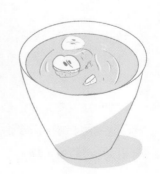

制作方法：

①山楂片、芡实、炒麦芽、薏苡仁一同装入纱

布袋内，扎紧；

②锅里倒入清水适量，放入料袋，放在旺火上烧开，转用文火煮半小时，捡去料袋，加入红糖调味即成。

2. 西湖银鱼羹

营养分析：

中医认为，银鱼味甘、性平，归脾、胃经；有润肺止咳、善补脾胃、宜肺、利水的功效；可治脾胃虚弱、肺虚咳嗽、虚劳诸疾。尤其适合体质虚弱，营养不足，消化不良者宜食。鸡肉有益五脏，补虚损，补虚健胃、强筋壮骨、活血通络、调月经、止白带等作用。

制作方法：

①将银鱼洗净；

②鸡脯肉切成5厘米长的细丝；

③将蛋清、干淀粉、精盐调匀，放入鸡丝上浆；

④锅内加高汤烧沸，将银鱼沥干水分后放入锅内。鸡丝氽水，捞出，放入锅内，加入精盐、味精，用干淀粉勾芡，撒上香菜末、胡椒粉，淋上鸡油，倒入汤盘即成。

第⑰节 产后为什么要吃鸡

　　鸡的全身都是宝。鸡肉性平，它是蛋白质含量最多的动物食品。每100克鸡肉含蛋白质23.3克。鸡肉富含铁质，在维生素的含量中尤以B族维生素最为丰富。由于其含脂肪少，容易消化，有益五脏、健脾胃、补虚亏、强筋骨及美容等功效。鸡肉、鸡汤是产妇滋补的传统食品，有助于产妇的身体恢复，促进乳汁的分泌，是月子里不可缺少的营养品。

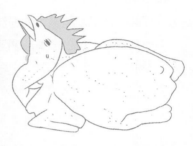

　　鸡的各个部位分别有不同的作用。鸡肝可以补肝明目、益肾安胎、养血、活血及止血。鸡心有补心安神、镇静降压、理气舒肝之功效。鸡肾有防治头晕、眼花、咽干、盗汗及水肿等作用。鸡脑可以补脑益心、宁神静志，可治疗多梦易惊。鸡油有润肤生肌，美容秀发之功，可治疗脱发秃发。鸡血是防治缺铁性贫血的食疗佳品。鸡蛋可以治疗心悸怔忡，食用后有稳定情绪的作用。鸡胆汁有清热、凉血、解毒之功效，一般用于药方。鸡肫皮有健脾、益胃之功效，用于治疗消食、化积。

　　产妇吃鸡肉有讲究。如果产后2周内乳汁分泌不足，不要吃母鸡肉。因为母鸡肉富含雌激素，能使乳汁分泌减少。产妇应该吃公鸡肉，公鸡肉富含雄激素，可以对抗雌激素而催乳。

　　此外，所选用的炊具与鸡肉的营养及味道也很有关系。如果用高压锅炖，虽然不到半小时连骨头都能碎了，可是吃起来不够鲜香。因为高压锅有高压和高温双重作用，尽管内容物很快炖熟了，但由于时间过短，食物中的氨基酸、肌苷等有鲜味的物质很少溶解于汤中，来不及散发应有的香味。另外，过高的温度及高压对某些营养素有一定程度的破坏作用。

　　炖煮鸡等动物性食品最好用砂锅。虽说砂锅的传热比铁、铝等金属锅要慢一些。但是，砂锅受热均匀，菜肴的各种营养成分可以逐渐地溶解并释放出香味。如果没有砂锅，厚铁锅也可以。铁锅底厚，受热均匀，煮沸时有少量铁元素溶于汤中，有益于铁质的摄取及防治贫血。

炖老鸡、老鸭、猪蹄等肉食品或者熬骨头汤时，可于汤中放几滴猕猴桃汁，15～20分钟就可以柔软鲜嫩。因为该汁中含有一种蛋白水解酶，能把肉类的纤维蛋白分解成氨基酸，阻止蛋白质的凝固，是很好的肉类软化剂。

1. 炖鸡汤的做法

炖鸡汤是以鸡为主要食材，配以香菇，红枣一起炖煮的菜品，味道咸鲜，营养价值丰富。

主料：鸡适量，红枣适量，枸杞适量

配料：葱段适量，姜片适量，盐适量，香菇适量

制作方法：

①将整鸡切块，清洗干净备用；

②香菇洗净泡软、枸杞洗净、桂圆剥皮备用；

③葱切段、姜切片备用；

④将鸡块放入冷水中煮沸，撇去浮沫儿；

⑤将葱、姜、香菇、枸杞、桂圆放入锅中，大火烧开，文火炖1个小时；

⑥油菜洗净放入锅中，煮沸，加适量盐，出锅前撒上香菜末儿即可。

2. 炖鸡汤的营养价值

鸡汤"补虚"的功效也为人所知晓，鸡汤还有提高人体的免疫功能的作用。这道汤可以补气血、养颜、提高免疫力。

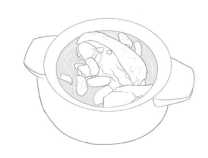

香菇可以增强人体的免疫功能并有防癌作用，用香菇和鸡一起熬鸡汤，香菇中的有效成分溶解在汤内，可提高人体吸收率；鸡汤本身也有提高呼吸系统免疫力的功能，可谓双效合一。 如果很怕鸡汤的油，可以把煮好的鸡汤盛入小碗后放凉，等油凝固后撇去，再加热食用。

由于产后第1周生理变化主要是"排"为主，过度进补对于身体的恢复和对宝宝的喂养都会有不同程度的影响。所以产后1周产妇尽量少吃过于营养的物质，尤其不要吃炖母鸡，以免抑制乳汁分泌，影响母乳喂养。

第18节 产后为什么要补钙

1. 产后为什么要补钙

产后特别是哺乳的妈妈，每天大约需摄取1200毫克钙，使分泌的每升乳汁中含有300毫克以上的钙。乳汁分泌量越大，钙的需要量就越大。

另外，哺乳的妈妈在产后体内雌激素水平较低，泌乳素水平较高。因此，在月经未复潮前骨更新钙的能力较差，乳汁中的钙往往会消耗过多体钙。这时，如果不补充足量的钙就会引起腰酸背痛、腿脚抽筋、牙齿松动、骨质疏松等这样的"月子病"；还会导致婴儿发生佝偻病，影响牙齿萌出、体格生长和神经系统的发育。

2. 如何在月子期间补钙

根据我国饮食的习惯，建议产后的妈妈每天喝奶至少250毫升，以补充乳汁中所需的300毫克的优质钙，妈妈们还可以适量饮用酸奶，提高妈妈的食欲。

另外，月子里的妈妈每天还要多吃些豆类或豆制品，一般来讲吃100克左右豆制品，就可摄取到100毫克的钙。同时，妈妈也可以根据自己的口味吃些乳酪、海米、芝麻或芝麻酱、西兰花及羽衣甘蓝等，保证钙的摄取量至少达到800毫克。由于食物中的钙含量不好确定，所以最好在医生指导下补充钙剂。这样，便可清楚自己是否补足了钙。

再有，妈妈也可以多去户外晒晒太阳，这样也会促进骨密度恢复，增加骨硬度。

3. 补钙食谱推荐

现在给大家介绍一些美食，既好吃，做起来又简单，补钙的效果还非常好。

1 肉丁烧鲜贝

原料：猪里脊肉200克、鲜贝200克、冬笋、香菇适量、鸡蛋清1个、食用油、酱油、淀粉、料酒、食盐、葱、姜、老汤、味精各适量。

做法：

①里脊肉洗干净，切成1厘米左右见方的肉丁；再将鸡蛋清、淀粉加少许水调成糊状，把肉丁放入搅拌均匀；

②将鲜贝切开，放在开水锅中烫一下，捞出控干水分；

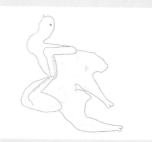

③笋、香菇都切成1厘米左右见方的丁，葱姜切成丝待用；

④锅放在火上，放入食用油烧热，把拌好的肉丁放入，到八成熟时捞出，控油；

⑤锅内的油倒出，留少许油，放葱姜炝锅，再放入冬笋、香菇、鲜贝，翻炒几遍，再放入盐、料酒、老汤，开锅后加入肉丁，翻炒几遍，放入味精，调匀后出锅。

功效提示：此菜营养丰富，尤其是钙的含量更高，为产妇的补钙和产后康复有很好的帮助。

2. 香酥鹌鹑

原料：鹌鹑3只、酱油、料酒、花椒盐、花椒、大料、白糖、葱、姜、盐、食用油各适量。

做法：

①将鹌鹑去除内脏，清洗干净，用开水将鹌鹑稍煮一下捞出，待用。

②把准备好的酱油、料酒、花椒、大料、白糖、葱、姜和煮好的鹌鹑放入大碗中，加入水没过鹌鹑，上锅蒸3~5分钟。

③将锅置火上，放入食用油烧热，然后将蒸好的鹌鹑放入锅内炸至皮起脆，取出，随花椒盐一起食用。

功效提示：此菜含有丰富的钙、铁等多种矿物质和蛋白质。

3. 韭菜炒虾皮

原料：虾皮30克、韭菜300克、盐、食用油、味精适量。

做法：

①把韭菜择洗干净，将水沥干，切成2厘米长的段。

②将虾皮清洗干净，把多余的水分挤出去。

③把锅放在火上，将油放入锅内烧热，把虾皮放入锅内先炸一下，随后将韭菜、

盐放入锅内,加少量水,翻炒几下,放入味精调味,出锅即可食用。

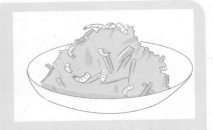

功效提示:此菜营养丰富,尤其含钙量高,还含有维生素 C 和纤维素,对产后妈妈和母乳喂养的新生儿预防缺钙有很大帮助。

4. 黄酒蒸虾

原料:鲜虾 500 克、黄酒、葱、姜、盐、味精适量。

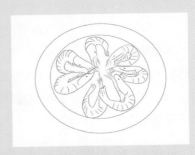

做法:

①葱洗净,切成葱花,姜去皮、洗净、切成细丝待用。

②虾洗净,剪去须脚,将水分沥干,再把黄酒、盐、姜丝、葱花、味精加少许水一同放入大碗中,上笼蒸 15 分钟即可食用。

功效提示:此菜含有大量的钙,还含有磷、铁、蛋白质等。能够帮助产后新妈妈补充钙质,对产后通乳也有一定功效。

5. 南瓜蒸肉

原料:南瓜 1 个、五花猪肉 400 克、黄酒、酱油、红糖、老汤、葱、姜、花椒粉、食用油、味精适量。

做法:

①将南瓜表面切成一个方形切口, 将里面的瓤挖干净,待用。

②将五花肉洗干净,切成薄片,葱、姜切成末,待用。

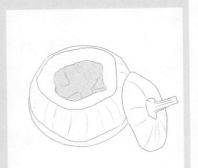

③把黄酒、花椒粉、葱姜末、酱油、红糖、老汤、食用油、味精一起调好放入南瓜内,再将洗干净的五花肉放入南瓜内,将南瓜放在盘上,上笼蒸熟即可。

功效提示:此菜丰富的钙、磷、锌等多种营养素,还含有蛋白质、脂肪等多种营养成分,对产后新妈妈补充钙质,预防贫血有很好的效果。

各位产妇们,在月子期间一定要十分关注补钙,而且要早补、补足。

第⑲节 产后为什么要补维生素

1. 维生素对产后妈妈身体恢复十分重要

维生素是人类生长的基本要素，它能保证其他营养充分发挥效能以维持身体的健康。产妇除维生素 A 需要量增加外，其余各种维生素需要量均较非孕产妇增加 1 倍以上。因此，产后膳食中各种维生素必须相应增加，以维持产妇的自身健康，促进乳汁分泌，保证供给婴儿的营养成分稳定，满足婴儿的需要。

维生素种类很多，有维生素 A、维生素 B_1、维生素 B_2、维生素 B_6、维生素 C、维生素 D、维生素 E 等，下面分别介绍各类维生素的重要性。

维生素 A 对于良好的视力、健康的肌肤、强壮的骨骼以及抵抗疾病的感染很重要。

维生素 B_1 能帮助身体使用碳水化合物，以制造能量。

维生素 B_2 能帮助身体利用脂肪、蛋白质与碳水化合物来制造热量，尤其是对于肌肤与眼睛的健康特别有效。

维生素 B_6 与蛋白质和脂肪代谢的关系非常密切。

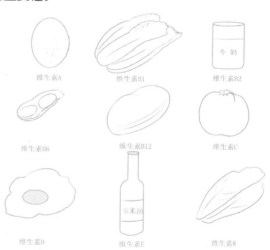

维生素 B_{12} 对细胞特别是脑细胞的发育和成熟尤为重要。

维生素 C 能促进细胞正常代谢，维持激素分泌的平衡，加强血液凝固及增强抵抗力，对于热量的产生、牙龈的健康、肌肤和骨骼抵抗感染与促进伤口的愈合都很重要。

维生素 D 能促进身体对钙的吸收和在骨骼中的沉积。主要来源于动物肝脏、鱼肝油和蛋类，日光照射皮肤可使皮肤内合成维生素 D。

维生素 E 与维持生殖系统的正常功能有很大关系，并能使维生素 A 与维生素 C 不致流失，并帮助身体利用维生素 K。

2. 哪些食物富含维生素

维生素在体内的含量很少，但在人体生长、代谢、发育过程中却发挥着重要的作用。下面介绍富含各种维生素的日常食品。

（1）富含维生素 A 的食物有：动物肝脏，奶与奶制品及禽蛋，绿叶菜类、黄色菜类及水果等。胡萝卜、西红柿、柿子、牛肝和猪肝、奶酪、黄油、西兰花、菠菜、莴苣、大豆、青豌豆、橙子、红薯、杏等都可补充维生素 A。

（2）富含维生素 B_1 的食物有：谷物皮、豆类、坚果类、芹菜、瘦肉、动物内脏、小米、大白菜、发酵食品，胚芽、米糠和麸皮中也存在丰富维生素 B_1；动物肝脏如肝、肾、心，猪肉、小麦粉、羊肾、鸡肝、大米、黄瓜、鳝鱼、鸡蛋、牛奶、豆类及某些蔬菜，如油菜、菠菜、青蒜等绿叶蔬菜都能提供维生素 B_2。

（3）富含维生素 B_6 的食物：肉类食物如牛肉、鸡肉、鱼肉和动物内脏等，全谷物食物如燕麦、小麦麸、麦芽等，豆类如豌豆、大豆等，坚果类如花生、胡桃等。维生素 B_6 含量最高的为白色肉类（如鸡肉和鱼肉）。

（4）富含维生素 B_{12} 的食物：只有肉类食物中才含有维生素 B_{12}，所以准备的食物一定要荤素搭配均匀。主要食物来源为肉类、动物内脏、鱼、禽、贝壳类及蛋类，乳及乳制品中含量较少。植物性食品中基本不含维生素 B_{12}。

（5）富含维生素 C 的食物：新鲜的蔬菜和水果，如青菜、韭菜、菠菜、柿子椒、芹菜、花菜、西红柿、大蒜、龙须菜、甜辣椒、菠菜、萝卜叶、卷心菜、马铃薯、荷兰豆和柑橘、橙、柚子、红果、葡萄、酸枣、鲜枣、草莓、柿子、金橘。野生的苋菜、苜蓿、刺梨、沙棘、猕猴桃、酸枣等维生素 C 含量尤其丰富。

（6）富含维生素 D 的食物：自然界中只有很少的食物含有维生素 D。动物性食品是非强化食品中天然维生素 D 的主要来源，如含脂肪高的海鱼和鱼卵、动物肝脏、蛋黄、奶油和奶酪中相对较多，而瘦肉、奶、坚果中含微量的维生素 D。不过通过日光浴可以促进维生素 D 在体内合成。所以要坚持补充鱼肝油滴剂。

（7）富含维生素 E 的食物有：各种油料种子及植物油，如麦胚油、玉米油、花生油、芝麻油，豆类，粗粮等都是维生素 E 的重要来源。某些谷类、坚果和绿叶蔬菜中也含一定量的维生素 E。

（8）富含维生素 K 的食物有：牛肝、鱼肝油、蛋黄、乳酪、酸奶、海藻、紫花苜蓿、菠菜、甘蓝菜、莴苣、花椰菜，豌豆、香菜、大豆油、螺旋藻、藕。

3. 摄入维生素过量的危害

如果维生素摄入过量也会造成危害，甚至比维生素缺乏还要严重。

1 维生素A过量可引起倦睡，烦躁，头痛及呕吐，继而出现脱皮，嘴唇干裂等，长期慢性中毒甚至会出现类似脑瘤的症状。曾经有北极探险者，因为食用富含维生素A的海豹肝而中毒死亡。

2 维生素D过量可引起厌食，恶心和呕吐，继而出现尿频，烦渴，乏力，神经过敏和瘙痒。肾脏将受到不可逆转的损害。由于以上两种维生素都是脂溶性，很难排泄，故长期过量服用可以造成慢性中毒，且需要较长时间才能恢复。

3 如大量服用维生素C，可以造成体液及尿液酸化，进而造成缺铁性贫血。同时大量产生的草酸可以和尿中的钙结合成为难溶的草酸钙，形成肾结石和尿道结石。

4 其他的水溶性维生素如叶酸、维生素B₁、维生素B₂等，尽管暂时还没有发现过量服用导致的损伤，但也没有发现过量服用有什么好处。

实际上，只要正常均衡饮食，基本不会出现维生素缺乏症。而维生素中毒大都发生在过量服用维生素药片或者维生素保健品上。因此，保持均衡饮食是维持健康的最佳途径。

第20节 产后如何补锌

1. 产后为什么要补锌

大量调查研究显示，各年龄组人群锌的摄入量普遍不足，以少年儿童及孕妇、产妇和老龄人群最为突出，缺锌的症状较为明显。所以产妇补锌也尤为重要。乳汁中的锌需要也很大，如果产妇锌摄入不足则会降低乳汁的营养质量。专家建议补充量：每日补充量为6毫克。

产妇缺锌最终会导致婴儿缺锌，婴幼儿缺锌不仅会导致生长发育的停滞，而且会影响婴儿智力的发育。若在胎儿和乳儿期缺锌，还会造成智力发育障碍。

母乳喂养在孩子早期获得营养发挥着重要作用。锌的功能主要发挥在人体生长发育、免疫功能、物质代谢和生殖功能方面，尤其对胎儿及儿童的生长发育作用明显。但是人体内没有特殊的锌储存机制，锌不能像能量一样储存在脂肪细胞里，如果乳母体缺锌，将会导致小孩出现一系列问题，所以补锌也是母亲一项不容忽视的健康工程。

2. 补锌的食物有哪些

（1）海产品中以牡蛎含锌最为高。

（2）植物果实的坚果类含量较高，如花生、核桃等，

（3）水果中苹果的含量为最高，另外还有豆腐皮、黄豆、白木耳、小米、萝卜、白菜等。

（4）中药中的枸杞、熟地、桑葚、人参、杜仲等含锌量也较高。

（5）富含锌的食物主要有动物的瘦肉，据化验，动物性食品含锌量普遍较多，每一百克动物性食品中大约含锌3~5毫克，并且动物性蛋白质分解后所产生的氨基酸还能促进锌的吸收。植物性食品中含锌较少。每100克植物性食品中大约含锌1毫克。

1 萝卜番茄汤

营养分析：此汤含锌量约35.55毫克。西红柿有清热解毒的作用，所含胡萝卜素及矿物质是缺锌补益的佳品。

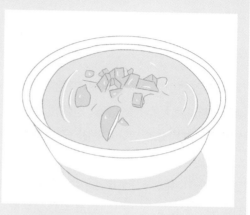

制作方法：

①胡萝卜、西红柿去皮切厚片。

②热锅下油，倒入姜丝煸炒几下后放入胡萝卜翻炒几次，注入清汤，中火烧开，待胡萝卜熟时，下入西红柿，调入盐、味精、白糖，把鸡蛋打散倒入，撒上葱花即可。

此汤含锌量约35毫克。西红柿有清热解毒的作用，所含胡萝卜素及矿物质是缺锌补益的佳品。

2 油泼莴笋

营养分析：此道菜清淡、爽口，其含锌约7.86毫克。莴笋所含矿物质比其他蔬菜高5倍，对缺锌引起的消化不良、厌食等症有很好的疗效。

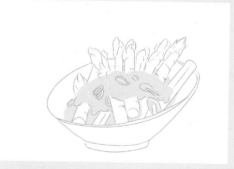

制作方法：

①将莴笋去皮洗净，切成6厘米长条状。

②烧锅加水，待水开后，放入莴笋，大火滚开后关火。随即放入盛有冷水的容器中，过水后捞出放入盘中，撒少许盐、味精、水腌制，并摆放好葱丝待用。

③热锅下油至80℃左右，放入适量花椒粒，煸至花椒变黑关火，捞出花椒粒，将油淋入摆放好的莴笋上即可。

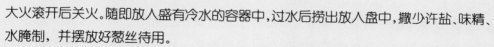

第21节　产后如何补蛋白质

1. 产后为什么要补充蛋白质

产后体质虚弱，生殖器官复原和脏腑功能康复也需要大量蛋白质。蛋白质是生命的物质基础，含大量的氨基酸，是修复组织器官的基本物质，这些对产妇本身是十分必要的。除了可促进身体恢复，产妇补充蛋白质，还可增加乳汁的质和量。

产妇每日需要蛋白质90~100克，较正常妇女多20~30克。产妇每日泌乳要消耗蛋白质10~15克，6个月内婴儿对8种必需氨基酸的消耗量很大，所以乳母的膳食蛋白质的质量是很重要的。每日膳食中必须搭配2~3种富含蛋白质的食物，才能满足产妇的营养需要。

2. 哪些食物富含蛋白质

含蛋白质丰富的食物有鸡蛋、猪瘦肉、鸡肉、兔肉、牛肉、鱼类、豆制品、小米、豆类等。

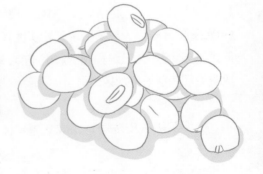

在动物蛋白中，牛奶、蛋类的蛋白质是所有蛋白质食物中品质最好的，其原因是最容易消化，氨基酸齐全，也不易引起痛风发作。

在植物蛋白中最好的是大豆蛋白，大豆中含35%的蛋白质，而且非常容易被吸收，因此大豆蛋白一直是素食主义者的最主要的蛋白质来源。豆制品可降胆固醇，还可抗癌，大豆蛋白含有丰富的异黄酮，异黄酮是一种类似荷尔蒙的化合物，可抑制因荷尔蒙失调所引发的肿瘤细胞的生长。另外，食用菌也是瘦身族的主要蛋白质来源。

3. 产妇小心补蛋白质过多的危害

蛋白质是人体必需的营养元素之一，但并不等于蛋白质摄取越多越好，因为食用蛋白质过多，也会给身体带来危害。

危害 1 降低机体抵抗力

蛋白质在人体内的分解产物较多，这些分解产物在一定的条件下可对机体产生毒性作用。如果蛋白质摄入过多，则会增加肝脏负担，也会引起胃肠消化吸收不良。长期下去可影响肝脏功能，使机体免疫机能下降。

危害 2 容易患肾脏疾病

蛋白质在消化过程中，肾脏负担着中间代谢产物重吸收和终末代谢物排泄的重任。过多摄入蛋白质就会增加肾脏负荷，特别是患有糖尿病、肾炎、肾功能不全等疾病的病人，其肾脏受损的程度更为严重。

危害 3 诱发心血管疾病

过量摄入动物蛋白，往往同时摄入多量的胆固醇，这是诱发冠心病、高血压、动脉粥样硬化及脑血管意外的危险因素。

危害 4 导致骨质疏松

绝经后妇女过多食用蛋白质会使肾脏排出较多的钙，使骨质硬化程度降低，引起骨质疏松症。

危害 5 促进癌细胞生长

摄入过高蛋白质，对癌的发生有促进作用。美国科学家在对膳食中的蛋白质与肝癌关系的研究中，研究者给三组动物饲以黄曲霉后，分别给予8%、22%、30%的蛋白质饲料，结果蛋白质含量最低组肝癌发生率为0，蛋白质最高组肝癌发生率为80%。我国的一项调查也表明，妇女蛋白质和热量摄入过多，可使乳腺癌的发病率上升。

1.豆腐皮蛋汤

原料: 鹌鹑蛋70克、豆腐皮50克;配料:火腿肉25克、水发冬菇20克、熟猪油、食盐、葱、姜等适量。

制作方法:

①将豆腐皮撕碎,洒上少许温水润湿;

②把鹌鹑蛋磕入碗内,放少许盐,搅拌均匀;

③将火腿肉切成末,冬菇成丝;

④把锅置火上,放入熟猪油烧热,下葱花和姜末炝锅,倒入蛋液翻炒至凝结时加水煮沸;

⑤放入冬菇丝、盐等,再煮约15分钟,放入豆腐皮,撒上火腿末即成。

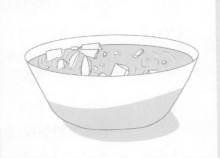

2.鱼粒虾仁

原料: 净鱼肉100克、虾仁100克、荸荠100克、玉米粒50克。调料:鸡汤30毫升、淀粉、盐、鸡精各适量。

制作方法:

①将净鱼肉切成丁(即鱼粒),虾仁洗净,均加少许淀粉拌匀;荸荠洗净,去皮,切丁。

②锅中热油,放入鱼丁和虾仁炒散,再放入鸡汤和荸荠,加盐和鸡精调味,炒至荸荠呈半透明时放入玉米粒翻炒均匀即可。

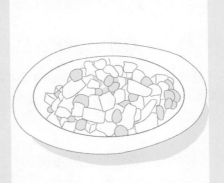

第3章 新妈妈的饮食方案

第❶节 月子餐5个烹饪原则助恢复

随着时代的发展，曾担任日本皇太后美智子的专任健康管理顾问的庄淑旂博士，结合中西医和自己对女性医学的精深研究，提出了"月子餐"的概念。产妇在坐月子时最重要的是要吃好，经历辛苦的分娩后，身子虚弱，需要补充大量的营养物质来恢复身体，那么产妇产后的月子餐有什么要注意的吗？烹调时应该遵循什么原则才能尽快帮助产妇恢复身体呢？

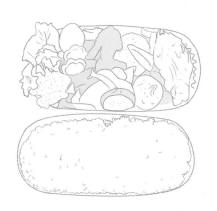

原则1 少而精

产后的妈妈虽然需要补充大量营养物质，但并不意味着菜量和饭量就增大很多。烹调月子餐时要注意精心挑选食材、品种丰富多样，量少质精，菜量和饭量不需要太大。以烹调简单的菜式和食材为主，减轻育儿生活的负担。

原则2 不偏食

不能偏食，粗粮和细粮多样化，不能只吃精米精面，还要搭配杂粮，如小米、燕麦、玉米粉、糙米、标准粉、赤小豆、绿豆等。这样既可以让产妇摄取各种营养，还可以使食物的营养价值提高，尽快地促进产妇的身体恢复。

原则 3 多水分

月子餐的水分可以多一点，产妇可以多喝牛奶、粥和汤食，尤其注意多喝汤。汤的味道鲜美，比如排骨汤、鲫鱼汤、猪蹄汤等，对于产妇来说容易消化吸收，还可以促进乳汁分泌。但注意在烹调汤类饮食后，一定要产妇一同进食汤和肉。

原则 4 适量脂肪

烹调月子餐要注意让产妇摄取必需脂肪，因为脂肪酸对宝宝的大脑发育很有益，尤其是不饱和脂肪酸，对宝宝中枢神经的发育特别重要。哺乳产妇饮食中的脂肪含量及脂肪酸组成，会影响乳汁中的这些营养的含量。但也不能摄取过度，脂肪所提供的热能应该低于总热能的 1/3，否则又容易使产妇肥胖。

原则 5 软一点

为了帮助产妇消化，烹调月子餐时要注意将产妇的饭菜煮得软一点，在烹调方法上多采用蒸、炖、焖、煮，不宜采用煎、炸的方法。因为产妇产后由于体力透支，很多人会有牙齿松动的情况，过硬的食物一方面对牙齿不好，另外一方面也不利于消化吸收。而且食物在被加工烹饪的过程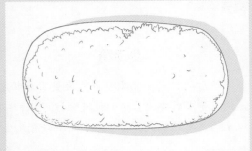中可能会发生一系列的变化，使某些营养素遭到破坏或流失。因此，烹调月子餐时要尽量利用其有利因素提高营养，促进产妇消化吸收。

第❷节
第1阶段：恶露排净，利水消肿

产妇刚分娩完，身体是非常虚弱的，不能一味进补，要学会科学地分阶段慢慢调理。

第1阶段是产妇身体最虚弱的时候，也是最需要调理的时候。而这一阶段是产妇排出体内恶露、废气、废血和废物的黄金时期，同时产前的水肿以及身体多余的水分，也会在此排出。因此，第1阶段暂时不要吃得太补，以免恶露排不干净。可烹调以下月子餐为产妇调理。

1. 生化汤

根据古书记载，生化汤作用为养血活血、产妇产后补血及去除恶露。生化汤是由当归、川芎、桃心、烤老姜、炙甘草等材料组成，其中当归可以养血补血，川芎可以行血、活血，而桃心则可以破血化瘀，整个方子的目的就在养血活血、产后补血、祛恶露。产妇生下宝宝后喝生化汤，有助于子宫内污血排出体外和防止血崩，以及恢复子宫功能。

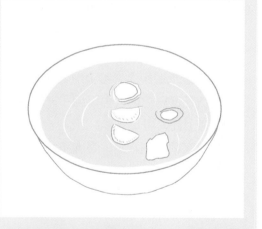

原料：当归（全）40克、川芎30克、桃仁（去心）25克、烤老姜25克、炙草（蜜甘草）25克，米酒水1050毫升。

做法：

①米酒水（煮过，已挥发掉酒精）700毫升，加入药料，慢火加盖煮1小时左右，约剩200毫升，这是第1次，药酒倒出，备用。

②第2次再加入米酒水350毫升，和第1次煮法相同，约剩100毫升。

③将第 1 次和第 2 次的药酒加在一起共 300 毫升拌匀。

吃法：

①每次餐前饮用 1 口，1 天内分 6 次喝完（饮用切勿过快）；

②剖宫产及小产者不妨吃 14 贴；

③顺产者连续服用 7 天，也就是 7 贴；

小贴士

产妇吃够上述生化汤要求即可，切记不要吃得过多。因为虽然生化汤有补血、祛恶露的效果，但若吃得太多反而会对子宫造成伤害。

2. 养肝汤

古书《黄帝内经》和《本草纲目》曾记载过：枣具有益气养肾、补血养颜、补肝降压、安神壮阳、治虚劳损之功效。现代药理学同时也发现红枣具有保护肝脏、增强体力的作用。而养肝汤主要是由红枣组成，饮用此汤能帮助产妇更好地养排毒。

原料：红枣 7 粒，煮后的月子米酒水 300 毫升。

做法：

①把红枣洗净后，用刀划开长口。

②放在保鲜盒内，再以月子米酒水冲泡，盖上盖，泡 8 小时。

③放在锅内隔水蒸，等沸腾后改用小火蒸 1 小时（可在电饭锅上加蒸器与薏米等同时蒸，节省时间和成本）。

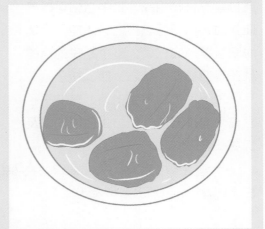

吃法：

①将红枣取出，去皮及核，随时可食；若买无核枣最好。

②汤汁当茶饮用，1 天分数次喝完。

③可根据需要适量加红糖。

小贴士 最好在预产期前 1 周开始喝，帮助肝脏解毒。不论是顺产还是剖宫产，均应于生产前 1 周开始饮用养肝汤。

3. 甜糯米粥

糯米粥营养丰富，是一种温和的滋补品。其富含 B 族维生素，食用可养血、活血，还可辅助治疗血虚、血瘀，补脾益肺、温暖五脏、强身健体，止口渴，经常食用，即可防病又能强身。

原料：糯米 50 克、月子米酒水 1220 毫升、桂圆 5 粒、红糖 30 克。

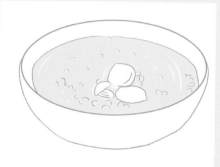

做法：

①将糯米与去皮后的桂圆肉放入月子米酒水中，用电饭锅加盖煮 40 分钟左右。

②熄火，加入红糖搅拌后放入保鲜盒中。

吃法：作为主食之一，配以麻油猪肝（腰）或鱼类食用。

小贴士 糯米可以帮助产妇增强肠道的蠕动力、防止肠胃的下垂，更可以预防便秘的产生。但糯米较难消化，一次不可吃太多。有糖尿病的人也不适合吃。

4. 麻油猪肝

产后第 1~7 天吃麻油猪肝，有助于产妇子宫的污血排出。

原料：猪肝 200 克（1 日份），带皮老姜 6 片，纯胡麻油 40 毫升，月子米酒水 200 毫升。

做法：

①老姜洗干净，连皮切成薄片；

②洗干净猪肝，切成 1 厘米厚度的片状；

③麻油入锅，用中火烧热，放入老姜转小火，爆到姜片的两面"皱"起，呈褐色，但不要焦黑；

④转为大火放入猪肝炒至变色；

⑤然后加入月子米酒水煮开，转小火煮5分钟后，关火出锅，趁热食用；

吃法：可配以红豆汤或者甜糯米粥来吃。

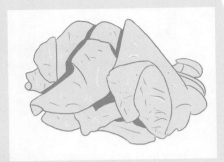

小贴士　选择猪肝时，要选用手指下　压猪肝感觉有弹性并且颜色鲜嫩，千万不能选硬硬的。

5 薏仁米饭

薏米又称薏仁米，被誉为"世界禾本植物之王"。说薏米是米中第一，一点也不为过。薏米具有丰富的营养和药用价值，我国古籍对此多有记载。薏仁米营养丰富，含有苡仁油、苡仁脂、酪氨酸、赖氨酸、精氨酸等多种氨基酸成分和维生素B1、碳水化合物等营养成分，具有利水渗湿、健脾止泻、清热解毒的功效。

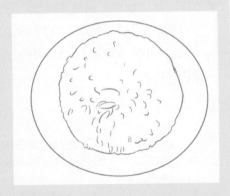

原料：薏米150克、月子米酒水1220毫升、香米5克。

做法：

①薏米、香米和月子米酒水倒入电饭锅中，约1小时左右可熟。

②将薏米饭盛入保鲜盒内（300毫升盒装）即可。

吃法：作为主食之一配以麻油鱼类食用。

小贴士　①薏米可补血，不适应的产妇可用大米替代。
②薏米饭第1周每日1份，第2周每日2份。

第③节
第2阶段：收缩子宫，恢复骨盆

经过第1阶段的调理，产妇的恶露逐渐减少，伤口基本上愈合了，现在要选择合适的月子餐食补。月子餐第2阶段食补主要是在妈妈们胃口好转的情况下收缩内脏和调理气血，对子宫与骨盆腔复元起一个促进的作用，也为产妇产后瘦身打好基础。

1 麻油猪腰

俗话说吃什么补什么，猪腰子具有补肾气、通膀胱、消积滞、止消渴之功效，吃麻油猪腰可以帮助促进产妇的新陈代谢以及收缩骨盆腔与收缩子宫，因为麻油猪腰有破血作用，能将产妇子宫内的血块打散以利排出，并且可以对腰酸背痛进行调养。

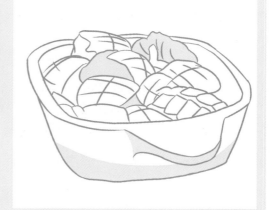

原料：

猪腰子1对（2个）、老姜6片、麻油40毫升、月子米酒水200毫升。

做法：

①把猪腰用米酒洗净后，切开成两半，去除里面的白色尿膜（强筋）；

②将清理干净的猪腰在表面斜切数条裂纹，切成3厘米宽的薄片；

③将老姜洗干净，连皮一起切成薄片；

④将麻油倒入锅中，用中火烧热；

⑤放入老姜，转小火，爆至姜两面均起皱，呈褐色，但不可焦黑；

⑥转大火，放入猪腰炒至菜熟；

⑦加入月子米酒水煮开，转小火约3分钟出锅即可趁热吃

吃法：

①配以红豆汤来吃；

②配以甜糯米粥或薏米饭来吃。

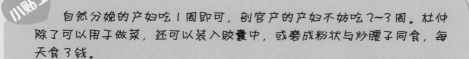

①炒出来的猪腰及老姜当做菜吃时，不喜欢吃太油腻的产妇，可将浮在汤上的油捞起置于别的容器，密封后放进冰箱保存。

②产妇坐完月子后炒菜炒饭用，捞了油后的汤汁可当汤来喝。

2. 杜仲猪腰

杜仲具有补益腰肾、滋润肝脏、强壮筋骨的功效，有利于产妇骨盆的恢复。

原料：

猪腰子2个、杜仲粉3钱、姜片、麻油、米酒适量。

做法：

①把猪腰洗净，切成小片。

②麻油及姜片入热锅爆香，然后再加入猪腰，大火快炒并加入米酒续煮约1分钟。

③起锅前加入杜仲粉拌匀，起锅即可食用。

吃法：直接食用。

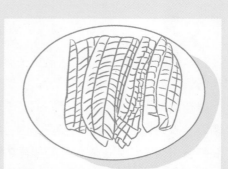

自然分娩的产妇吃1周即可，剖宫产的产妇不妨吃2~3周。杜仲除了可以用于做菜，还可以装入胶囊中，或磨成粉状与炒腰子同食，每天食3钱。

3. 油饭

油饭材料丰富，味道鲜美，很适合产妇的胃口，还可以防止产妇内脏下垂。

原料：

糯米 300 克、去柄香菇 30 克、猪肚尖 100 克、带皮红萝卜 30 克、大蒜 30 克、带皮的五花肉 160 克、虾米 30 克、米酒水 $4\frac{1}{3}$ 杯、胡麻油适量、带皮老姜适量。

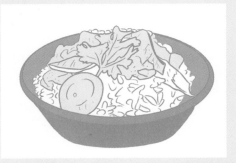

做法：

①把糯米洗干净后，置于滤水盆滤干水分；

②将洗过的糯米加入冷的米酒水中，泡 8 小时，隔天再沥干。注意，米酒水需盖过糯米，而泡过的水要另外置于容器内留下备用，不能倒掉；

③将去柄的香菇和虾米放进没有倒掉的水里泡着，泡软后香菇切成粗丝备用；

④把五花肉、猪肚尖、带皮老姜与及带皮红萝卜均切成粗丝备用；

⑤锅子加热后放入 4 大匙纯麻油，再加入带皮老姜丝和大蒜片，炒成浅褐色具香味后；

⑥加入虾米、猪肚尖、五花肉、香菇及红萝卜，炒至香味出来即取出；

⑦重新加热锅，再放入 3 大匙纯麻油，放糯米下锅炒至有黏性，再将做法 6 中炒过的材料下锅一起炒均匀；

⑧将上一步炒均匀的材料加入泡过虾米及香菇的米酒水装入蒸锅，蒸熟即可食用。

吃法：可以直接食用。

小贴士 米酒水的分量需盖过所有的材料。产妇食用油饭，每日的分量约 2 碗，不要过量，且需分 2 次以上来食用。

4 甜糯米饭

糯米为主食类，加酒可增加香味。桂圆肉、葡萄干等含铁质较高的食物，可补充产妇分娩时所消耗的铁质（血液大量流失）。

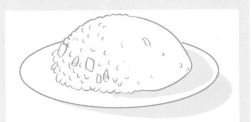

原料：

圆糯米 200 克、桂圆肉、枸杞、葡萄干、砂糖、黑麻油、米酒少许。

做法：

①将圆糯米洗净，桂圆肉切小片备用；

②然后将所有材料倒入锅内，再加入米酒，一起蒸熟；

③拌入砂糖和黑麻油调匀，趁热食用即可。

吃法：可以直接食用。

5. 番瓜绿豆汤

绿豆含蛋白质、脂肪、碳水化合物、维生素 B_1、维生素 B_2、胡萝卜素、菸硷酸、叶酸以及矿物质钙、磷、铁等多种营养物质，经常食用绿豆可以补充营养，增强体力。

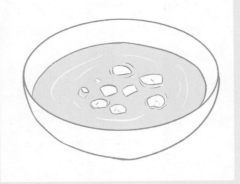

原料：番瓜 450 克、绿豆 200 克、薏米 30 克、米酒水、红糖适量。

做法：

①把番瓜洗净，去瓤、籽后切成块，绿豆、薏米洗净备用；

②把番瓜块和绿豆、薏米同时放入锅中，再加入适量米酒水；

③大火烧开后转用小火慢炖至绿豆酥烂，最后加入红糖调味即可上锅食用。

吃法：直接饮用。

小贴士 不爱吃绿豆皮的朋友，可以把浮在上面的豆皮去掉。若想败火，就不要去皮。

第4节
第3阶段: 补充营养，恢复体力

此时产妇体内的恶露已经排尽，该是补气血的时候了，月子餐第3阶段食补主要是为产妇补充营养，帮助产妇更好地恢复体力，预防老化。

1.麻油鸡

鸡肉肉质细嫩，滋味鲜美，并富有营养，有滋补养身的作用。鸡肉含丰富的蛋白质，而且很容易被人体吸收利用，可以促进产妇补充营养、增强体力。

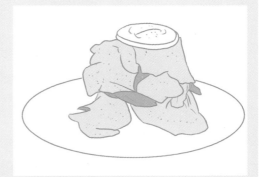

原料：鸡、带皮老姜6片、胡麻油30~50毫升、月子米酒水300毫升。

做法：

①去除鸡的内脏与爪，用米酒洗净鸡肉，切成块状；

②老姜刷干净，连皮一起切成薄片；

③将麻油倒入锅内，用大火烧热；

④放入老姜，转小火，爆香至姜片的两面均"皱"起来，呈褐色，但不焦黑；

⑤转大火，将切块的全鸡放入锅中炒，直到鸡肉约八分熟；

⑥将已备好的月子米酒水由锅的四周往中间淋，全部倒入后，盖锅煮，酒水滚后即转为小火，再煮上30~40分钟即可。

吃法：麻油鸡配薏米饭、白米饭或面条吃起来更美味。

小贴士

孕妇在吃这个麻油鸡的时候鸡肉的分量每日约为半只，若吃得下可再多吃些。

2. 助奶汤

猪脚包含丰富的胶原蛋白，可防止皮肤过早褶皱，延缓皮肤衰老。而猪脚汤具有补益气血的作用，适合血虚者食用，同时对产妇分泌乳汁也有极大的促进作用。

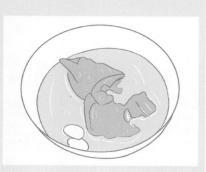

原料：猪脚1只、鲜虾30克、生花生米30克（花生米也可用黄豆替换）、香菇5克、老姜2片、胡麻油10毫升、月子米酒水800毫升。

做法：

①猪脚洗净切成6小块用沸水煮3分种去腥捞出滤干，香菇切成丝备用；

②麻油入锅，老姜放入锅爆透；

③放入猪脚炒至外皮变色为止；

④将炒好的猪脚与其它所有配料放入高压锅，大火上气后，变小火；

⑤煮16分钟即可使猪脚烂透，可盛入保鲜盒内食用。

吃法：可当菜吃。

小贴士　尽量于早、中餐时吃，汤汁要喝一部分。奶水不足的产妇可多饮用此汤汁。

3. 麻油鱼

鱼类，尤其是海鱼，营养价值很高。例如黄花鱼，富含蛋白质，易吸收。特有的黄鱼膘有补元气调理气血的作用，对贫血、女性产后体虚有良好疗效。

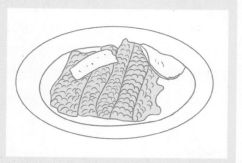

材料：乌仔鱼、鲈鱼（或黄花鱼、金线鱼交替使用）约200克、带皮老姜15克、纯胡麻油60毫升、月子米酒水300毫升。

做法：

①鱼用米酒洗净（黄花鱼切成3块），老姜洗净带皮切成薄片；

②将胡麻油倒入锅内，用中火烧热了；

③放入老姜转小火，爆到姜片两面均"皱"起来，呈褐色但不焦黑；

④转中火加入鱼，爆炒鱼至外表发白，放入月子米酒水转大火；

⑤转大火烧沸后转小火加盖烧5分钟；

⑥大火，加盐少许（建议1克），2分钟关火。

吃法：平均分于中餐和晚餐来吃，配以薏米饭和甜糯米粥来吃。

 可以将鱼用姜丝、月子米酒及适量黑麻油煮成鱼汤食用。

4. 姜醋猪脚

姜醋猪脚是广东产妇坐月子必吃的月子餐，具有驱寒驱风、养血补虚的功效。将猪脚加入姜醋中一齐煲，大量钙质溶入醋中，对产妇身体早日康复大有补益作用，是一道不可多得的滋补佳品。

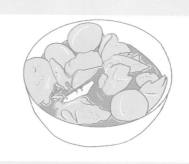

材料：猪脚、鸡蛋、老姜、醋。

做法：

①将猪脚去毛洗净，斩件，用清水浸约15分钟，再用小刀刮净。

②用煲煮清水5碗，至大火将猪脚放入，加盖煮约15分钟，取出用清水漂净腥味，以笊箕盛载沥水。

③将姜刮净，用刀面拍裂，然后放入烧热的铁锅中，把水分炒干，至姜身出现焦黄色取出。

④清水约2碗加入锅中，放入鸡蛋，煮沸，把鸡蛋煮熟后，去壳留用。

⑤将瓦煲抹干，将猪脚、姜、鸡蛋、甜醋及酸醋同时放入，加盖以慢火煲约至2小时，移煲离开炉火，大约1小时后，再置炉火上煲约半小时即可进食。

吃法：直接饮用。

煲好后若不急于食用，可次日进食味道更佳。如能贮存多日，味道更好。

当归鲫鱼汤

当归鲫鱼汤，主要成分有当归、黄芪、枸杞和鲫鱼，当归补血活血，黄芪补气固表，枸杞安神补血，鲫鱼则可活血通络，将它们熬制成的汤味香汤鲜，具有活血滋补之效。

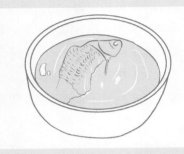

原料：鲫鱼1条，当归1支，枸杞2汤匙，黄芪10片，姜5片，料酒少量。

做法：

①鲫鱼洗净拭干水，在鱼背处横切一刀，将1汤匙盐均匀地抹在鱼身上，腌制15分钟；

②当归洗净切成片，姜切成丝，枸杞和黄芪洗净沥干水；

③将当归、黄芪、枸杞、1汤匙料酒和4碗清水大火煮沸，改小火焖煮25分钟；

④往鱼腹塞入少许姜丝，将鲫鱼放入瓦煲内，倒入熬好的当归汤搅匀，大火煮沸改小火煮35分钟；

⑤加1/4汤匙盐调味，便可出锅。

吃法：鲫鱼不宜和大蒜、白糖、冬瓜、鸡肉一同食用，吃鲫鱼前后忌喝茶。

在鱼腹中塞入姜丝，熬成汤后，可降低鱼的腥味。

第**5**节
第4阶段：提高新陈代谢，准备减肥

产后第4阶段，是月子餐食补的最后1个阶段。坚持完这一阶段的月子餐食补，产妇们的身体可以得到极大地恢复。但千万不要因为是最后1阶段就轻视，往往到最后也是最重要的，所以一定要根据身体情况选择好月子餐第4阶段的食补，为月子餐画上一个圆满的句号。

前3阶段的月子食谱着重在排气补血，基本都是高脂肪、高热量、高蛋白质的食物，再加上产后少运动，很多产妇可能会出现便秘的情况。所以第4阶段的月子餐食补主要是富含纤维素和维生素的蔬菜，促进食欲，帮助吸收肠道中的有害物质，促进毒素排出，提高新陈代谢，为减肥做准备。

1 黄豆芽炖海带

黄豆芽中含有大量蛋白质、维生素C、纤维素等营养物质，其中蛋白质是生长组织细胞的主要原料，能修复分娩时损伤的组织；维生素C能增加血管壁的弹性和韧性，防止产生出血；纤维素能通肠润便，防止便秘。豆芽的热量很低，而水分和纤维素含量很高，常吃豆芽，可以达到减肥的目的。

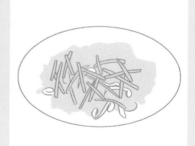

原料：干海带、瘦肉、土豆、葱花、姜丝、黄豆芽。

做法：

①将干海带浸泡洗净，然后切小菱形块，瘦肉切成丁，1个土豆也切成小块；

②准备葱花和姜丝备用，黄豆芽摘洗干净；

③炒锅放熟猪油，烧热，放葱姜丝煸出香味，再放入黄豆芽和土豆块煸炒；

④然后放入海带、酱油、盐和少许清水，用小火炖20分钟即可。

吃法：直接食用。

黄豆芽和海带需要多炖一会，这样腥气才能去掉。

2 荸荠粥

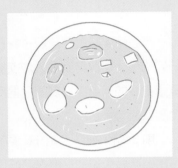

粳米能提高人体免疫功能，促进血液循环。粳米米糠层的粗纤维分子，有助胃肠蠕动，同时也可促进体内的糖、脂肪、蛋白质3大物质的代谢，调节酸碱平衡。荸荠含有粗蛋白、淀粉，能促进大肠蠕动。荸荠所含的粗脂肪有滑肠通便作用，可用来治疗便秘。总的来说，荸荠粥可以有助于肠胃蠕动，促进人体的新陈代谢。

原料：荸荠、粳米各50克。

做法：

①将荸荠冲洗干净，削去外皮，切成丁；

②粳米淘洗干净，用冷水浸泡半小时，捞出，沥干水分；

③锅中加入约1000毫升冷水，将粳米放入，先用旺火烧沸；

④加入荸荠丁，再改用小火熬煮成粥；

⑤白糖入锅调好味，再稍焖片刻，即可盛起食用。

吃法：温热食用，每天可食用2~3次。

 粳米不宜与马肉、蜂蜜同食，不可与苍耳同食，否则会导致心痛。

3 什锦蔬菜

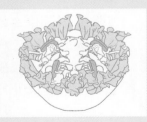

什锦蔬菜营养丰富，清理油腻肠胃之余，还可以降血压、暖身和帮助消化吸收。

原料：金针菇50克、香菇25克、黄瓜200克、胡萝卜100克、豆腐皮50克、木耳10克调味料盐、味精、香油、胡椒粉各少许、姜汁1小匙、水淀粉、鸡汤适量。

做法：

①香菇泡软，洗净切丝状备用；黄瓜、胡萝卜、木耳均切长丝，金针菇洗净备用。

②豆腐皮洗净沥干水，切丝备用；将以上的蔬菜丝放入同一盛器，加少许盐和鸡汤用筷子拌匀。

③锅中放少许油烧热，投入全部材料加入调味料（除水淀粉）翻炒，最后用水淀粉勾芡，淋香油出锅即可。

吃法：直接食用。

小贴士　剩余的什锦蔬菜还可以做成什锦蔬菜汤喝。

4.五谷饭

五谷饭，可以用黑糯米、燕麦、糙米、红豆、黄豆、绿豆等烹调而成。其中糙米富含膳食纤维，可以调节不饱和脂肪，加强肠道蠕动，预防便秘和肠癌，是天然的利尿剂，能促进新陈代谢，排除体内过剩的养分及毒素。

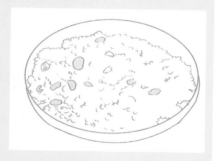

原料：大米1杯、糯米0.5杯、小米0.25杯、大麦0.25杯、黑米0.25杯、素油0.5汤勺、水适量、大红枣8个。

做法：

①大麦和黑米提前在凉水中泡8个小时,泡好后和大米、糯米、小米放入电饭煲中；

②按电饭煲的说明书加入适量的水，水可以比要求的多两勺，因为大麦黑米比较硬；

③加入红枣，和一般煮饭一样煮熟就可以了。

吃法：直接食用。

小贴士　电饭煲煮饭的时候加点油饭会更香更油亮。

5. 菠菜炒猪肝

菠菜含有维生素及铁质，煮熟后食有润滑的性能，能通小便、利肠胃、清积热。猪肝为营养价值较高的食品，性味甘温，含丰富的蛋白质、脂肪及维生素。两者配伍，补肝养血作用更强。

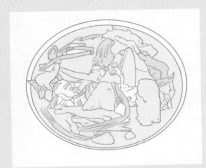

原料：猪肝150克、菠菜300公克、蒜头2颗、橄榄油1/2茶匙、盐1/2茶匙、酒1茶匙、酱油1茶匙、水1大匙、太白粉1/2茶匙。

做法：

①猪肝切片冲水后，加入腌料搅拌均匀放置15分钟。

②菠菜洗净切小段沥干，蒜头切片备用。

③煮一锅水，将猪肝汆烫至八分熟后，捞起沥干备用。

④取一不粘锅放油后，爆香蒜片，先放入菠菜略炒，再加入作法3的猪肝片拌炒。

⑤加入调味料后略微拌炒，即可盛盘。

吃法：直接食用。

小贴士

猪肝忌与鱼肉、荞麦、菜花、黄豆、豆腐、鹌鹑肉、野鸡同食；不宜与豆芽、西红柿、辣椒、毛豆、山楂等富含维生素C的食物同食；动物肝不宜与维生素C、抗凝血药物、左旋多巴、优降宁清核和苯乙肼等药物同食。

总之月子餐应力求清淡、少油，严格把控营养素及热量均衡，并注意食材性味与产妇体质相符。这样，产妇才能在月子里吃得好、吃得对，既能让自己奶量充足、又能修复元气且营养均衡不发胖，这才是产妇希望达到的月子"食"效。

第4章 轻松恢复健康体质

第1节 产褥期护理至关重要

产褥期护理指的是胎儿、胎盘娩出后的产妇身体、生殖器官和心理方面调适复原的一段时间，应以卧床休息为主，调养好身体。

1.产褥期护理原则

1.慎寒温

随着气候与居住环境的温、湿度变化，产妇穿着的服装与室内使用的电器设备，应做好适当的调整，室内温度约25℃～26℃，湿度约50%～60%，穿着长袖、长裤、袜子，避免着凉、感冒，或者使关节受到风、寒、湿的入侵。

2.适劳逸

适度的劳动与休息，对于恶露的排出、筋骨及身材的恢复很有帮助。产后初始，产妇觉得虚弱、头晕、乏力时，必须多卧床休息，起床的时间不要超过半小时，等体力逐渐恢复就可以将时间稍稍拉长些，时间还是以1~2小时为限，以避免长时间站立或坐姿，导致腰酸、背痛、腿酸、膝踝关节的疼痛。

3.勤清洁

头发、身体要经常清洗，以保持清洁，避免遭受细菌感染而发炎。古代由于环境简陋，生活条件差，又没有电器设备，因此规定较严，而有1个月不能洗头、洗澡的限制，现代人不必如此辛苦。洗头，洗澡要用40℃左右的温水，洗完头后要及时用干毛巾擦干头发。

4.调饮食

前面3项每一个人都没有差别，饮食方面就有个人体质的差异性，应该有所不同；

再者，产后排恶露、哺乳也许有不顺的情形，或者有感冒、头痛、口破、皮肤痒、胃痛等疾病发生，饮食与药物就必须改变。坐月子的饮食还是以温补为主，最好请医师根据个人体质作调配比较妥善。

2. 产褥期护理要点

护理要点 1：产后清洁很重要

外阴的清洁是产后清洁最重要的一点。魏丽惠主任建议，产后外阴清洁最好 1 周进行 2 次，不需每天清洗。选择洗液时，应注意安全性，尽量选择配方是植物中药，pH 值适合弱酸性外阴环境的洗液，比如妇炎洁，其中含有苦参、百部等可以有效预防妇科炎症的发生。

护理要点 2：室内温度需把控

产妇生产后，毛孔和骨缝张开，很容易感受风寒，因此要避免空调直吹、吹堂风。我国古代一般不主张产后洗澡，其实产后洗澡因人而异。产后洗澡需注意，水温应控制在 40℃左右，避免水温过热，洗澡的时间尽量短，不要泡澡，洗后要注意及时擦干，如果是冬天更需要特别注意保暖。

护理要点 3：母乳喂养更有利

女性乳头、乳房的保养在产前、产后都是非常重要的。有些人乳头凹陷，在孕期时要帮助往外拉，这样可以保证产后更好的哺乳。此外，产后母乳，不仅有利于宝宝的健康，还有助于妈妈们子宫的恢复。

护理要点 4：产后进补要适当

产后女性身体一般较为虚弱，需要适当进补。一些早产妈妈可适当吃钙片，一方面可以弥补早产儿存在的一些先天不足，另一方面可以补充产后身体内轻微的钙流失。但需注意进补适当、科学、合理。

护理要点 5：高龄产妇需谨慎

女性的最佳生育年龄在 20~35 岁。如果超出 35 岁，即称为高龄产妇。高龄产妇较适龄产妇在妊娠期间患病的概率大，容易出现妊娠性高血压等疾病。患病的产妇，在产后一定要进行检查，并积极治疗，否则会有终身患病的风险。

第2节 产褥期护理注意事项

初为人母，对着可爱的小宝宝，内心的喜悦，照料新生儿的紧张及分娩后的不适互相交织，可能令您无所适从或情绪高涨。但请记住：你的身体需要6~8个星期的休息和适当的护理才能复原。这段时间科学名称为产褥期，俗称"月子"。为了能顺利而科学的渡过产褥期，更好的完成产后的恢复，您应该注意以下几点：

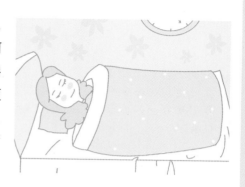

1 您和宝宝的居室应清洁、明亮、通风好，温度及湿度适中。

2 营养合理、平衡，不要专吃高蛋白、高脂肪饮食。食谱要广，蔬菜、水果中含有丰富的维生素及矿物质，也应有适当比例。为增加乳汁应多吃流食或半流食。

3 注意个人卫生：产褥期出汗多，应经常洗澡（不用盆浴），常换内衣，饭后要刷牙漱口，预防口腔感染和牙周炎；洗头、洗脚用温水也不会落下产后病。指甲要常剪，以免划伤婴儿柔嫩的肌肤。

4 产后恶露多，开始的3~4天是鲜红色，渐渐变为褐色，分量渐少而转为淡黄色，要注意勤换月经纸，会阴要用温水冲洗，从前向后，以免将肛门的细菌带到会阴伤口和阴道内。

5 心情舒畅，可使乳汁加多。部分妈妈在产后数天会出现情绪低落。原因是体内荷尔蒙浓度的突然变化所致。通常这种产后的情绪低落在短期内便会消失，但若情况持续就应请医生治疗。

6 不要躺在床上一动不动，而应卧床休息与适当活动相结合。分娩次日就可在床上翻身，半坐式与卧式交替休息，以后可在床边及房内走动，并进行产后体操，可保持健康及尽早恢复体型，也可减少便秘。

7 您的休息要与婴儿同步，孩子睡觉时抓紧时间休息，这样既可得到充分的休息，又可保证足够的乳汁。尽量安排家人替您分担家务及照顾宝宝，争取充足的休息时间。

8 注意避孕：通常月经在产后两、3个月才恢复，母乳喂养的母亲则要更长的时间。产后月经未复潮前也有可能受孕，性生活不能开始过早，应在产褥期以后才恢复性生活，并要采用适宜的避孕方法。

9 坚持纯母乳喂养，可以促进子宫复旧和减少产后出血，还有利于恢复体型。

10 产后检查：依照医生或医院的指示定期产后检查。

第3节　会阴切术后的护理

　　顺产一般会留下阴道撕裂伤，或者会阴侧切留下的伤口。自然分娩产后并发症少，相对复原速度比剖宫产来得快，通常约1~2周疼痛感都已消失。

　　虽然手术很小，但因伤口位于尿道口、阴道口、肛门交汇的部位，还因产后的一些特殊情况很容易发生伤口不愈，所以应在护理上也有需要特别注意的地方。一定要注意防止外阴感染，会阴切口插线后裂开，伤口发生血肿等问题。

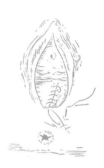

1. 防止外阴感染

　　（1）勤换卫生垫，避免湿透，让伤口浸泡在湿透的卫生垫上将会很难愈合。

　　（2）每天要用温水勤冲洗会阴部，尤其每次便后更要用新洁尔灭消毒棉球擦拭冲洗外阴，切忌由后向前擦，应该由前向后。

2. 防止会阴切口拆线后裂开

　　（1）产后早些下床活动，多吃新鲜蔬菜水果，多喝鱼汤、猪蹄汤等汤饮，不吃辛辣食物以保持排便通畅。

　　（2）当发生便秘难解时，不要屏气用力，可用开塞露帮助通便。

　　（3）拆线后的几天内，避免做下蹲用力动作，如在解便时，宜先收敛会阴和臀部后再坐在马桶上，屏气用力常常是会阴伤口裂开的原因。

　　（4）坐位时身体重心偏向右侧以防伤口受压切口表皮错开。

　　（5）避免摔倒或大腿过度外展，这样都会使伤口再度裂开。

　　（6）不宜在伤口折线后当日出院，因伤口裂开多发生在伤口拆线当天。

3. 避免伤口发生血肿

（1）术后最初几日内产妇应采取右侧卧位，这样可使伤口内的积血流出伤口外，不致发生血肿，也可防止恶露中的子宫内膜碎片流入伤口内而形成子宫内膜异位症。

（2）术后注意刀口情况，如果在术后 1~2 小时内伤口出现疼痛，并且越来越厉害，应马上与医生联系，很可能是缝合前止血不够而形成血肿。

（3）有血肿时可用 50% 硫酸镁溶液冷敷。

4. 伤口有水肿的处理方法

（1）伤口水肿，在拆线前缝合线会勒得很紧，可用 95% 的乙醇纱布或者 50% 的硫酸镁溶液湿热敷，每天做 2 次。

（2）卧位时抬高些臀部，以利于回流因而减轻水肿。

5. 伤口发炎的处理方法

（1）当伤口出现肿胀、疼痛、硬结时，遵循医嘱服用抗生素，局部采用 1：5000 高锰酸钾温水坐溶浸泡伤口，每天 2 次，每次 10~15 分钟。

（2）用清热、解毒、散结的中药（请中医开药）煎液请洗伤口也有很好的效果。

（3）可在家中用台灯进行局部理疗，但须注意不要烫伤。

第4节　剖宫产产后的护理

经历完生产后，产后伤口护理是最重要的一个工作了。产后伤口怎么护理？产后伤口发炎怎么办？剖宫产后还需要哪些注意事项？一起来看看吧！

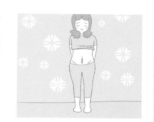

1. 如何进行产后伤口护理

产妇要想尽快地让产后伤口恢复，产后伤口护理是较为关键。以下就跟大家分享一些产后伤口护理方法：

方法 1　保持清洁干燥，避免发生感染

回家一周内勿淋湿皮肤，以防浸透伤口；出院时贴在伤口的透气胶带一周后即可去掉，并可洗澡；一旦伤口出现了局部的红、肿、热、开裂等现象，或者出现脓性分泌物，又或者是全身发烧（即使你的伤口看上去很好）等，一定要尽快到医院检查。

方法 2　少活动，勿提重物

回家后尽量多休息，但也要有规律地下床四处走走。走路可以促进术后的恢复，还有助于预防诸如血栓等并发症的发生，只要活动不要过度就行了。开始时候可以慢一些，逐渐增加活动量。

方法 3　每天用手指头轻轻按摩伤口 3~5 分钟，可有效减少疤痕产生

避免阳光直接暴晒伤口，使疤痕颜色加深。伤口愈合期间，伤口可能会出现发痒的症状，不要用手抓的方式止痒，以免加剧局部刺激。疤痕的刺痒一般会随着时间的延长而消失。

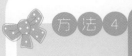

方法 4 每天用如果剖宫产后数周伤口还是没有愈合的迹象，需要去医院及时的进行检查。手指头轻轻按摩伤口 3~5 分钟，可有效减少疤痕产生

如果是由于脂肪液化或是长期的伤口炎症导致的产后伤口不愈合，可使用于氏收口方之类促进伤口愈合的良药进行处理。

方法 5 **注意产后饮食调理**

产后 1 周内，可以增加蛋白质食物。如牛奶、鸡蛋等，高蛋白可以促使伤口尽快愈合。多吃粗纤维的食物，以防形成硬便难以排出，影响会阴伤口。便秘时，多吃些香蕉有利通便。产后的新妈妈可以多吃一些水果、鸡蛋、瘦肉、肉皮等富含维生素的食物，能够促进血液循环，改善表皮代谢功能，既有利于伤口的修复，又能防止疤痕瘙痒。

2. 术后切口疼痛的解决方法

术后 24 小时内手术切口多会疼痛，必要时可肌肉注射杜冷丁 50~100 毫克，4~6 小时重复 1 次；也可在手术结束时经硬膜外麻醉导管由麻醉师给予小量吗啡以解除疼痛而不影响肌肉活动。

3. 切口什么时候拆线

目前缝合手术切口多用可吸收的缝合线，术后不用拆线。术后 1 日由医生更换无菌敷料，如无异常，出院前再换一次敷料就可以了。

4. 切口渗血怎么办

术后 24 小时内应严密观察切口有无渗血。如有渗血应及时更换敷料（主要是盖在切口上的纱布）并查明原因。

5. 切口红肿怎么办

术后切口如有红肿，可在医务人员指导下进行红外线照射，同时每日更换敷料。

6. 切口感染怎么办

剖宫产术后如体温持续偏高，切口局部红肿、发热、疼痛，说明手术切口有感染，应遵从医嘱静脉输液进行抗感染治疗或口服抗生素。

7. 切口发痒怎么办

在医院时切口发痒由医生进行处理，回家后产妇或家属可用无菌棉签蘸 75% 乙醇，以切口为中心向四周涂抹并更换无菌敷料。如对胶布过敏，可用脱敏胶布。

8. 如何保持切口清洁

手术切口除用无菌敷料覆盖，须加医用多头腹带包裹，大小便时如有污染应立即向医生说明情况，更换敷料。

9. 剖宫产术后能活动吗

术后取平卧位 6 小时，以后改为自由体位；第二天可坐起，以利恶露排出，鼓励翻身，拔导尿管后可下地活动，以防腹腔脏器粘连。住院期间可用多头腹带包裹腹部保护手术切口，出院后可用弹性腹带收腹，使过度膨大的腹部逐渐缩小。从产后 2 周起开始做产后运动操，但不要太劳累。

10. 剖宫产后伤口发炎怎么办

视伤口状况，如果伤口发炎处较小，可以考虑使用口服抗生素治疗。如果伤口发炎处较大，则必须考虑口服抗生素外，要施行伤口扩创手术，勤换药，及后续的伤口重新缝合手术治疗。

11. 剖宫产后日常生活注意事项

剖宫产后日常生活需要注意的事项有很多，要注意会阴的清洁。睡觉时做好左侧卧睡，睡硬板床，束腹带材质要软，手术 1 周后才可淋浴等，还要注意及时去医院回诊。

（1）会阴的清洁和自然生产者相同，但是自然生产需用煮熟的水，剖宫产只要用浴室热水即可。

（2）睡觉时采左侧卧睡，对血液循环最好，期间也可以更换姿势。

（3）最好睡硬板床，如无硬板床，也可铺睡地上。

（4）取下伤口纱布后，先在伤口上覆盖1条干毛巾，再围上束腹带，以减少摩擦不适，束腹材质要软，不要宽，以免长时间使用不舒服。

（5）在咳嗽、笑、下床前，以手及束腹带固定伤口部位。

（6）下床时先行侧卧，以手支撑身体起床，避免直接用腹部力量坐起。

（7）手术1周后才可淋浴，之前可擦澡。淋浴后将切口擦干，可用75%乙醇涂抹切口进行消毒并用无菌敷料覆盖。

（8）手术后，阴道会少许的恶露流出，可使用卫生棉保持干燥，但是如果血量超过月经量，应尽快就医。

（9）3~4小时要排尿1次，并注意排尿时是否灼热或刺痛的感觉，以防尿道感染。

（10）不要因为伤口疼痛，而不肯动。

（11）勿迅速减肥，以免脂肪流失、内脏下垂、皮肤松弛。

（12）产后第7天与第42天至医院回诊。

第5节 夏季坐月子护理要点

炎炎夏季，每年三伏天都是人们最难度过的时候，在这时生孩子无疑是最遭罪的，做月子就更别提了，特殊的气候状况会给产妇带来更多的担心，所以，夏季坐月子更值得产妇关注。

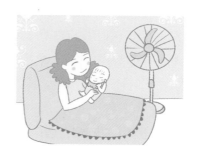

1. 夏天如何坐月子

① 保持室内空气流通

我国大部分地区的夏天气温均在30℃左右，产妇居住的屋子，要时常打开门窗、挂上竹帘，保持室内空气流通。

早晚窗户应开放换气，必要时白天也要注意开启门窗，让室内外空气进行交换。

产妇休息的房子，应尽量选朝南的、通风状况良好的，但是不要让风直接吹着产妇的睡床。

② 正确使用电扇、空调

在夏天里，如果室温达到30℃以上，则可开启电扇，因为电扇可促进空气对流，帮助产妇散热，但要注意产妇不要直接坐或睡在电扇所吹出的气流之下。如果是使用空调的话，不要把空调的温度定得太低，一般维持在28℃左右即可，如果室内温度过低，对产妇的身体可能带来不利影响。

其次，空调应间断开启，不能连续运转，因室内产生的阳离子太多，空气显得很不新鲜，人居其间，容易得空调病。

③ 饮食要清淡，富含营养和水分

在夏天，产妇饮食宜清淡，多吃新鲜蔬菜，少吃过于油腻的食物，以免影响消化。

产妇要多吃点生津解暑的食物，如西瓜、水果、西红柿、黄瓜等，多喝些绿豆汤等。

2. 夏天坐月子注意事项

1. 室内的温度不能过高，要经常通风换气

一定要杜绝门窗紧闭的现象，经常开窗通风，保持室内空气清新。为了避免产妇在换气的时候着凉，可以不采用对流的形式，在房间换气的时候，让产妇呆在另外一个房间里，或者趁她出外晒太阳的时候，把各个房间的窗户都打开。

2. 当空气中湿度过大时，可以使用空调的排湿功能

室内湿度保持在 55℃ 左右最合适。

3. 天气炎热的时候，可以使用空调、风扇或手摇扇

室内温度应保持在 25℃ 左右，以产妇感觉舒适为宜。必要的时候可以开空调，或者使用风扇，但一定要避免直接吹到产妇。空调的过滤网一定要经常冲洗，防止细菌滋生。

4. 刷牙、洗头、洗澡一样也不能少。洗澡最好采用淋浴

一些有害的旧习俗一定要摒弃，例如不能刷牙、洗头等，是完全没有科学根据的。应该坚持每天淋浴，这样才能保持肌肤的毛孔通畅，正常的排汗。淋浴时注意外阴的清洁，不过千万不要灌洗阴部或者进行盆浴，否则容易引起感染。淋浴后，一定要把身体擦干，以免着凉。月子里应特别注意保护牙齿，因为在孕期和分娩过程中，妈妈体内的钙质流失比较严重。因此餐后要漱口，睡前应刷牙。

5. 洗头后，不要使用吹风机

即使是热风也不可以。最好的方法就是自然风干。

6. 如果感到身体虚弱，也可以进行擦浴

如果感觉自己无法进行淋浴，也不要勉强，可以让家人帮忙早晚进行温水擦浴，然后洗头、洗脚即可。

7 谢绝探望

产后产妇需要一定的时间适应新的生活，因此在月子期间最好谢绝亲戚朋友的探望，这样也可以避免人多使室内空气污浊，或带来细菌和病毒，威胁妈妈和孩子的健康。可以通过电话或网络接受朋友们的祝福，别忘了把小宝宝的照片发给朋友们或放到网上，让大家也分享你的幸福！

8. 保证睡眠

月子里应该每天保证 8～10 个小时的睡眠时间。即使夜里因为宝宝吃奶或者哭闹，无法睡好，白天也要趁宝宝睡觉的时候抓紧时间休息。

9. 如果感觉太热，无法入睡，可以使用草席

草席清凉但也很温和，千万不能使用麻将席。

10 月子里应避免亲密行为

夫妻之间的亲热行为应该等到妻子的身体完全恢复以后再进行。过早恢复性生活，由于子宫内的创面还没有恢复，很容易导致产褥期感染，甚至造成慢性盆腔炎等不良后果。

3. 夏天坐月子穿什么

1. 材质应该选择棉制的，既保暖又吸汗

产后，最常见的身体现象就是出汗多，俗称是"褥汗"，尤其是以夜间睡眠和初醒时最为明显，这是一种正常的生理现象，是身体在以出汗的形式排除孕期体内增加的水分。因此，产妇的衣物一定要选择纯棉的、透气性好的，袜子也是一样。

2. 应该穿长衣长裤，穿薄袜子

户外晒太阳时可以选择短袖上衣。平时穿长衣长裤和袜子，尤其是淋浴后。如果天气好，可以到户外晒太阳，为了能更好地接受阳光照射，上衣可以选择半袖衫，不过一定要做好防晒。

3 睡衣要宽松，必要时可以穿着袜子睡觉

有些产妇在清醒的时候会十分小心，可是一旦睡着了就会蹬被子，很容易着凉，最好的办法就是穿着睡衣和袜子入睡。

4 衣物一定要勤洗勤换

产后多汗，有时不到半天衣服裤子已经湿透了，千万不要怕麻烦，要多准备一些内衣内裤和贴身的衣物，一旦感觉不舒服马上换下来，避免着凉。

5 根据天气，适当增减衣物，必要时可以带个头巾或帽子

遇到雷雨天气或温度不是很高的天气，如果想外出晒太阳，最好是能带个头巾，以防着凉。

6 衣物洗净后最好放在太阳下暴晒消毒

换下来的衣物最好能尽快清洗，可以在洗衣的同时在水中加些专用的洗衣消毒水或是利用阳光的照射给衣物消毒。

7 遇到天气不好的时候或是生活在潮湿的环境里，最好能用熨斗把衣物熨干

这样可以防止衣物长时间不干，滋生细菌。

第6节 冬季坐月子护理要点

1.室温：室内温度和湿度要适宜

冬季"坐月子"，室内温度以20℃~25℃为宜。在没有暖气的南方，可以采用空调和电暖气等设备来保持室内温度；而在气候干燥的时候，保持室内适宜的湿度也非常重要。一般来说，室内湿度以55%~65%为宜，为了随时了解室内的湿度状况，可以购买一个湿度计。较为便捷的增湿方法就是购买一台加湿器，如果同时还具备除菌功能就更好了，或者在室内放一盆水。

除了温度和湿度要适宜，还要保持室内的空气要清新。每天保证开窗换气2次（上、下午各1次），每次15~20分钟。换气时，先将产妇和小宝宝转移到另一个房间。通风换气后，待该房间恢复到适宜温度后，再让产妇和小宝宝回来。

产妇和宝宝所在的房间最好能通风见光，这样会让产妇感到心情舒畅，并且有利于观察宝宝的一些变化。

2.营养：月子饮食"禁寒凉"

坐月子，产妇应吃些营养高、热量高且易消化的食物（坐月子吃什么好），同时要多喝水，以促使身体迅速恢复及保证乳量充足。产后多虚多瘀，应禁食生冷、寒凉之品。"生冷多伤胃，寒凉则血凝，恶露不下"，会引起产后腹痛、身痛等诸多疾病。所以葱、姜、大蒜、辣椒等辛辣大热的食物应忌食，以免引起便秘、痔疮等不适。

蔬菜、水果也不可少。水果不仅可以补充肉、蛋类所缺乏的维生素C和纤维素，还可以促进食欲，帮助消化及排便，防止产后便秘的发生。当然，一些体质虚寒的产妇，在冬天吃水果可能会引起肠胃不适，此时，可以将这些水果切块后，用水稍煮一下，连渣带水一起吃，就不寒凉了。

需要提醒的是，产妇体内钙的流失量较大。加上天气寒冷，在冬季坐月子不可能开窗晒太阳，不利于钙的合成和利用。如果产妇体内缺钙严重容易导致骨密度降低、出现骨质疏松的症状，常见的有小腿抽筋、腰背酸痛、牙齿松动等。产后又不注意补钙，不良状况可延续到分娩后两年。中国营养学会推荐，乳母每天适宜钙摄入量为 1200 毫克，而食疗是最安全可靠的方法。另外，产后继续补充一些高钙的孕产妇奶粉也不失为一种好办法。

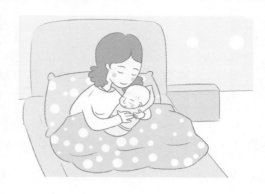

3. 冬天坐月子穿什么

冬季天气寒冷，产妇哺乳、照顾婴儿更易畏寒。由于妊娠期体内积蓄的一部分液体要排出，出汗较多，汗渍污垢会弄脏衣物，所以应经常洗澡及勤换洗内衣，以保持皮肤清洁。

在衣着上给新妈妈提出以下建议：

1 衣裤应选择宽松、柔软舒适的全棉或毛布料长衣长裤，为保持心情愉悦和对宝宝视觉发育的良好刺激，也可以选择一些色泽鲜艳、活泼的居家服。

2 产后乳腺管呈开放状，为了避免乳腺管堵塞，文胸应选择纯棉布料，同时最好配备开身睡衣和毛衫以方便哺乳。

3 冬季早晚温差变化较大，要注意添减衣物，以防感冒，浸湿了的衣服要及时换洗。晾洗衣服时，最好能在阳光下曝晒以达到除菌效果。

4 为防止产生感染和过敏，应避免选用化纤类内衣。

5 "寒从脚底生"，而且肾经处于脚根部，因此宜穿棉袜、厚底软鞋。在床边准备一件睡袍，半夜起来喂奶要及时穿上，以免受寒。

6 可穿着有收身效果的内裤和产后束身裤，以利子宫位置复原和产后修身。穿一条加长的、高腰的长裤，可将整个腹部包裹，具有保护肚脐的作用。

4. 冬季坐月子睡觉时注意事项

外面寒风刺骨，屋里却是暖洋洋的，所以我们除了做好定时通风外，还要注意被褥不要过厚，即使冬天被子也应比怀孕后期薄一些。应选用棉质或麻质等轻柔透气的产品。每1~2周换洗、曝晒一次。产后为了保护腰骨、避免腰痛，不宜睡太软的床，尤其是剖宫产的产妇应选择侧卧位或半坐卧位，以缓解腹部伤口和子宫收缩疼痛。

5. 冬季喂奶姿势要"三贴"

冬季天气冷，实施母乳喂养的妈妈，小心胸腹部受凉，并选用哺乳胸罩。宝宝夜间喂奶，穿脱衣服不要嫌麻烦，着凉很容易使肩关节受凉。有的妈妈月子还没坐完，就出现了肩关节疼痛，严重的连胳膊都抬不起来。

刚开始喂奶的新妈妈，往往累得一身汗，胳膊酸了，脖子僵了。这往往就是因为喂奶姿势不正确所致。正确的喂奶姿势是"三贴"即胸贴胸、腹贴腹、下颌贴乳房。妈妈用手托住宝宝的臀部，妈妈的肘部托住宝宝的头颈部，宝宝的上身躺在妈妈的前臂上，这是宝宝吃奶最舒服的姿势。

6. 冬季坐月子要提防感冒

1 找到感冒原因

产后，由于产妇气血两虚，抵抗力下降，加上出汗较多，全身毛孔经常张开着，又长时间在温室里，所以，一旦身体突然经受急剧的温差变化，便会很容易患上感冒。

2 感冒分为几种

感冒分为细菌性感冒和病毒性感冒两种。细菌性感冒一般是由肺炎链球菌和溶血性链球菌引起的，病毒性感冒是由鼻病毒、冠状病毒等病毒引起。识别病毒性感冒和细菌性感冒，应进行血常规化验。白细胞偏高的是细菌性感冒，白细胞正常或偏低的是病毒性感冒。发病率较高，一年四季均可发生，以冬春季节及气候多变时最容易发病。

3. 预防感冒五招式

①经常搓手。人的手上有很多经络和穴位，经常搓手能促进手部的血液循环，从而疏通经络，增强免疫力，提高对抗感冒病毒的能力。

②足部保暖。如果脚部受凉，会反射性的引起鼻黏膜血管收缩，使人容易受到感冒病毒侵扰。产妇要注意足部的保暖，最好能时刻穿着袜子。

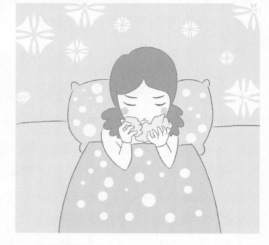

③保湿、通风。产妇的卧室温度最好保持在20℃~24℃，但在注意保温的同时也要注意通风，每天应开窗通风2~3次，每次20~30分钟。空气干燥的时候，可以在房间里放一个加湿器或者一盆水，同样能起到预防感冒的作用。

④皮肤清洁。产妇出汗比较多，衣裤、被褥常被汗水浸湿，容易使病菌繁殖生长。因此，产妇的衣裤和被褥必须勤换勤晒，这样不仅能保持清洁，而且还能借助阳光中的紫外线杀死病菌。

⑤隔离消毒。如果家中有人患了感冒，应立即采取隔离措施，房间里还应及时用食醋熏蒸法进行空气消毒，以每立方米食醋5~10毫升的比例，加水将食醋稀释2~3倍，关紧门窗，加热使食醋在空气中逐渐蒸发掉，有消毒防病的作用。

第7节　身体护理要点

1.皮肤护理

怀胎十月，终于迎来了生命中的那个天使，那份难耐的喜悦只有亲身经历的人才深得体会。然而，产后由于身体的变化，肌肤状态下降，曾经透亮的皮肤变得又黑又黄。难道从此就是"黄脸婆"了？该怎么让皮肤有个好状态呢？

为什么皮肤会变得暗黄无光

①色素沉积。孕期妈妈的内分泌会发生变化，黄体酮波动较大，皮肤变得非常敏感，抵抗力降低。雌孕激素会导致色素沉积、长斑，而且在皮肤皱褶处，比如脖子、腋窝、外阴、腹股沟等地方，都会有明显的颜色加深，也就是变黑。

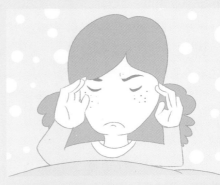

②新陈代谢减慢。每个妈妈生产完，身体就像经历了一场艰巨的战争。身体的各项功能都需要时间来慢慢恢复。因为产妇产后新陈代谢会较慢，这样体内的毒素无法顺利排除，比如肚皮上的黑色素沉积，将会持续一段时间。

③睡眠不足。产后产妇身体十分虚弱，很容易疲劳。但还是要坚持喂奶，照顾宝贝。产妇们都有这样的体会，自从有了宝贝，晚上总是特别容易醒，生怕漏掉宝贝的一丁点儿动静。长期的睡眠不足也会让皮肤变得暗黄无光。

怎样才能祛黑祛黄

①避免吃色素较重的食物。为了避免色素更多地沉积，产后产妇们要避免吃色素较重的食物。比如酒、浓茶、咖啡等比较刺激的饮品食物。

还有动物肝脏、豆类、桃子等食物。这类食物中富含维生素A，它会激活酪氨酸酶的活性，使皮肤发黑，所以要少吃。此外，少吃酸性食物也是值得注意的一点，以免体内产生自由基，沉积毒素。

②防晒保湿。无论是任何季节，当你出门时都要做好防晒措施，最推荐的还是"物理防晒"，打遮阳伞、带宽沿的帽子、戴墨镜等，也可以适当选择一些安全性能高、无香精香料成分的物理性防晒霜，在出门前15分钟涂抹，但晚上回家时一定要记得清洗干净。

产后内分泌变化很大，会造成皮肤屏障功能的损伤，皮肤容易变得暗黄、干燥，保湿就是恢复皮肤屏障功能的手段之一。

对于干性皮肤和中性皮肤的妈妈来说，单纯喝水或者通过饮食来保湿是不足够的，还需要适当使用一些保湿护肤品。考虑到哺乳期对孩子的影响，建议选择原料天然、成分简单、性质温和的保湿护肤品。

③补充维C。补充维生素C能够有效减少黑色素的活跃，也可以帮助胶原蛋白生长，滋润肌肤，并发挥抗氧化作用，预防肌肤过早老化。

除了直接去药房买维C片片外，也可以通过食物来补充。比如西红柿富含维生素C，多喝它有助于去除黄褐斑。柠檬也富含维生素C、钙、磷、铁等，不但能有效抑制黑色素的活跃，还有美白作用。

④保证休息。睡觉是最好的美容方法，对于产后身体还在恢复的妈妈尤其如此。照看宝宝十分辛苦。虽说可能有家婆、老公帮忙，但新妈妈们都希望事无巨细，亲手来做。

照顾宝宝是个任重道远的艰巨任务。妈妈们别太辛苦。有时候也支使一下老公，让他们也多感受奶爸的职责吧。

3.祛斑美白手术要慎重

暗沉的皮肤，难看的妊娠斑，新妈妈都想将这些皮肤问题"除之而后快"。但在哺乳期内不要轻易尝试手术美白法。现在的美容院、整形医院都叫卖着各种各样的美白祛斑手术。不可否认，做个小手术，见效会很快。但是不能排除是否会影响哺乳。随着产后身体的恢复，大部分的妊娠斑都能慢慢淡下来。

妊娠斑的消退时间因人而异，一般来说，腹部的黑色素在半年到一年之间会消失。如果要选择祛斑美白产品，则一定要选择原料天然、成分简单的产品，不确定成分的美白产品最好别用。

2. 乳房护理

女性怀孕后，体内激素分泌产生变化，乳房内的脂肪组织及乳腺组织会增生，使得乳房明显变大。当然，此时乳房表面的皮肤也会被撑大，这时候的乳房是女人一生中最为饱满的。生产完后，由于荷尔蒙量减少，加上哺乳，所以脂肪及乳腺组织都会快速减少，已被撑大的乳房表皮在内容减少的情形下，自然就松垮了下来，没有了

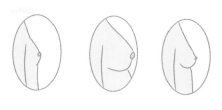

孕前　　　孕中　　　孕后

以前的紧致饱满。同时，因喂养婴儿带来的疲劳和辛苦，也会让妈妈们体重减轻，脂肪大量流失。再加上有些女性为方便哺乳，逐渐养成了不穿胸衣的习惯，乳房的下垂便真的惨不忍睹了。

无论是产前还是产后，千万别忽略了对胸形的照顾。不管是精油按摩、沐浴，或是饮食、运动，只要稍加注意并且用对方法，就一定能始终轻松保持迷人的乳房。

1 及时更换合适文胸

无论是在孕期还是哺乳期，坚持佩戴合适的文胸都是必要的，它能有效预防乳房下垂。怀孕3个月时乳房约比孕前增加了2/3个罩杯，此时不能再穿原来的文胸，选择新文胸时注意罩杯应比孕前大一些或有弹性。7个月时乳房的乳腺组织逐渐发育到最完整，此时最好去买哺乳胸罩，里面有一种能换洗的垫子，可以吸净渗漏出来的乳汁。产后乳房有些下垂，可选择穿产后塑身专用文胸，能够有效托高乳房，起到塑胸的作用。

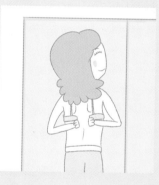

2 经常给乳晕做美容

怀孕期间，随着体内黄体酮的增加，乳晕颜色会变暗。因此，在孕期要对晕适当做一些护理，可使用杏仁粉，加水轻轻按摩乳晕去除角质，随后再用水冲并加以按摩，可使乳晕部分的表皮变得薄一些，颜色就会相应浅点。另外，也可以使用乳晕霜，它含有一些美白成分，使用起来会有些效果，也没有什么副作用。如果坚持做适当的乳房护理，随着产后时间的拉长，乳晕自然会逐渐变淡。

3. 正确喂奶适时断奶

在哺乳期养成正确喂奶的好习惯，以及适时给宝宝断奶，这可是妈妈拥有美胸的保证。有些女性不愿意用母乳喂养孩子，生怕毁了她们的体形。其实，母乳喂养是不会使产妇体形受到任何不利的影响的，反而会使女性的形体变得更吸引人。哺乳能避免乳房缩小太快，从而减少乳房下垂的机会。

4. 坚持产后运动

床上俯卧撑——身体平直俯卧床上，双手撑起身体，收腹挺胸，双臂与床垂直。胳膊弯曲向床俯卧，但身体不能着床。每天做几个，可逐渐增加。

地板丰胸运动——平躺仰卧于地板，双膝自然弯曲，双脚平放于地。提臀、收腹，腰部贴在地上，抓起哑铃，双手展开平放于地，手心向上。举起哑铃于前胸正上方，坚持3秒钟放下。若家里没有哑铃，也不必立即买一套，可以用装满水的矿泉水瓶代替。

5. 按摩

每天早上起床前和晚上临睡前，分别用双手按摩乳房10分钟。

方法是：仰卧床上，由乳房周围向乳头旋转按摩，先按顺时针方向，后按逆时针方向，到乳房皮肤微红时止，最后提拉乳头5~10次。这样可以刺激整个乳房，包括腺管、乳腺脂肪、结缔组织、乳头和乳晕等，使乳房日趋丰满且有弹性。

小贴士

1. 哺乳期妈妈一定要佩戴文胸，由于这期间乳房在增大，又经常被宝宝吮吸，很容易下垂，所以不能因为怕麻烦而不佩戴文胸，可以佩戴柔软的棉质文胸。

2. 产后6个月内一定要注意运动强度，不要做太过激烈的运动，锻炼时从轻微运动开始，循序渐进。如果正在哺乳时进行健胸计划，应尽量在锻炼前哺乳，避免过度剧烈的手臂运动，还应大量喝水以防止脱水。

3.子宫护理

当孕育了 10 个月的胎儿从母体娩出的那一刻起，小宝宝就开始了自己的生活，可是妈妈体内的那个小房子——子宫，可不会一下子就恢复到原来的状态。如今，它神圣的使命已经完成，此时它更需要关心和照顾，才能早日恢复健康。那么产后子宫多久能恢复呢？

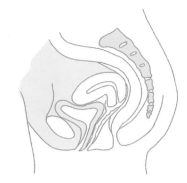

绝大部分妈妈生完宝宝后都能顺利恢复，但要恢复到最初的状态可不是那么容易的，子宫恢复主要包括 3 方面，即子宫体的复原、子宫颈的复原和子宫内膜的复原。子宫可以说是母体在怀孕、分娩期间体内变化最大的器官。它可以从原来的 50 克一直增长到妊娠足月时的 1000 克。一般来说，产妇在宝宝出生之后，大部分产妇的子宫需要 4~6 个星期逐渐的复原，子宫会逐渐复原，产后 6~8 个星期才能完全愈合。但是，如果产妇要想恢复得又快又好，这其中就有所学问，需要产妇们多加保养、多加注意。

1. 产后应及时排尿

不使膀胱过胀或经常处于膨胀状态。

2. 产后应该哺乳

因为婴儿的吮吸刺激，会反射性地引起子宫收缩，从而促进子宫复原。

3. 产褥期应避免长期卧位

产后 6 小时 ~8 小时，产妇在疲劳消除后可以坐起来，第二天应下床活动，以利于身体生理机能和体力的恢复，帮助子宫复原和恶露排出。如果子宫已经向后倾屈，应做膝胸卧位来纠正。

4. 注意阴部卫生，以免引起生殖道炎症

产后子宫恢复的好坏、快慢，直接决定着女性产后的健康与否，因此，广大的女性朋友一定要注意产后恢复的问题，注意产后的保养。

第**8**节　产后要做的检查

　　产后检查能及时发现新妈妈的多种疾病，还能避免患病新妈妈对新生儿健康造成的影响，同时还能帮助新妈妈及时采取合适的避孕措施，尤其对妊娠期间有严重并发症的新妈妈更为重要。

　　医生会问新妈妈一些问题，结合新妈妈的实际情况给她们做检查，以确定新妈妈产后的恢复状况、是否有感染（比如：乳房或子宫是否有感染症状）、情绪如何等。有关人员还会把这些情况记录下来，如分娩时是否使用产钳或吸引器，分娩方式是剖宫产，还是自然分娩，或者是否患有某种疾病（比如：高血压、糖尿病等），医生都会在查房时检查新妈妈的康复状况。经过 42 天的产褥期休息和调养，如果新妈妈感到自己身体基本恢复了，那也就是接近坐月子的结束时间了。

　　产后检查时间安排 ：产后检查最好是在产后 42~56 天完成。

产后检查的项目包括以下内容：

1.体重

　　体重是人体健康状况的基本指标，过重或过轻都是非正常的表现。新妈妈在产下宝宝后，体重会发生阶段性的变化，正常情况下，会在 2 个月内逐渐恢复到孕前水平。但由于我们有"坐月子"的习惯，产后丰富的营养和太少的活动量往往会使新妈妈的体重不减反增。一旦超过限度会带来很多健康隐患。体重测量可以监测新妈妈的营养摄入情况和身体恢复状态，时刻提醒新妈妈，防止不均衡的营养摄入和活动量的不协调危害自己的健康。

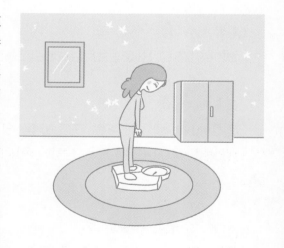

　　检测内容：测量体重非常简单，新妈妈们可以在家里用脚踏称自行测量。

测量时要注意将测出的体重值与产前和孕前的体重进行对比。在产后 1 个月，即坐月子期间，体重应基本保持稳定，增减以不超过 2 千克为宜。产后 2 个月后，体重回落，正常情况应减少 5~8 千克，接近孕前体重值。如果体重不减反增，且增长得很快，要注意适当调节饮食，同时增加活动量；如果体重降低的速度过快也要引起注意，一方面加强营养，另一方面可考虑进行代谢系统的检查。

注意事项

①测体重的最佳时间是午饭后 2 个小时左右，这时测出的体重值最能体现身体状况。

②由于产后的体重检查不是测量单独的数字，保留好产前和孕前的体重值是很关键的。

2. 量血压

血压属常规检测，常常被误解为是"例行公事"，不能引起新妈妈的重视。

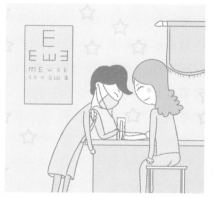

事实上，血压的变化会对身体产生多方面的严重影响。血压升高时间长容易导致全身血管痉挛，使有效循环血量减少，而缺血和携氧量的降低则可能危害到全身的器官、组织。如果一旦威胁到脑、心脏、肝、肾等重要器官，其病理生理变化可能导致抽搐、昏迷、脑水肿、脑溢血等，重者甚至可致死。

定期测量血压可以对产后血压增高及时采取措施进行控制，防止以上危险的发生，把握血压的波动规律，减少由血压变化带来的健康危害。

检查内容：定期到医院测量和家中自测相结合。

在家中自测需自备测压仪，按照测压仪的说明进行，最好每天都能观察 1 次，并尽量保证在同一时间、相同部位、固定同一侧手臂，这样更为可靠。

去医院测量一般 2 周 1 次，如多次测量血压正常可改为 1 个月 1 次。一般 3 个月后可以不用去医院测量。

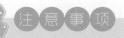
　　新妈妈在测血压时一定要处于安静的状态，如果刚刚做过轻微的活动，要稍微休息10~15分钟，否则，立即测血压，会使血压读数虚高。测压前半个小时内最好不要进食、吸烟，也不能憋尿，紧张、焦虑、过冷、过热等情况也应该尽量避免，这些因素都会影响测量的准确度。

3. 乳房检查

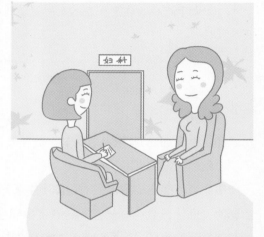

　　产后，乳房会充满了乳汁，变得非常丰满、娇嫩。由于担负着喂养宝宝的重任，每天和宝宝嫩嫩的脸蛋和小嘴接触，乳房的外表也变得非常"柔弱"，常常抵不住外部哪怕轻微的伤害，乳胀、乳房疼痛、阻塞等常常会来困扰新妈妈，严重的可能感染乳腺炎，威胁乳房健康，还会影响泌乳系统，造成乳汁滞流，新妈妈发热、同侧淋巴结肿大、白血球增高等症状。而乳房分泌的乳汁又直接影响着宝宝的健康，因此，给乳房做体检，不仅是对新妈妈的保护，也是对宝宝能够健康成长的保障。

　　乳房检查的方法有很多，常见的有触诊、X线和彩超。

　　产后可以进行一次乳房彩超检查，全面了解乳房组织情况，检查是否有乳房组织疾病。

　　平时通过触诊或自检即可，主要检查乳房皮肤表面、乳头乳晕、乳房肿块、乳头溢液等情况。

　　乳房皮肤表面：主要检查色泽、有无水肿、浅静脉曲张、皮肤皱褶等。如果皮肤发红或存在上述现象要注意是否有乳管阻塞。

　　乳头乳晕：乳头很容易疼痛，严重的还会皲裂，因此要及时检查乳头是否有畸形、抬高、回缩、凹陷、糜烂及脱屑等，提前预防治疗；乳晕颜色以粉红色为佳。

乳头溢液情况：需检查乳头是否溢液，并详查其是自行溢出还是挤压后而出、单侧还是双侧、溢液的性状如何等。

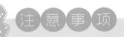

在检查乳房前要注意乳房的清洁。以棉球沾水或婴儿油清洁乳房，尽量避免使用碱性的清洁液，因为碱性物质会同时洗去乳房上天然的油脂，这些油脂用于保护皮肤免于干燥及皲裂，是很有用的。清洗后切忌用力擦干，轻轻拍打，自然风干即可。

4. 妇科检查

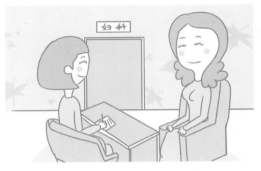

10月怀胎，一朝分娩，盆腔内的器官可是使准妈妈变成新妈妈最大的功臣。除了10个月孕育的艰辛，分娩时刻撑开的疼痛更是足足让忍辱负重的它们奉献了一生吧。经历了这样的磨难，它们自然是产后恢复的重中之重。而且，妇科疾病一直在已婚女性得病比例中占据高位，是最困扰女性健康的杀手。产后盆腔器官的恢复的好坏与新妈妈日后的妇科病的几率密切相关，进行全面的妇科检查绝对必要。

检查内容：子宫复原、会阴和阴道的裂伤或缝合口、子宫颈口恢复情况、骨盆底肌肉托力、双侧输卵管及卵巢、产后恶露等。经由内诊及超音波检查同时进行，诊断及治疗效果最好。

①在进行妇科检查前（至少3天内）最好不要进行阴道灌洗，也不要使用阴道药物，因为这样会把一些可能存在的潜在病变细胞冲洗或覆盖掉，影响检查的有效性。即便不进行妇科检查，大部分医生也不赞成灌洗，一方面灌洗会冲去一些可预防感染的有益菌群，另一方面也无法保证灌洗是绝对清洁的。

②妇科检查前必须排空膀胱，大便干燥或排便困难的提前一天服少量泻药促进排便。因为膀胱位于子宫前方，直肠位于子宫后方，如果不能将其中废物清理干净，会干扰检查结果，甚至误将其当作盆腔包块。

新妈妈刚刚生下小宝宝，身体的解剖结构、生理系统及免疫系统处于恢复变化期，非常容易引发感染，给各种疾病以可乘之机。通过血、尿常规检查可以检测新妈妈身体的各种系统的运作情况，在微观上为身体把关。

不要以为血常规检查只是在检测血液病时才需要，其测量数据也是其他系统疾病进行诊断和鉴定的重要依据。同样，尿常规检查也是临床最常用的检查方法之一，可以直接、迅速地反映泌尿系统的情况。

尤其对于妊娠时有妊娠高血压综合征、小便中有蛋白等情况的新妈妈，这两种检查就更不能忽视了。

检查内容：血常规检验是指对血液中白细胞、红细胞、血小板、血红蛋白及相关数据的计数检测分析。尿常规主要有尿蛋白、尿糖、尿三胆、尿量、尿比重和尿沉渣等。这两种检查都简单易行，对于新妈妈来说，也不需要费太大的力气。何乐而不为呢？

注 意 事 项

①这种常规检查简便易行，对检查者的要求也不是十分苛刻，新妈妈只要遵循平时的生活规律，何时开始检查都可以。当然，如果能在饭后两个小时后进行会更好，这时摄取的食物营养已经通过循环系统进入到身体的各个部分了。

②在进行尿常规检查时，如果没有尿意，也可以多喝些水，对检查的结果不会有影响的。

6. 腹部检查

腹腔内有消化系统、泌尿生殖系统的重要器官，是体格检查的重要组成部分。通过腹部检查可以进一步了解子宫的复位情况，以及生产后腹腔内其他器官的情况。对于剖宫产的新妈妈来说，进行腹部检查就更为重要了。剖宫产会对腹腔内的器官带来非正常的挤压，复位较正常生产要困难些。而且，剖宫时的刀口愈合情况也非常重要。

检查内容：主要检查子宫和其他腹腔内器官的复位情况。剖宫产的新妈妈还要查看刀口的愈合情况，是否有感染等。检查方法有视、触、叩、听等，以触诊最为重要。另外，由于腹腔内器官很多，又相互重叠，内部的生理功能和病理反应也相互联系，故有必要时可以采用 X 线、超声波检查技术。

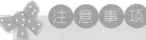
注意事项

①检查前可以进食，但最好吃七分饱，少量饮水，避免胃胀。
②新生儿更需要产后检查。

您可能阅读了大量的读物，已经知道了分娩之后要接受哪些治疗和检查。但是你知道吗，宝宝在出生后的 48 小时里也忙碌得很，他也要接受一系列检查。胎儿的情况是否正常，都必须经过产后检查才能够明确知道。所以，胎儿的产后检查更不是可有可无的，更不能用自我感觉是否良好来代替。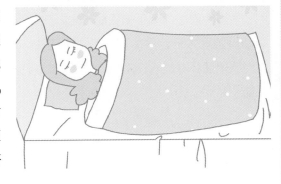

为了宝宝的正常生长和体格健壮，在满月后就要给胎儿进行保健检查。检查项目包括：测量身长和体重在内的全身体格检查、脐部的愈合情况、新生儿的营养状况和智力发育等方面。同时，根据是采用母乳喂养、人工喂养，还是混合喂养等具体情况，请医生确定是否需要补充维生素或其他营养成分。

第9节 月子病护理

月子病是指妇女在生产（包括小产）之后 1 个月内所受到的外感或内伤而引起的疾患，在月子里没有治愈而留下的病症。妇女在生产后，因筋骨腠理大开，身体虚弱，内外空疏，如果此时不慎使风寒侵入，或大怒大悲，或过多房事，都能引起月子病。

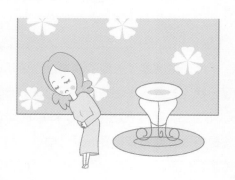

1. 月子病有哪些临床表现

（1）因过度悲伤忧虑、迎风哭泣、情绪忧郁，容易引起肝气郁结，导致气血不畅，气血受滞容易失去营养，不慎风邪可以侵入，此月子病的临床反应症状是：怕冷，怕风，双目失明、视物不清（散光）眼睛及眼眶疼痛、偏头痛、精神恍惚、忧郁症。活动关节疼痛之外还伴有麻木，抽搐，胀痛等症状。

（2）妇女在月子里筋骨腠理之门大开，气血虚弱，内外空虚，不慎风寒湿邪侵入，此月子病在临床症状是：肢体麻木、屈伸不利、头痛、昏眩、肿胀、木纳、食少乏味、小便涩少、浑身怕冷，怕风，出虚汗，活动关节疼痛，遇冷，遇风疼痛症状加重，好着衣，严重的病人夏天穿棉衣，中医理论为"寒邪入骨"。它难治的一个原因是：妇女在月子里100天为1个自然恢复期，筋骨与腠理一个合闭，可以把风湿寒邪包入体内，不得排出，病邪长期滞留于体内，损坏腠理与筋骨组织，导致严重的筋骨病。

（3）因产后失血过多导致的贫血，宫内淤血，造成体虚，头晕，腹痛，腰痛等月子病。

（4）妇女在月子里禁行房事，过多房事伤阴、伤精，阴精两亏导致筋骨空虚，风邪可乘虚侵入，它的主要临床症状：除了怕冷怕风，关节疼痛外，主要是浑身沉重，无力，腰酸困疼痛，不耐疲劳，部分病人伴有风湿和类风湿症状。

由于月子病非常难以治愈，只有在月子里比较容易治疗，因此，女性一旦在月子里患病就要及时的治疗，不然落下月子病，虽然不是不能治愈，但是治疗难度却非常大。

2. 月子病的发病原因是什么

原因 1

一是亡津失血，由于分娩用力、出汗和产伤或失血过多，使阴血骤虚，加之产后调养不慎，以致亡津失血，阳气浮散。

原因 2

二是瘀血内阻，产后元气亏虚，气血无力，气滞血虚；或产后百脉空虚，易感外邪，寒邪乘虚入体，血为寒凝，以导致恶露不畅，留而成瘀；或复因产前即有气郁血滞，以致瘀血内阻；或因产后余血浊液生瘀滞，或胞衣残留或感染邪毒，均可导致瘀血内阻，败血为患。

原因 3

三是外感六淫或饮食房劳所伤，产后气血俱伤，元气受损，正气减弱，即所谓"产后百脉空虚"，因身体虚弱，稍有感触，或产时、产后调理不慎，均可导致脏腑功能失常，变生百病。

总之，产后病以"虚"、"瘀"为主，故有"产后多虚多瘀"之说。

早查早治

在"月子"里，无论得了什么病，都应该及早发现，及时就医。如有的产妇产后发热持续不退，就必须查明原因，警惕体内可能存在的感染病灶，如盆腔炎、子宫内膜炎、乳腺炎、会阴侧切伤口或剖宫产伤口炎症等，一旦确诊，就应及时进行有效的抗感染治疗。假如自己不以为然，误认为一般伤风感冒而不及时就医，使炎症蔓延扩散或变成慢性病灶，病程就容易迁移，甚至久治不愈。

对症治疗

无论是平时还是"月子"里，得了病都应该到正规医院找专业医师进行治疗。而如果盲目乱投医，热衷于什么土法、秘方，或想当然地自购药物服用等，那就有可能延误诊断，耽误治疗，使疾病转为慢性而长期缠身。如果已经得了诸如腰背疼痛之类的所谓"月子病"，就更应该在专科医师的指导下，采用药物、理疗、体能锻炼等综合治疗的方法进行治疗。

日常饮食

产褥期间的饮食调养和妊娠期间的饮食调养同样重要。因为，产妇需要额外营养以补充分娩和哺乳的消耗。不过，产后头一两天内，产妇应当吃些清淡而易于消化的食物。以后的饮食以富于营养、能提供足够热量为原则，不可过饱过饥，不要吃生、凉、辣之物，更不可因担心肥胖而节食，饮食上多吃牛奶、米糠、麸皮、胡萝卜等富含维生素C、维生素D和B族维生素食物，增加素食在饮食中的比例，避免骨质疏松而引起腰痛。

休息调养与运动

刚分娩后，产妇十分疲乏，所以，头2天内应当好好卧床休息。虽然卧床休息，但仍须多翻身、多活动。可起床洗漱和大小便，起床之前要先坐起片刻，感觉不到头晕才可下床。如果素来身体强健，疲劳已经消除，产后24小时就可起床。至于起床以后的活动量应当慢慢增加。起床的第1天，早晚各在床边坐半小时，第2天可以在房里走走，以后再逐渐增加活动范围与时间。

注意保持良好心情

不怒、不燥、心胸开阔、少思少想，注意手、足部保暖，避免凉水刺激；避免过度劳累，月子里可多做俯卧、胸膝卧位，帮助子宫保持前倾位；多做加强盆底肌肉弹性的缩肛运动；请保健医生指导做产后健美操。

4. 月子病月子治

月子里得了病不要拖延，要抓紧时间治疗，争取在月子里治好，而不是指"再做一次月子才能治好"。产妇在月子里得了病，由于正处于产褥期休养和哺乳婴儿，再加上症状初起时大多较轻，产妇往往不予充分重视，不及时求医，在不经意间失去了最佳治疗时机，等到病情严重了再治，治愈的难度自然就大了许多。如果不慎得了"月子病"也不要担忧和害怕，首先应该及时求医，到正规医院找专业医师进行治疗，千万不要延误诊断，耽误治疗。

因为，疾病初发期治疗起来比较容易，一旦发展为慢性病就会迁延难愈，治疗难度大为增加，还有可能导致长期缠身，难以解脱。现在你所患的全身性关节疼痛，应在专科医师的指导下，采用药物、理疗、体能锻炼等综合疗法坚持治疗，不可丧失信心，时治时停，更不要把希望寄托于"再生育一次"的无科学依据的方法上，以至于走入另一个误区，导致旧病未除又添新病．对于"月子病"，不能消极地怕和躲，而应积极地预防。科学合理的饮食起居和豁达健康的精神情致，是防止月子病的关键。如果得了病，更应该及早发现，及时就医。

第 ❿ 节　产后抑郁护理

　　产后抑郁症是指产妇在分娩后出现的抑郁障碍。其表现与其他抑郁障碍相同，情绪低落、快感缺乏、悲伤哭泣、担心多虑、胆小害怕、烦躁不安、易激怒发火，严重时失去生活自理和照顾婴儿的能力，悲观绝望、自伤自杀。如能早期识别，积极治疗，预后良好。妇女在怀孕和生产期间，伴随生理、心理及环境的一系列变化，产后精神卫生问题非常常见，其中产后抑郁是最常见的一种。在分娩后的第 1 周，约 50%～75% 的女性出现轻度抑郁症状，10%～15% 患产后抑郁症，产后 1 个月内抑郁障碍的发病率是非分娩女性的 3 倍。

1. 产后抑郁症的症状表现

　　以下是产后抑郁症最常见的几个症状。不过，妈妈就算出现其中的几种症状，很可能也没有患上产后抑郁症。毕竟，做妈妈会让你的身体和情绪就像坐上了过山车一样，可以预见这中间一定会有起起落落。但是，如果你有不少以下症状，并且持续时间超过 2 周，就应该去看医生了。

1 白天情绪低落，夜晚情绪高涨，呈现昼夜颠倒的现象。

2 几乎对所有事物失去兴趣，感觉到生活无趣无味，活着等于受罪。

3 食欲大增或大减，产妇体重增减变化较大。

4 睡眠不佳或严重失眠，因此白天昏昏欲睡。

5 精神焦虑不安或呆滞，常为一点小事而恼怒，或者几天不言不语、不吃不喝。

6 身体异常疲劳或虚弱状态。

8 有明显的自卑感，常常不由自主地过度自责，对任何事都缺乏自信。

7 思想不能集中，语言表达紊乱，缺乏逻辑性和综合判断能力。

9 有反复自杀的意念或企图。

2. 产后抑郁症如何预防

心理社会因素在产后抑郁的发生中起非常重要的作用，产妇做好生活方式调适和心理调适，配偶和家人要多给予理解、关心和支持，尽量避免和减低不良应激的影响，使产妇保持良好的心态。

1. 产妇生活方式调适

1 在做新妈妈之前，需要付出时间和耐心，接受妊娠、分娩、哺乳和育婴知识的培训，减轻对妊娠、分娩和养育婴儿的紧张恐惧的心理，尽早了解学习育婴技能，避免婴儿到来时手足无措，紧张慌乱；

2 照顾新生儿，产妇会精疲力竭，疲劳和缺乏睡眠很容易导致情绪低落。尽可能多休息，不要什么事情都要亲自去做，孩子睡觉时产妇也尽量睡觉；

3 新生命的到来会占用你太多的时间和精力，要学会寻求丈夫、家人和朋友的帮助，例如请丈夫帮助完成家务和夜间喂奶的工作，请家人帮助准备食物或者处理家务等；

4 保持良好的健康习惯，适度锻炼身体，走出户外，带着孩子到户外活动、散散步，呼吸新鲜的空气，感受温暖的阳光；

5 保持营养丰富的饮食，多吃谷物、蔬菜和水果，同时注意为自己创造安静、闲适、健康的休养环境；

6 注意和他人分享你的感受，多与你的配偶在一起，告诉他你的感受；找一个信任的朋友，和他倾诉一下你的感受；和别的新妈妈聊聊天，相互沟通。这样可以缓解你的情绪，也可以学习到新的应对的方法和经验。

2. 产妇心理调适

1 产妇的个性特点、认知评价、应对方式直接关系负面性应激事件影响结果，培养自信、乐观、积极、健康的性格，采用积极的认知模式、情绪和行为模式，提高对环境的适应能力。自信、乐观、勇于面对困难，积极调动内部力量或求助于外部力量克服困难，使应激结果的不良程度减到最低。避免消极应对方式，如自我否定、悲观消极、躯体化、回避解决问题，产生负性情绪和消极行为；

2 热爱新的生命，对孩子的到来，要抱有一份欢喜之心。新生命的诞生，是婚姻的结晶，是生命的延续，将给家庭带来新的希望、快乐和幸福，新的生命同时也带来了艰巨繁忙的劳动和重大的责任，在繁忙劳累中体会快乐和幸福。

4 放弃完美主义的想法，不要迫使自己做所有的事情，不要期望每一件事都做的十全十美，在不感到疲惫的前提下尽力而为。

3 做好母亲角色的转换，过去是被照顾对象，现在自己是肩负责任照顾婴儿，要有足够的心理准备，注意克服损失感，如失去自由和许多娱乐，失去以往的身份，失去苗条身材等。作为孩子的母亲价值观需有所改变，对自己、对丈夫、对孩子的期望值要接近实际，对生活的看法也要实际，努力增加幸福感和责任感，感受新生命诞生带来的幸福快乐；

3. 配偶和家人的支持

1 缺乏来自他人的支持是发病非常重要的因素，尤其来自配偶的支持，配偶和家人要了解学习孕产妇照顾和育婴知识，多给予理解、关心和支持，外来的支持可以将负面性应激的影响降到最低；

3 为产妇创造安静、闲适、健康的休养环境和氛围，以利于产妇的身心健康；

5 简化生活避免改变，在怀孕和分娩后1年内，不要做出任何重大生活改变，重大的改变会造成不必要的心理压力，使生活更加难以应对；

2 配偶和家人要愿意承担家务和分担照料孩子的事物，及时告诉产妇育儿的经验，帮助适应新的生活变化，平稳度过陌生和慌乱期；

4 帮助产妇适应角色转变和心理转变，培养自信、乐观、积极、健康的性格，培养积极的认知模式、情绪和行为模式，提高对环境的适应能力；

6 在照顾孩子的忙碌中，别忘记观察产妇的情绪，多沟通，如发现有产后抑郁的一些表现，分担产妇的忧郁和担心，及时劝解、疏导或咨询专业机构；一旦确诊，尽早干预，避免病情加重，避免不良的后果发生。

3. 产后抑郁症的危害

产后抑郁障碍患者，受症状影响情绪低落，焦虑，精力体力下降，伴随各方面能力下降，往往不能很好地照顾婴儿，可能影响婴儿心理和生理的生长发育。严重时失去自理生活和照顾婴儿的能力，自责自罪、悲观绝望，甚至出现自伤自杀或冲动伤人的行为（可能因利他性自杀而伤害孩子）。因此，应早期识别，积极治疗，避免不良的后果发生。

4. 产后抑郁症的护理

（1）家属要学习和掌握疾病知识，正确对待疾病，多给予理解、关心和支持。学会观察和识别方法，一旦发现，尽早干预，到正规医疗机构治疗，避免病情加重，避免不良的后果发生；

（2）因患者病后会有各种能力不同程度的下降，配偶和家人要主动承担家务和分担照料孩子的事物；

（3）为患者创造安静、闲适、健康的休养环境和氛围，对患者日常生活进行照顾，让患者感受到温馨和支持；

（4）在照顾孩子的忙碌中，别忘记多与患者沟通，观察情绪变化，对焦虑、忧郁、自责情绪进行劝解疏导，对悲观的情绪要给予信心和希望，注意发现悲观的情绪和自伤自杀、伤害孩子的先兆，避免不良的行为发生；

（5）如果病情严重，考虑住院治疗。

第5章　月子中的生活小细节

第❶节　产后应该捂月子吗

产妇在坐月子里，把屋子封得很严实，窗子不但关得很严，而且还把缝隙都糊起来，门上加布帘子，这种做法俗称捂月子。老一辈的人生完孩子都得"捂月子"，在月子期间把屋子关得严严实实，门窗紧闭，糊好窗缝，用围巾把头裹严实，还得穿上厚厚的衣服，盖上厚厚的被子，认为这是怕产妇和婴儿受风、受寒致病。这是延续了多年的坐月子习俗。

新时代的产妇产后应该和老一辈的人一样捂月子吗？当然不必，这样"捂月子"对母婴的身体健康极为不利。

屋子封得很严，空气不流通，室内空气污浊且氧气稀薄，这对产妇和婴儿都很不利。产妇分娩后身体虚弱，需要有新鲜的空气，以尽快改变身体虚弱状况，恢复健康。新生儿出生后，生长发育很快，不仅需要充分的营养，也需要良好的环境，应当在空气新鲜、通风良好、清洁卫生的环境中生活，否则，也容易患感冒、肺炎等疾病，有碍健康成长。

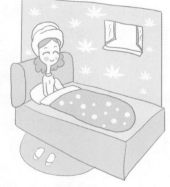

更重要的是，无论产妇还是婴儿，都需要阳光的照射。只有在阳光照射下，身体才会正常发育。如果把屋子捂得过严，整日不见阳光，就会影响人体对钙的吸收，对产妇和婴儿的身体健康不利，可能会出现佝偻病、软骨病等疾病。

无论产妇和婴儿在室内都是暂时的，过一段时间都要到室外活动、生活。如果室内封得过严，使他们不能接触外界环境，就会造成很大差别，当以后到室外活动时，就形成环境变化过大，必然不适。这种不适就会出现病症，影响身体健康。如果屋内通风好，有阳光照射，那么就会给以后到室外活动创造了条件。

第2节　月子里如何正确通风

　　要科学地坐月子，产后房间一定要通风，包括刚生完宝宝一两天，也需要通风。但是在月子里怎么通风才算是正确通风呢？

　　这个通风并不是说把窗户打开，让风直接吹进来就可以了。而是挡上一层窗帘，或者有间隔的风从隔壁的房间里吹过来。不是穿堂风，而是拐着弯进来的风，这种风对房间的清洁和消除一些细菌的隐患，都是有好处的。在这样氧气充足的房间，宝宝待着也很舒服。

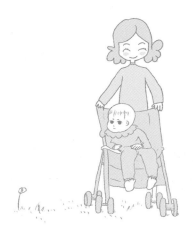

　　对室温没有严格的要求，一般我们认为室温是在22℃~23℃，可以适当地开空调，但绝对不能用电风扇吹风。不要太贪凉，像夏天很热，产妇贪凉把空调调到16℃~17℃是绝对不可以的。

　　宝宝一般在正常的温度下要比妈妈少穿一层的，我们在穿长袖的时候，宝宝有可能薄薄的一件就可以了。像夏天我们很热就穿半袖，宝宝可能小兜兜就可以了，房间如果太热也要适当的减衣服，所以这个温度也要掌握好。

第❸节　坐月子能洗头吗

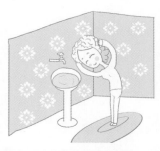

　　坐月子是中国的传统风俗，每个女人生完孩子都要坐月子，坐月子的注意事项包括很多，其中有一项就是坐月子不可以洗头。听到这个说法肯定有不少产妇会发愁：那么长时间不洗头，身体怎么受得了？坐月子真的不能洗头吗？关于坐月子洗头的问题，很多产妇都非常关心，不管是"坐月子可以洗头吗"还是"坐月子多长时间能洗头"都困扰着新妈妈们。洗头是坐月子众多的注意事项中的一个，弄不好可能会留下月子病。让我们一起来了解一下坐月子洗头这些问题吧！

1. 坐月子能不能洗头

　　坐月子能不能洗头？很多产妇都会问这样的问题，老一辈的人常常提醒现在年轻一辈的新妈妈们，月子里千万不要洗头梳头，理由是会受凉受风，留下头痛病根。但是新妈妈们对坐月子不准洗头这个习俗难以忍受，特别是在夏天坐月子，不准洗头洗澡的传统让不少产妇憋的发慌。

妇产科医生指出：

　　"传统月子里是不能洗头的，这是因为以前家里环境条件比较差，洗完头很容易留下月子病，现在条件好了，产妇在坐月子期间是可以洗头的。根据产妇个人身体情况而定，可以在温度和水温合适的情况下洗头。"

　　相信听到专家的回答大家都知道了，坐月子是可以洗头的。洗头时不妨选用晒干了的姜皮煲水洗头，老人家说，可去头风，多数中医也赞同此法，因为姜本来就有驱风之效，它可以有效驱除产妇体内的寒气。不过要用此法，起码要在产前 3 个月开始准备，将每次做菜及煲猪脚姜时批出来的姜皮储下，晒干，否则难以足够在坐月子的 30 多天内每日洗澡洗头用。如果怕储姜皮麻烦，可改用香茅（越南菜常用此作香料用，山货或香料铺有售），客家人不用姜，产妇都是用香茅煲水来洗澡，效果与姜一样有驱风之效。

2. 传统坐月子不能洗头的原因

（1）以前家里条件差，水温和室温不能很好的控制，再有可能漏风，如果吹到头可能会留下头痛的月子病。

（2）洗头比较容易着凉，如果月子里洗头不小心着凉了就是大事了，因为要哺育宝宝，可能会传染给宝宝。

（3）以前没有自来水、纯净水。洗头用的水都是河水或井水，水中细菌和寄生虫较多，对身体影响比较大。

3. 坐月子多久可以洗头

坐月子多久可以洗头？有的产妇说 12 天就可以，有的则说要出月子才行。到底坐月子多长时间可以洗头呢？

事实上，对于坐月子期间多久能洗头这个问题，也没有权威人士给出统一的答案。一般来说，月子里只要健康情况允许，新妈妈们就可以洗头了。当然，为了保险起见，大家可以等产后恢复 2 个星期左右再洗头，如果没有痒得你受不了的话。

根据身体不同，妈妈们生完 1 周或 2 周之后就可以洗头了。不过，月子里洗头不宜太频繁，一般每个星期洗 1~2 次，坐月子要注意不能碰凉水，不要直接对着空调或风扇吹，还要多喝汤水确保有充足的奶水满足宝宝的发育需求。

4. 坐月子洗头要注意以下几点

（1）用电暖气或空调控制室内温度，温度为感觉到室内温暖为好。

（2）洗头的水，用自来水烧开然后冷却到 38.5°左右，并且不断的添加热水保持水温适中。

（3）产后头发一般较油，也比较容易掉头发，洗头的时候不要用刺激性的洗发水，可以用生姜煮水洗头。

（4）洗完头后，不要马上束起来，也不能马上睡觉，避免湿气侵入体内而引起头痛和脖子痛。

（5）洗完后立即用吹风机吹干，避免受冷气吹袭。

第④节　坐月子能刷牙吗

1. 坐月子刷牙要注意以下几点

我国民间流传着产妇在月子里不能刷牙的说法，认为月子里刷牙漱口会动摇牙根、伤及牙肉，造成牙齿过早松动、脱落或牙齿流血等。因此，使很多产妇在月子里不敢轻易刷牙。

为什么民间形成月子里不刷牙的习俗？因为在怀孕期间，孕妇在内分泌激素的作用下，会出现牙龈充血、水肿、易出血的现象，特别是在刷牙时；加之过去科普知识不普及，孕妇对在孕期如何摄取钙营养了解得不够，结果导致身体缺钙，使很多人在生完孩子后牙齿确实变坏了。由此，很多人就认为产妇不能刷牙。

而事实上，如果新妈妈1个月不刷牙，牙齿肯定要得病。一个人在任何时候都应注意口腔保健。据科研人员测定，在人体的各个器官中，要数口腔里的细菌最多。细菌种类就多达250~300种，正常人每毫升唾液中含菌达60亿个以上，每克龈沟标本含菌2000亿个，就连一般人的漱口水中，每毫升也含菌在50万个左右。常见的细菌有乳酸杆菌、链球菌、葡萄球菌等。

现代医学认为，产妇在月子里一定要刷牙漱口，不然的话牙齿反易被损害。产妇在坐月子里往往吃大量食物，尤其是甜食往往比平时吃得多，一日三餐之间还要加餐。这些食物大多细软，本来就失去了咀嚼过程中的自洁作用，容易为牙菌斑形成提供条件。如果不刷牙，就会使这些食物的残渣留在牙缝中，在细菌作用下发酵、产酸、导致牙齿脱钙，形成龋齿或牙周病，并引起口臭、口腔溃疡等。

可见，产妇在坐月子时必须要刷牙。产妇只要体力允许产后第2天就应该开始刷牙，不仅要刷牙，而且要实行"三三三"制，即每天刷3遍牙；饭后3分钟刷牙；每次刷牙3分钟。若在三餐中加餐或吃零食，也应及时用温水漱口，要反复、认真地漱，使口腔中滞留食物和牙垢得以清除。

2. 月子刷牙小讲究

因为产褥期内产妇身体比较虚弱，新陈代谢正在处于调整过程中，对寒冷的刺激比较敏感，因此，刷牙漱口与平时不一样，要注意讲究方法。不要在这个时期伤害牙齿，以免留下终身的痛苦。

1. 刷牙前将牙刷泡软

刷牙前要用温水将牙刷泡软，最好使用特制的月子牙刷，因为月子牙刷用海绵或软毛制成，可减少牙刷对牙齿、牙龈的伤害。

每天早上和临睡前各刷1次。用餐后要漱口，饭后漱口和晚上刷牙后就不要再吃东西，特别不要吃甜食。若有吃宵夜的习惯，宵夜后再刷1次牙。为了保护好牙齿，产妇一定要养成天天刷牙的好习惯。

2. 一定要用温水刷牙

产妇经历分娩后身体比较虚弱，还没恢复过来，在调整过程中对寒冷刺激较敏感。因此，一定要用温水刷牙，以防冷刺激对牙齿及齿龈刺激过大。

3. 产后3天内最好用指刷法

指刷有活血通络、坚齿固牙、避免牙齿松动的作用。具体操作方法: 将右手食指洗净，或用干净纱布缠食指，再将牙膏挤于指上，犹如使用牙刷样来回上下揩拭，然后用食指按摩牙龈数遍。

4. 刷牙动作要轻柔

刷牙时动作要轻柔，不能"横冲直撞"，也不要横刷，要用竖刷法，顺序应从上往下刷，下牙从下往上刷，咬合面上下来回刷，而且里里外外都要刷到，这样才能保持牙齿的清洁。

5. 药液含漱

用中草药水煎液或水浸泡以后，用药液漱口。如用陈皮6克、细辛1克，加沸水浸泡，待温后去渣含漱，能治口臭及牙龈肿痛。

第5节 坐月子能洗澡吗

坐月子可以洗澡吗？根据传统习俗，不少地方，尤其是农村有这样一种不成文的条文：产妇要在满月后才能洗澡，否则日后经常会全身疼痛。因为产妇在分娩后全身皮肤的毛孔和骨缝都张开了，加之气血两虚，如果在月子里洗澡，就会使风寒侵袭体内，并滞留于肌肉和关节中，导致周身气血凝滞，流通不畅，日后出现月经不调、身体关节和肌肉疼痛的毛病。

事实上这是不可取的。因为产妇分娩时要出大汗，产后也常出汗，加上恶露不断排出和乳汁分泌，身体比一般人更容易脏，更易让病原体侵入，因此产后讲究个人卫生是十分重要的。

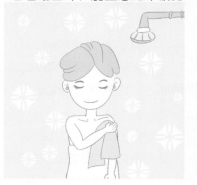

同时有研究表明，产后及时清洁身体具有活血、行气的功效，可帮助产妇解除分娩疲劳，保持舒畅的心情；还可促进会阴伤口的血液循环，加快愈合；使皮肤清洁干净，避免皮肤和会阴伤口发生感染；加深产妇睡眠、增加食欲，使气色好转。因此，月子里及时洗澡对产妇健康十分有益。如果会阴部没有伤口，只要疲劳一恢复就可开始洗沐浴。

因此，产妇在坐月子时是可以洗澡的。调查显示，产后洗澡对子宫收缩及恶露颜色、数量、气味、出血量均无不良影响。不过需要注意以下几点：

1 如果产妇会阴部无伤口及切口，夏天在2~3天、冬天在5~7天即可淋浴。

2 产后洗澡讲究"冬防寒、夏防暑、春秋防风"。在夏天，浴室温度保持常温即可，天冷时浴室宜暖和、避风。洗澡水温宜保持在35℃~37℃，夏天也不可用较凉的水冲澡，以免恶露排出不畅，引起腹痛及日后月经不调、身痛等。

3 最好淋浴（可在家人帮助下），不适宜盆浴，以免脏水进入阴道引起感染。如果产妇身体较虚弱，不能站立洗淋浴，可采取擦浴。

4 每次洗澡的时间不宜过长，一般5～10分钟即可。

5 冬天浴室温度也不宜过高，这样易使浴室里弥漫大量水蒸气，导致缺氧，使本来就较虚弱的产妇站立不稳。

6 洗后尽快将身体上的水擦去，及时穿上御寒的衣服后再走出浴室，避免身体着凉或被风吹着。

7 如果会阴伤口大或撕裂伤严重、腹部有刀口，不要勉强，须等待伤口愈合再洗淋浴，可先让家人帮忙早晚进行温水擦浴。

第6节 坐月子一定要整天卧床吗

民间有种说法，认为产妇"坐月子"要整天卧床休息，才能更好地恢复健康。的确，月子期间，产妇刚刚经历了艰苦的产程，身体处于非常疲惫和虚弱的状态。产妇调养身体，需要充分的休息，才能尽快恢复到怀孕前的状态。要保证产妇正常分泌乳汁，保证母乳喂养顺利进行，也需要充分的休息。

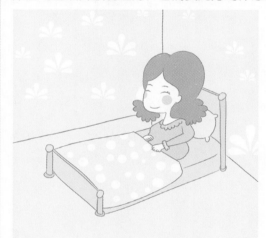

但这并不意味着，坐月子休息就要整天躺在床上一动不动，如果这样，不但会导致肠蠕动减弱，容易发生产后便秘，还会影响生殖系统的复原，不利于产后恢复。

目前，无论是顺产还是剖宫产的产妇，分娩后医生都会告诉产妇，可以尽早下床做些轻微的活动，以利于子宫的复旧和恶露的排出，同时，促进胃肠功能的蠕动，减少便秘的发生；还可以增强免疫力，减少疾病的发生；还有利于盆底肌及腹肌张力的恢复。

提倡尽早下床活动，指的是轻微的床边活动及产后保健操等，并不是过早地进行体力劳动。在产后6周内，严禁提举重物和较长时间的站立或蹲位。劳动过早、过重，得不到适当休息，不仅会延长全身康复的过程，还可能发生子宫脱垂。

因此，产褥期既不能长期卧床，也不能从事过重的体力劳动。一定要注意适度，不要过早从事体力劳动，避免发生子宫脱垂等不良现象的发生。

综上所述，月子期间切忌不要卧床休养。

第 7 节　如何正确使用束腹带

爱美是人之天性，很多产妇非常在意自己的体形变化，认为产后束紧腹部有助于体形的恢复。于是，在产前就提早准备好腹带、健美裤。孩子一生下来，将自己从胯到腹紧紧裹住，以至于弯腰都十分困难。能下地活动时，便换上健美裤，紧紧地绷在身上，希望这样能使体形恢复如初。

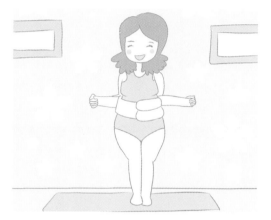

然而并不是所有的产妇都适合使用束缚带的。生产方式是决定束腹带使用必要与否的关键，对剖宫产妈妈而言，为避免活动时牵扯到腹部伤口，及造成疼痛，最简单的方法莫过于使用束腹带。至于自然产的妈妈，则要考量自己的身体状况而定。

需要提醒大家的是，尽量不要在产前早早准备产后束缚带，这样对产后束腹带的尺寸不好把握。一般除了剖宫产产妇，需要很早用产后束腹带（很多医院已经为剖宫产产妇准备好了产后束腹带）外，其他产妇最好在产后1个月后再开始使用产后束腹带，产后束腹带也不要太晚使用。一般1～6个月内比较有效。建议大家每天穿产后束腹带的时间不要过长。

以下提供正确的束缚带绑法给大家作参考：

1　仰面平躺在床上，双手掌心放在小腹处，向心脏方向推挤内脏。

2　将束腹带从耻骨绑起，绕过臀部，回到耻骨为1圈，重叠7圈。每到髋部就将束腹带反折1次。松紧度以感觉不松，且舒服为准。

3 向上螺旋缠绕，每缠 1 绕圈，就向上走 2 厘米，直到肚脐。

4 将剩余的束腹带头塞入即可。

另外，自然产的妈妈使用束腹带，主要是借此将身体下垂的部分往上托，因此要特别注意束腹带使用的方向及用法，特别是使用绕式束腹带者，严禁直接将它绑上去，而要遵守由下往上、由紧到松的缠绕方式，减少骨盆器官下垂的可能。

束腹带需要小强度而长时间地坚持使用，不宜开始就绑得很紧，否则容易造成骨盆底、子宫、内脏受到强力压迫，使得血液流通过慢，从而影响这些器官功能的进一步恢复。

当然身体不好的新妈妈最好不要使用束缚带。

第8节 如何祛除妊娠纹

随着胎儿的成长、羊水的增加，准妈妈们的子宫也会逐渐地膨大。当腹部在快速膨胀的情形下，超过肚皮肌肤的伸张度，就会导致皮下组织所富含的纤维组织及胶原蛋白纤维，因经不起扩张而断裂，产生妊娠纹。

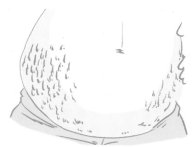

因为腹围在妊娠期间，膨胀的比率最大，因此，妊娠纹的形成部位，以腹部最多，其它较常见的地方，则有乳房周围、大腿内侧，及臀部。这些地方因为组织扩张程度较大，而造成妊娠纹。它的分布往往由身体的中央向外放射，成平行状或放射状。

据统计，70%~90% 的孕妇在首次怀孕时会出现妊娠纹，更可恶的是，就算产后身材恢复了，可妊娠纹也不会消失，恶狠狠地趴在肚皮和大腿上让你每次看到都懊恼。

如何祛除身上的妊娠纹就成了困扰爱美产妇们的一个重要问题。在这里可以提供几个方法为产妇们参考下：

方法 1 均衡饮食

要有一个原则：再好吃、再有营养的食物都不要一次吃得过多、过饱，或一连几天大量食用同一种食物。多摄取富含维生素 C 与蛋白质的食物，因为这两种营养素有助于重建皮肤的胶原纤维。如果蛋白质摄取量不足，会直接影响到皮肤胶原纤维无法得到足够的养分。也可以吃一些含胶原蛋白丰富的猪蹄、羊蹄等，有利于增加皮肤弹性，缓解妊娠纹。

方法 2 适当服用保健品

目前有一些针对孕妇使用保健品，可以促进真皮的纤维生，增加皮肤弹性，预防妊娠。但是建议不要随便用药，可请医生帮忙。否则误食激素类药物，还会造成类似的萎缩纹。

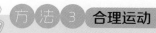

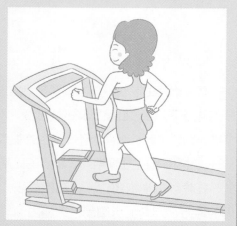

跑步可以充分锻炼臀部及大腿，帮助将局部脂肪转化为肌肉，以淡化臀部及大腿的肥胖纹。你可以在健身房的加速跑步机上进行，将阻力从 2 挡调到 3 挡，并把车座适当调高。坐的时候，臀部稍微向车座的后面靠。当然也可以在户外慢跑或加速跑，有氧运动更能促进身体的代谢和废物的排除。

也可以采用臀部紧实收缩法。仰面平躺在地板上，腿部弯曲，双手平放在身体两侧，尽可能向上抬起你的臀部，收缩臀部肌肉。举起臀部并保持 3 秒钟，然后缓缓放下。此组动作重复 15 次，每周练习 3 次，4 周以后你的臀部将明显紧致，肥胖纹亦会有所减轻。

方法 4 鸡蛋清按摩

鸡蛋清甘寒，能清热解毒，自古以来就经常外用，可以促进组织生长、伤口愈合，因此对于消除或者减轻产后妊娠纹，也具有良好的功效。如果能在产后的 3 个月里，持续对产生妊娠纹的皮肤施以按摩，则效果会更好。

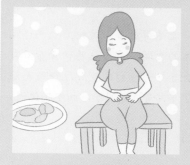

具体操作如下：腹部洗净后按摩 10 分钟，把蛋清敷在肚子上，10 分钟左右擦掉，再做一下腹部按摩，这样可以让皮肤吸收更好一些。还可以同时加入一些橄榄油，其中的维生素 E 对促进皮肤胶原纤维的再生有好处，维生素 A、维生素 C 对防皱也有一定的作用。

腹部敷好鸡蛋清后，还可以用纯棉的白条布裹在腰腹部，白天裹好，晚上睡觉时放开，第 2 天更换，因为蛋清有收紧皮肤的作用，这样不仅有助于产后妊娠纹的消失，还有助于体形的恢复。

妊娠纹一旦产生，要想完全消除是比较困难的，所以预防很重要。如避免孕期体重增长过快，造成皮肤过度拉紧，而使皮下纤维断裂。还要在孕前加强锻炼，以增加皮肤弹性。同时，孕期应多吃水果和蔬菜，以补充足量的维生素。

第9节　如何修复阴道松弛

经历分娩，新妈妈生殖器发生的变化，包括阴道内部的肌肉发生变化，会阴处撕裂或是侧切，造成不同程度的损伤，骨盆韧带变宽，阴道口变得宽大。在自然分娩时，由于宝宝是经过阴道娩出，正常宝宝头部的直径约有10厘米，而妈妈的正常阴道直径为2.5厘米，因此经过宝宝的挤压，妈妈的阴道明显扩张，造成了产伤，肌肉和处女膜痕受到彻底破坏，弹性下降，就会造成阴道松弛，经过数次分娩的妈妈情况更严重。

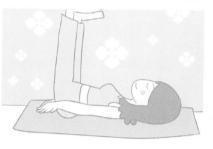

阴道本身有一定的修复功能，产后出现的一般性引导扩张松弛会在3个月后自然恢复。但如果是挤压撕裂严重，阴道中的肌肉已经受到严重损伤的情况，阴道弹性的恢复就需较长时间了。为了让松弛的阴道尽早恢复紧致，可在生活中进行轻微锻炼。

有些新妈妈精力全部放在宝宝身上，没有时间去运动，产道肌肉没有得到充分的加强锻炼。做骨盆肌肉锻炼，有助于锻炼阴道、肛门括约肌及盆底肌肉的收缩力，产后新妈妈可以通过以下7种骨盆肌肉锻炼法来加强骨盆肌肉的弹性恢复，促进阴道紧实：

1 新妈妈将臀部放在床沿后仰卧，双腿挺直伸出悬空，不要着地，双手按住床沿，以防下滑，双腿合拢，慢慢向上举起，双膝伸直向上身靠拢，当双腿举至身躯的上方时，双手扶住双腿，使之靠向腹部。双膝保持伸直，然后慢慢放下，双腿恢复原来姿势。如此反复6次，时间在10~15分钟，每天1次。

2 新妈妈平躺在床上，双脚打开与肩同宽；双膝弯曲，使小腿垂直；将自己的臀部尽量向上抬高；此时将分开的双膝靠拢3秒钟，再将双膝缓慢分开，臀部轻轻放下，每次约做10回。

3 平躺在床上（身下可以铺上小毛毯）；用鼻子深吸一口气，这时腹部就会慢慢隆起；慢慢吐气，松弛腹部的肌肉，每次做5~10回。

4 每天早晚在空气清新的地方，深吸气后闭气，紧缩肛门10~15秒，然后深呼气，放松肛门，如此重复。当习惯了以后，平时生活中都可以进行，不在于次数的多少，有时间就可以进行上述锻炼。经过一定时间的训练，盆腔肌肉的张力就会大大改善，阴道周围肌肉也就变得丰实，有力，阴道松弛就可以不药而愈了。

5 做公交车站立时，新妈妈也可以偷闲做一下私密运动，双腿微分开，收缩两侧臀部肌肉，使之相挟，向大腿部靠拢，膝部外转，然后收缩肛门括约肌，使阴道向上提的方向运动。运动，走路或站立时，有意识地绷紧大腿内侧及会阴部肌肉，然后放松，重复练习。

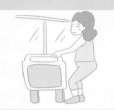

6 新妈妈仰卧在床上，放松全身的肌肉，首先将一根手指轻轻插入阴道内，后收缩并夹紧阴道，每次动作持续3秒钟后放松，连续反复多次。新妈妈收缩运动可以根据阴道的恢复情况逐渐加长时间。小便时进行排尿中断锻炼，排尿一半时有意识屏住小便几秒钟，忍着不排，让尿液中断，稍停后再继续排尿。如此反复，经过一段时间的锻炼，可以提高阴道周围肌肉的张力，阴道就变窄了。有便意的时候，屏住大便，并做提肛运动。经常做这一运动也可以很好地锻炼盆腔肌肉，让阴道尽早恢复紧致。

7 当新妈妈感觉到自己的阴道已经严重松弛，影响到性生活的时候，不妨尝试一下阴道的整形手术。会阴侧切使阴道口变大或阴道前壁外翻等状况都可通过阴道紧缩术来进行恢复。同时有利于预防和治疗因盆底组织松弛而导致的子宫脱垂及阴道前后壁膨出等疾患。术后不仅外观满意，解除了新妈妈心理和生理上的痛苦，并提高了生活质量，恢复了自信心。经历过阴道分娩后，陈旧性会阴撕裂，会阴侧切后伤口愈合差或先天性原因造成的阴道松弛，导致性生活不满意者，都可考虑阴道紧缩术。

　　经过这些日常的锻炼和手术，可以大大改善盆腔肌肉的张力和阴道周围肌肉，帮助阴道弹性的恢复，对性生活有所帮助。除了恢复性的锻炼，产后妈妈还应该保证摄入必需的营养，保证肌肉的恢复。

第❿节　产后如何护肤

从怀孕到产后，由于机体状态和生活规律的改变，大多数产妇的面部会出现色素沉着，俗称黄褐斑。常常表现在鼻尖和两个面颊处，并且对称分布，形状像蝴蝶，也称蝴蝶斑。产后还会出现皮肤松弛，眼角、嘴角也会出现细纹，面部也变得没有光泽起来。

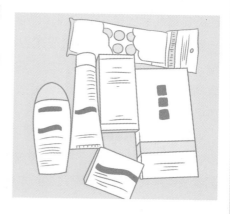

很多产后女性为了尽快恢复自己的美貌，购买了大量的各式各样的护肤品，如防晒乳、美白霜、精华素、化妆水……这样多的护肤品全部都要涂抹到脸上，对产妇护肤是不是真的有用？我们来看看专家怎么说吧！

据研究，造成产后女性肌肤松弛老化主要是由于孕期体内荷尔蒙剧变，肌肤弹力蛋白剧烈地流失，再加上现代生活的环境污染、紫外线伤害、产后低品质睡眠、身体劳累等使得产后女性陷入肌肤剧速老化的局面。至于产后如何恢复肌肤的美丽，需要在日常生活中由内到外进行调节，做到养护结合，逐步恢复皮肤的弹性和淡化和讨厌的斑点。

1.内调

（1）保持愉快的心情，不急不躁不忧郁。保持积极向上的心态，每天保证充足睡眠，睡眠是女人最好的内服美容剂。学会用空闲时间休息，才会有好的气色展现出来。比如宝宝睡觉时，产妇也可以跟着好好睡一觉哦！

（2）多喝温开水，用白开水补充面部的水分，加快体内毒素排出。同时多喝水还会增进肠胃的新陈代谢功能，保持肠胃通畅。

（3）多食用富含维生素 C、维生素 E 及蛋白质的食物，如西红柿、柠檬、鲜枣、薏米等。维生素 C 可抑制代谢废物转化成有色物质，从而减少黑色素的产生。维生素 E 能促进血液循环，防止老化。

（1）选择品牌好的护肤品。产后肌肤特性与孕前肌肤有着巨大的差别，由其是哺乳期女性，为了宝宝的健康必须使用安全无添加的护肤品。出门必涂防晒液，紫外线是皮肤的大敌，会引起面部色素沉着及皮肤老化。

（2）每月到专业的护理中心做 2~3 次的全身护理。最好用复方精油做身体及面部的排毒和紧致美白的护理。也可以购买一些质量较好的复方精油在家里自己护理，比如杜松子精油、荷荷巴精油、月见草精油。针对身体疲劳可以买舒缓安睡、放松减压的淋巴排毒精油。

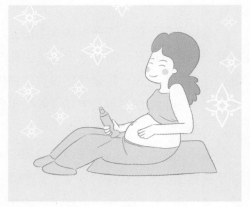

（3）坚持使用精油内调外用 3~6 个月，皮肤就会有明显变化，细小的皱纹、色素沉着及皮肤松弛等情况都会得到改善。精心的自我护理同时提高了自我的生活品质，获得了美丽、自信的心态。美和丑其实只差一步，就看你需要什么样的生活。老公、宝宝永远喜欢看到美丽漂亮的产妇，你准备好了吗？

第 11 节　产后如何穿衣服

产后如何穿衣服？这是很多女性都想了解的问题，产妇的衣着应随气候变化适当增减，以宽大、柔软舒适、清洁卫生、温暖适度为原则。要革除民间"捂月子"的陈规陋习。其实，产妇的体质较正常人稍差，活动也较常人少些，只要稍微适当添加一点衣服即可。

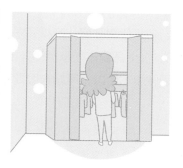

1. 产后穿衣应注意以下几点

1 衣服质地要柔软

产妇衣着以选择棉、麻、毛、丝、羽绒品为宜，因这些纯天然材料柔软舒适，透气性好，吸湿，保暖。

2 衣服要宽大

有些年轻的妈妈，害怕产后发胖，体型改变，用瘦衣服来掩盖发胖的体形，便穿紧身衣、牛仔裤来束胸腹，这样的装束不利于血液流畅，特别是乳房受压易患乳腺炎。所以，产妇衣服应宽大，以能活动自如为好。腹部可适当用布裹紧，以防腹壁松弛下垂，也有利于子宫复原。哺乳的妇女，哺乳前可以开启"口袋"的棉布哺乳衫，不仅便于哺乳，而且文明观，更重要的是在秋冬季节可使妈妈免受风寒，如果再配上一件前面开两个口袋的毛衣就更实用了。

3 衣着要厚薄适中

产妇产后抵抗力有所下降，衣着应根据季节变化注意增减。夏天不宜穿长裤、长袖衣服，也不要包头。冬天可以适当系上围巾，只要屋子不漏风，也不需要包头或戴帽子。如果外出则适当蒙头，不需包得过严。冬季的被褥要适当加厚些，要勤晒，以达到温暖舒适。如果天气好，可以到户外晒太阳。

4.鞋子要软

月子里以选择柔软的布鞋为佳，不要穿硬底鞋，更不宜穿高跟皮鞋，以防日后发生足底、足跟痛或下腹酸痛。此外产后不宜赤脚，俗话说"寒从底来"，赤脚也会受凉，危害健康。

5.衣服要勤换、勤洗、勤晒

产妇新陈代谢旺盛，产褥汗多，乳汁经常溢出，沾染衣服，奶渍干燥后衣服变硬易擦伤乳头，加上恶露不断从阴道排出沾染衣衫，这些都极易引起细菌繁殖，引发多种感染，危害母婴健康。所以，产妇衣服要勤换、勤洗、勤晒，以防疾病的发生。

2.如何选用哺乳内衣

哺乳期是个非常时期，产妇们的乳房既要成为宝宝成长所需要的营养来源，同时也要保持以往的美观。那么就有很多产妇在分娩后非常关心一个问题，那就是买什么内衣适合哺乳呢？

产妇们在哺乳期间，应该选用专门的哺乳内衣，同时要注意以下几个事项：

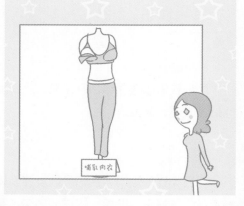

哺乳内衣

1.大小合适

产妇在哺乳期应佩戴合适的窗式结构的棉制吸水胸罩，以起到支托乳房、方便哺乳的作用。否则就会使双侧乳房下垂，胸部皮肤失去原有的弹性，这样不仅影响乳房的血液循环畅通，影响乳汁的分泌，而且难以恢复乳房原来的形态，从而失去较好的体态。

2.前面开扣

妈妈们一定要选在前面开扣的内衣，或是罩杯可以打开的，因为在给婴儿哺乳时不用来回地穿脱，既方便又干净简洁。

3.面料舒服

我们内衣的面料一定要选用纯棉针织的，这样的面料不会太硬以防硌着乳房。刚生完宝宝后，妈妈应穿上软布料衣衫，不宜穿着化纤、粗糙的衣服，同时也防止对乳头的不良刺激。

妈妈们还要注意一点，要选择没有染色的材料，这样可以保证对皮肤无害，也不会对宝宝的健康有影响。

４ 肩带要宽

妈妈们选择内衣时，也要关心一下肩带的问题。选用肩带方向要是上下垂直的，最好能宽一些，这样即使是比较丰满的乳房也不会让妈妈感到肩部痛了。

５ 正确清洗

清洗内衣的时候，最好不要使用漂白剂和洗衣粉、洗衣液等含某种化学品的洗涤剂，应用除菌消毒的香皂。在洗净后，完全冲干净后再把内衣在清水中泡一会。还要特别注意，新买的内衣一定要经过此过程浸泡１小时以上。

同时内衣要在阳光下晒半小时后转到通风处晾干，晾干后内衣应单独存放，不要和其他衣服混合在一起。在妈妈们穿着之前，最好用力抖去附着内衣上的游离纤维，以免刺激乳头，造成乳腺管阻塞。

第 12 节　产后如何顺利哺乳

面对宝宝嗷嗷待哺，很多妈妈却没办法顺利分泌出足够的乳汁进行喂养，心里非常着急，对哺乳更加没信心。母乳喂养应该是个令人愉悦的过程，否则人类也不会繁衍至今了。大多数时候，母乳喂养不成功，并不是妈妈或宝宝的过错，而是不知道怎么才能顺利哺乳的小妙法。如果总觉得没有奶，哺乳不顺利，产妇们也不要着急，你不妨尝试以下建议：

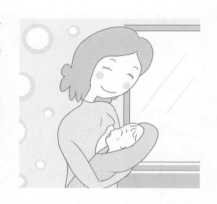

1. 早吮吸、早开奶

产妇在分娩后就开始分泌一种叫泌乳素的激素，这种激素能刺激乳腺合成脂肪、乳糖和蛋白质，并分泌乳汁。而泌乳素的分泌恰恰依赖于宝宝的吮吸，当宝宝吮吸乳头时，妈妈体内的泌乳素受到激发而大量产生，促使乳房分泌乳汁，这就是"泌乳反射"。

所以，宝宝吮吸越早，乳房泌乳就越早。宝宝吮吸越多，乳房泌乳就越多。反之，宝宝吮吸少了，乳房分泌乳汁就减少。一旦停止吮吸，乳房也就停止分泌乳汁了。因此，为了让宝宝有足够的奶源，产后妈妈一定要让宝宝早吮吸、多吮吸，这样才能刺激乳房分泌乳汁。

2. 不要过早使用奶瓶

在哺乳初期乳量不足时，特别是在婴儿生后 1 个月之内，应尽量不要使用奶瓶哺乳。吮吸乳头和吮吸奶嘴需要两种不同的技巧，奶瓶的嘴较长，宝宝吸起来省力，如果妈妈过早给孩子吃奶粉，宝宝一旦习惯这种橡胶奶头后，就不愿再去吮吸妈妈的乳头了，因为吮吸奶头更费劲，从

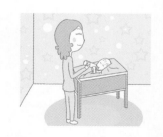

而造成妈妈的开奶时间延长、分泌不足或胀奶等问题，影响母乳喂养顺利进行。

3. 建立"喷乳反射"

当宝宝含住母亲的乳头，双唇压迫乳晕下面的乳窦，才能将乳汁吸进嘴里。此时，如果宝宝突然松口，乳汁会从乳头喷出，这就是"喷乳反射"。如果没有"喷乳反射"，即使乳房有再多的乳汁，也难以进入宝宝的嘴里。而要建立"喷乳反射"，就必须让宝宝在吃奶的时候将乳头和乳晕同时含入口中，才能有效地挤压乳窦，刺激泌乳和喷乳。

4. 正确哺乳

由于我国以前实行计划生育政策，大部分家庭都只能生一胎，因此大部分产妇没有哺乳经历。作为产妇应多多听取医务人员的宣传教育，正确掌握哺乳要领。在有经验人员的指导下，哺乳时做到手呈"C"字型，将乳房轻轻托起，以利于排乳。切忌剪刀式固定乳房，应该两侧乳房交替哺乳，以保证营养全面均衡。双侧乳房轮流喂哺，婴儿在1天内可以从两边的乳房获得大致等量的奶水，既能吃到前奶，也可吃到后奶，营养全面，不仅利于婴儿的生长发育，帮助乳汁的正常分泌与"休整"，而且能避免两侧乳房不对称，影响将来的美观。对于乳头凹陷或较短者，应避免在口腔负压下拉出乳头，以防止引起乳头疼痛和损伤。哺乳结束后，可挤少量的乳汁均匀地涂抹在乳头上，以保护乳头表皮。喂饱婴儿后，乳头应及时脱离婴儿口腔。

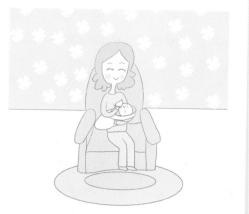

很多新妈妈哺乳时会出现疼痛，这主要是由于婴儿吮吸方法不正确。如果婴儿吮吸时只吸乳头，那么妈妈娇嫩的乳头就会疼痛。所以，喂奶的时候应让婴儿含住整个乳晕，妈妈也可以拉拉乳头，协助婴儿含住乳晕再吸吮。否则会造成乳头损伤，引起乳腺炎，影响哺乳。

5. 不定时喂奶

以往有不少人认为，定时喂奶有利于乳汁大量分泌，其实不然。不定时喂奶，可因婴儿频频吸吮、刺激、及时排空乳房，而有利于反射地引起大量的泌乳素释放，使乳汁分泌犹如泉水源远流长。医务人员曾做过临床试验，将同样条件的产妇，按定时和不定时喂奶的分为两组进行观察，结果在24小时乳房充盈者中，定时喂奶的仅占3.4%，不定时喂奶的则高达65.6%，证明不定时喂奶的乳房充盈明显高于定时者。

6. 充分排空乳房

在以往，很多产妇认为，乳房排空了，乳汁就会越产越少。其实这种观点是错误的。充分排空乳房，会有效刺激泌乳素大量分泌，可以产生更多的乳汁。在一般情况下，可以使用传统的手法挤奶或使用吸奶器吸奶，这样可以充分排空乳房中的乳汁。当然，如果有条件也可以使用优良品牌的电动吸奶器，这种吸奶器能科学地模今婴儿的吸吮频率和吸力，能更有效地达到刺激乳汁分泌的目的，效果会更好一些。

7. 保证充足的休息

刚刚当了妈妈，对自己的宝宝总是看不够！孩子已经睡着了，还会不停地盯着他（她）摸摸这儿、动动那儿，而意识不到自己已经很疲惫了，也需要尽快休息。长此以往，会严重影响乳汁的分泌。因此，要习惯于宝宝睡你也睡，保证充足的休息，这样才会养足精神，有利于母乳的分泌。

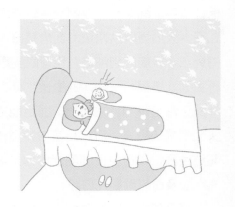

8. 保持愉快的心情

产后要特别注意调整好自己的情绪。心情舒畅，乳汁才会充盈。长期抑郁会抑制体内催乳素的分泌，而让宝宝挨饿！这一点也要提醒各位新爸爸，要积极参与到照顾宝宝的行动中，还要多与妻子交流，让她感受到先生对她的关爱和支持。

自然生产的产妇在刚刚分娩后，大多由于胃肠功能较弱，吃不下油腻的东西。家人可准备些清淡、易消化的半流品质食物，如粥、汤面等。还可多喝些红糖水，有助于恶露的排出。等食欲恢复了以后，再正常进食，尽量做到清淡少盐，一日多餐。可多喝些有营养的汤，如鱼汤、鸡汤、猪手花生汤、蔬菜汤等等。注意，在喝油比较多的汤时，要去掉表面的浮油，以免摄入过多的脂肪而不利于体形的恢复。

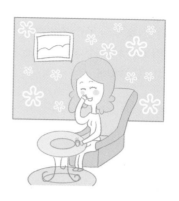

剖宫产的产妇，由于腹部动了手术，在术后排气前，不要喝牛奶、糖水等易引起肠胀气的食物。条件允许时应尽早下床活动，促进排气，等排气后，再逐渐恢复正常饮食。因为在手术中失血较多，术后可适当多吃一些补铁的食物，如动物肝脏、红枣、瘦牛肉等。

10.乳房保养

为了产后顺利地进行母乳喂养，需要对乳房进行按摩。在哺乳之前经常按摩乳房，可以加速血液循环，使母乳分泌更顺畅，分泌的量增多，使乳头的抵抗力增强。借助婴儿吮吸的力量，还能够预防乳头皲裂等疾病。

另外，每天坚持用温毛巾擦乳头，让它的皮肤 不那么娇嫩，并坚持按摩乳房，让乳腺导管通畅，也有帮助。

具体方法：

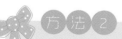

方法 1

从孕 5 个月起，乳头中一般就能挤出初乳，平时就会在乳头上结成痂。先将乳痂清除掉，然后用温热的毛巾将表面的皮肤清洁干净。

方法 2

热敷，用热毛巾对清洁好的乳房进行热敷。

按摩，用手做按摩，将拇指同其他四指分开然后握住乳房，从根部向顶部轻推，将乳房的各个方向都做一遍，最后挤压乳晕和乳头就能挤出初乳，每天这样做能保证乳腺管畅通。

进行表面皮肤养护，用温和的润肤乳液将清洗干净并按摩完毕的乳房再进行一次按摩，按摩的重点是乳头，要给它一定的压力，用2～3根手指捏住乳头然后轻捻，手指要沾满乳液，使乳头的皮肤滋润，这样当宝宝咬住它并用力吸的时候就不会裂开，从而避免造成额外的伤痛。

按摩和挤奶的要领是手法要轻柔，只要轻轻地推和扯就可以起到按摩的效果。因为此种按摩仅靠妈妈自己就可以轻松、便捷地进行，所以在每次哺乳时都应坚持实施。

第6章
呵护产后"性福"生活

第1节 产后多久可以恢复性生活

生完孩子，产妇们经过在月子里的调养，身体慢慢恢复，怀孕期间禁欲10个月性生活的话题被重新提上日程，对于刚经历过分娩的夫妻来说，也非常关注产后多长时间可以恢复性生活这个问题，到底产后多久能恢复性生活呢?

不少人认为，妇女产后只要恶露干净了，夫妻就可以同房。其实，这种看法是错误的。产后恶露持续时间一般2~4周，之后，恶露虽已干净，但子宫内的创面还没有完全愈合，分娩时的体力消耗也没有复原，抗病力差。若过早同房，则容易导致感染，患上阴道炎、子宫内膜炎、输卵管炎或月经不调等妇科疾病。

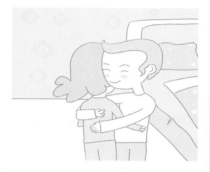

1. 顺产后多久可以恢复性生活

医学研究表明，对于顺产的产妇，产后子宫恢复大约需要6个星期左右的时间，才能恢复到正常大小。在怀孕期间，孕妇的子宫随着腹中胎儿的不断生长发育而逐渐的膨胀变大，待分娩时，孕妇的子宫要比怀孕之前大数倍，因此，其恢复的过程也较为漫长，大致需要42天左右。

而产妇的子宫内膜则要更长的时间来恢复，大致需要8个星期左右的时间来恢复，待卵巢功能基本恢复之后，也就是等月经来潮之后，才能完全恢复。

有人在上海和广州所做的一项关于产后妇女性生活情况的调查显示，在产后恢复了性生活的妇女中，有30%觉得其性生活的整体质量比产前降低了，感觉提高的只占5%。产后2个月以内，妇女普遍有性欲低下的表现，这是正常的。如果同房，往往达不到性生活的和谐，还可能引起妇女性冷淡，影响日后夫妻之间的感情。一般说来，产后生殖器官及其它各系统需要6~8周才能恢复，而妇女分娩后对性生活的兴趣，也要到第3个月才能明显增加。所以，妇女产后即使身体恢复顺利，也应两个月以后再同房。所以，从上述分析来看，顺产的产妇一般在产后的8个星期之内是不能同房的。

当然了，这些都是医学上的研究结果。具体顺产后多久可以同房，在现实生活中，也主要看女性的自身身体素质情况。如果有的产妇身体较弱的、产后恢复不好，则要延迟同房的时间，为了产妇的健康，做丈夫要多忍耐一段时间。而对于产后恢复好的，身体素质较好的，顺产后同房的时间是可以相对提早一些，但不能早于产后6个星期之内。

2. 剖宫产后多久可以恢复性生活

对于正常分娩而言，一般月子时间，也就是产褥期是42天，这段时间是子宫内膜的修复期，过了产褥期，如果产妇身体没有什么异常，理论上就可以同房了。具体到剖宫产后多久可以同房，医学研究建议，最好在剖宫产后3个月后才能同房，因为剖宫产有手术伤口，伤口恢复自然需要更多的时间，要同房必须要在剖宫产伤口愈合后才能进行。

在产后这段时间，夫妻应互相理解、体谅与合作，等待身体完全恢复后再开始性生活。值得注意的是，妻子不要因为有了孩子而冷落了丈夫，在保障健康的情况下，适当的安排好性生活。在性生活初期，虽然生殖器官基本恢复但有失调感，所以常常难以形成非孕期那样和谐的气氛，这是正常的，夫妻双方都不要因此而失望；更不能错误的认为以后的性生活就这样了。妇女一旦生了孩子，阴道就变软了，还需要一段时间恢复原状。

第 2 节 产后第一次性生活

1. 产后第一次性生活为什么会出血

有不少产妇与丈夫恢复产后第一次性生活时出现阴道出血的现象，这又是为什么呢?

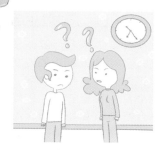

1. 与恢复同房的时间有关：

会阴切口的伤口一般需 7 天才能愈合，并将缝线拆除。此时，会阴表面组织是已愈合，但是深部肌层、筋膜需 6～8 周才能得以修复。如果过早开始同房，可导致伤口裂开、出血。

2. 与产妇全身情况有关：

当产妇患有贫血、营养不良或阴道会阴部发生炎症时，均可延迟会阴伤口的愈合。

3. 与伤口缝合情况有关：

除了会阴部表皮层用丝线缝合外，内层肌肉、皮下脂肪层均用羊肠线缝合。由于人体组织对羊肠线的吸收有明显的个体差异，加上羊肠线的质量、会阴部是否严格消毒等问题，也会影响人体组织的吸收。

4. 与丈夫有关：

由于丈夫在妻子处于妊娠晚期、产褥期时禁欲时间较长，一旦恢复夫妻生活，往往动作激烈，这样也很容易引起会阴组织损伤、出血、裂开。

2. 产后产妇为什么会性冷淡

经历过分娩和月子后，不少产妇对性生活提不起兴趣，出现了性冷淡的现象。对于这一现象是如何产生的呢？有妇产科主任认为，女性产后性欲衰退，既有生理原因又有心理原因，其中更重要的是心理原因。具体分析主要有以下几个方面：

过早开始性生活

女性在生育后，因怀孕、分娩所引起的全身及生殖系统的变化，对性欲会产生一定的抑制作用，一般到产后两个月，各器官才能恢复正常，性欲才会逐步恢复如孕前状态。如果产后过早地开始性生活，尤其是有些丈夫在妻子不情愿的情况下"我行我素"。这样不仅影响了妻子的身体康复，而且还会引起妻子对性生活反感、厌恶，进而发展成性冷淡。

过度劳累

女性生育后，在照顾孩子时，如果得不到丈夫和家人的帮助，体力和精力透支过度，自然会影响"性"趣。

心理障碍

研究发现，女性在产后恢复阶段，因为担心性生活会使伤口感染，就会从心理上开始排斥性生活；有的女性产后未采取有效的避孕措施，过性生活时，因害怕怀孕总是提心吊胆；还有很多女性对自己生孩子后体形的改变很不满意，担心丈夫不会像从前那样喜欢她的身体；另外，女性生产后，一般都会全身心地投入育儿过程中，甚至在与丈夫交流时，话题都围绕着孩子，从而失去了作为女人应有的性感需求，也会导致"性"趣降低。

生殖系统疾病

有的女性因分娩时外阴、阴道撕裂留下疤痕，使阴部的性敏感性降低或阴道狭小，性交时引起疼痛；有的因产后并发子宫内膜异位症或慢性盆腔炎出现性交不适；也有的女性因患有滴虫性、霉菌性阴道炎等妇科疾病，也会不同程度地使性欲受到压抑。

3. 产后第一次性生活要注意什么

为了避免在产后性生活时阴道出血的问题出现，更好地呵护产妇的身体健康，提高性生活的愉悦感，夫妻双方在恢复产后第一次性生活时一定要注意以下几点：

保持卫生

由于产后产妇抗病能力较差，生殖道的创口依然存在，没有完全的愈合，因此，这时过夫妻生活，一定要注意保持卫生，特别是男性生殖器一定要注意保证清洁，在同房之前，用温水洗干净，女性在夫妻性生活之后要注意清洗阴部，以免引发感染。

 动作柔缓

由于产妇刚生完宝宝，身体尚未完全恢复，特别是生殖器官有创伤，阴道较为干涩，阴道黏膜也十分的脆弱，这就需要丈夫要注意多体贴妻子，在过夫妻生活时，动作要轻柔，不可以大幅度的抽插，同房不能过于频繁，动作不能过于剧烈，多给妻子一些爱抚，尽量消除妻子的心理障碍，否则，如果动作过于剧烈，可能会造成妻子阴道裂伤，导致出血。

 借助外物

产后性生活一定与产前有所不同，所以为了让性爱更和谐完美，夫妻双方可以事前营造良好氛围，让房事在浪漫、私密的环境下进行，请老人或保姆代为照顾孩子，不让小家伙有机会来大煞风景。如果你是一位在哺乳期的妈妈，你的雌激素水平会比较低，而这种低的雌激素水平会使你在同房时阴道的分泌物减少，而造成性交时疼痛或不适。如果有这种困扰，你可以考虑使用润滑剂来替代阴道分泌物，以减轻性交时的不适感。

产后避孕

不少新爸爸、新妈妈们，在宝宝出生之后，也没有月经的来临，认为不会怀孕，便为所欲为、无所顾忌了，可以畅快淋漓的过夫妻性生活了，不用考虑避孕的事情了，事实上，不少新妈妈在产后过性生活时没有采取避孕措施而发生怀孕，这对女性而言，身体伤害非常重。因此，在产后过性生活，必须要考虑避孕。

第3节　产后为何要避孕

　　不要以为已经生产了，月经还没有到来，就可以为所欲为，畅快淋漓，不问避孕之事了。产后同房，避孕是一定要注意的。

　　有不少妇女还存在着产后不会怀孕，或者喂着奶是不会怀孕的误解。其实，即使哺乳者也有2%以上的妊娠率。不哺乳的妇女约于产后40~50天就可恢复排卵，不完全哺乳者约于产后3~8个月可恢复排卵。稍不注意，就很可能再度怀孕。

　　因为我国提倡一对夫妇只生一个孩子，如果产后不小心又怀孕上了，只能到医院做人流，很多新妈妈由于不懂得避孕或采取了不正确的避孕方法，常常在生下宝宝几个月后又再次怀孕，只能到医院流产。由于产后女性的是生殖器官还未恢复到正常，子宫很软，而做了剖宫产的妈妈子宫上还有伤口，人工流产的时候很容易发生损伤：如子宫穿孔，肠管破裂，大出血等等，对身体的损害很大，有时发生并发症甚至还会危及生命。

　　因此，一旦产后恢复性生活，就应认真落实可靠的避孕措施，在母乳喂养期间，月经未恢复前最好坚持做好避孕工作。

第4节 产后避孕误区

很多新妈妈在产后避孕上存在着不少误区，以至于产后没多久就再次怀孕，对身体造成了很大的伤害。为了帮助产妇们更好地恢复身体，提高避孕认识，让我们一起来看看产妇避孕误区有哪些吧！

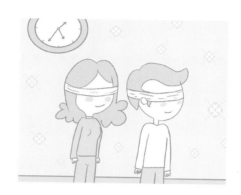

 误区 1 **等月经来了再考虑避孕**

正解：

产后月经没恢复卵巢也可能排卵。

有些新妈以为，月经没来就说明没排卵，无需避孕。结果，又一个宝宝来到了。其实，在月经尚未恢复之前，新妈妈的卵巢可能已经排卵了，这其实就已经具备了怀孕的基本条件。生活中确实很多人认为产妇在哺乳期不来月经，就不会怀孕，因而根本不避孕，结果却造成了意外的怀孕。

需要提醒各位产妇的是，从第一次产后性生活开始，就必须做好避孕措施。

 误区 2 **哺乳期绝对安全**

正解：

哺乳期不是绝对安全。

还有很多新妈妈认为，产后哺乳期其实就相当于"安全期"，过性生活不用采取任何避孕措施。这种观念也是不科学的。据调查统计，约有1/3的产妇会在哺乳期还是怀孕了。这就说明，新妈妈想通过哺乳期避孕是不可靠的。

从理论上来说，产后哺乳会抑制排卵，使月经暂时停止，有一定的避孕作用，但怀孕是一个相当复杂的过程，医生建议哺乳期同房还是要做好避孕措施。对纯母乳哺养的新妈妈来说，如果昼夜喂孩子并闭经，那么6个月内避孕效果确实可达95%以上。

而实际上是，一旦月经恢复，哺乳避孕就不可靠了。不能盲目相信哺乳期可以避孕。分娩后，身体释放出生乳激素，可促使性腺激素减少，使卵巢功能降低，抑止卵子排出，从而达到自然避孕的效果。但现在的产妇都吃得很补，且有的产妇是一半母乳喂养一半人工喂养，所以卵巢功能恢复更早，在这样的条件下，完全有可能在产后1~2个月就排卵。而对于仅仅喂养少数几次母乳，或月经已经复潮，那避孕效果就不可靠了。甚至有报道称，有些新妈妈在产后5周就可以怀孕了。因此，新妈妈在哺乳期的性生活还是应该采取避孕措施。

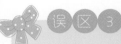

误区 3　哺乳期使用紧急避孕药避孕

正解：

哺乳期慎用避孕药。不想做避孕措施，在同房后使用紧急避孕药，这是不是也可以作为产后避孕的一种方式呢？答案是否定的。一般紧急避孕药都是通过干扰妇女生殖周期而起作用，对排卵起着阻止或延期的功效，干扰受精和阻止受精卵植入，一般在72小时内服用成功率高达80%。

值得注意的是，哺乳期产妇是不可服用避孕药的，因为产后产妇身体正处于调整状态，内分泌尤其有较大的变化，此时吃避孕药会影响内分泌的调整，对身体不利。尤其是母乳喂养的新妈妈，吃避孕药会影响乳汁质量，对新生儿健康不利。

另外，口服避孕药还能抑制乳汁分泌，会影响哺乳的顺利进行。所以在这一特殊时期内，无论是长效避孕药还是短药避孕药，新妈妈都应该谨慎服用。如果非要服用避孕药的话，要选不含雌激素的纯孕激素类避孕药，只有这类药物才不会引起哺乳期妇女的不良胃肠道反应，不会造成乳汁质量和分泌量的下降，否则会明显影响婴儿哺乳期，影响宝宝的正常发育。

第5节 产后什么时候开始避孕

许多意外妊娠就发生在产后的头几个月，理论上来说在分娩后的第3个星期开始，就有怀孕的可能了。产后21天起，一些产妇的卵巢就有可能恢复正常，排出卵子，这时如果有性生活，就有可能再次怀孕。因此，产妇不要等到经期恢复了才开始避孕。

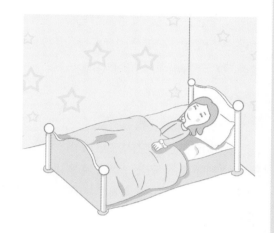

这是因为在来月经的前2周左右你就会排卵（释放卵子），所以你可能再次怀孕自己却不知道。不同产妇的月经恢复时间差异很大，同时与喂养婴儿的方式也有关系。如果不是母乳喂养，在产后的5~8周第一次月经就可能出现；如果是母乳喂养，可能直到停止哺乳，月经才会再来，但大部分产妇在产后半年恢复月经。

因此从这个时候你就要开始采取避孕措施了。这个时候可能开始有卵子排出，它比产后的第1次月经要来得更早。如果你一直在给你的小宝宝喂母乳，怀孕的概率通常会很低，但是哺乳绝对不是安全的避孕手段。

第6节 产后避孕方法有哪些

从理论上来说，女性顺产后 3 个星期同房后就有怀孕的可能，但是由于这个时候子宫还没有恢复，在这个时候怀孕，会对子宫造成非常大的伤害。那么，顺产后同房怎么避孕呢？产后避孕方法有哪些呢？

1. 子宫内节育器

人为地在子宫腔内放置异物，多为金属环，抑制胚囊的着床，有些避孕环内有避孕药和铜，起到增加避孕效果的作用。优点是作用持久，抗妊娠效果好，在放置后迅速起避孕作用，取器后作用随之消失，不影响生育，对异位妊娠有预防作用，对哺乳无影响，安全有效。但副作用也很明显，如带环妊娠、月经量多、腹痛、节育器脱落等。

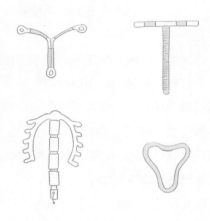

2. 长效避孕针

使用简便，避孕效果可靠、有效率为99.93%，尤其哺乳期妇女使用，副反作用发生率明显降低，而且对乳汁分泌无影响，反而会使泌乳量增加，对产妇和婴儿都是十分安全的。由于注射避孕针减少了月经失血量或闭经，常使血红蛋白水平升高，对功能性子宫出血的患者也适用，因注射之后，宫颈黏液变稠，不利于细菌上行，可降低盆腔炎的危险，对子宫内膜癌有预防作用，停止使用后，保护作用持续 8 年。但可能出现不规则出血、点滴出血或闭经。

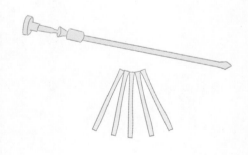

3. 服用避孕药

现在的避孕药（短效、长效）多数是由雌激素按一定的比例混合而成。妇女的各个年龄段的避孕应选择不同剂型的药，如果选错服用，则可造成对身体的损害。

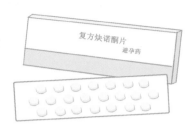

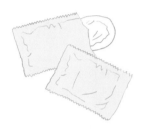

4. 安全套避孕

在对性传播疾病尤其是艾滋病在目前还没有很好的防御方法时，安全套被认为是最好的避孕防护方法。

5. 体外排精

指男性在即将射精时把阴茎从阴道中抽出，将精液排泄在体外。

6. 安全期避孕

安全期避孕并不一定是安全的，因为在同房时性接触的刺激会导致妇女额外排卵，很容易在当天受孕。此方法不适用于哺乳期的妈妈。

周日	周一	周二	周三	周四	周五	周六
		1	2	3	4	5
6	7	8	9	10	11	12
13	14	15	16	17	18	19
20	21	22	23	24	25	27
28	29	30	31			

7. 服用紧急避孕药

紧急避孕药的避孕效果不如常规的避孕方法，紧急避孕药中的性激素的含量是短效口服避孕药的几倍，用药后的副作用也就相对较高，可导致闭经，甚至影响以后的生育。所以不适于经常、反复使用，更不能用它来替代常规的避孕方法。

紧急避孕药

综上所述，常见的避孕方法中各有利弊。产后避孕方法如何选择，每个人的个体情况不同，需要选择合适的方式。而产后吃避孕药，由于避孕药成分有所不同，有的是哺乳期的女性可以吃的，有的是不可以的，因此，要向医生进行咨询。

第7节 更换避孕方法要注意什么

不少夫妇在产后的生活中，有时难免会因为某种情况的影响，不得不更换避孕方法，但是是否可以随意更换避孕方法呢？更换避孕方法有什么要注意的呢？请和我们一起来看看更换避孕方法要注意的问题：

（1）服用短效避孕药的妇女改用长效避孕药时，至少要在服完短效避孕药1个周期，然后更换长效避孕药。其目的是让机体对短效避孕药有一个适应的过程，以减轻长效避孕药带来的副作用。相反服用长效避孕药的妇女，若要改用其他方法避孕，如放宫内节育器、避孕套、阴道膈膜等，也要先改服短效避孕药2~3个周期，以减少闭经或月经紊乱的发生。不论服用哪一种避孕药，要改用其他避孕方法，必须坚持服完1个月经周期，决不可中途更换，否则会造成月经紊乱或避孕失败。

（2）使用长效避孕药的妇女，如果要改用其他避孕方法，如放置宫内节育器、使用避孕套，应先改服短效避孕药2~3个周期，以减少月经紊乱的发生。

（3）放置多年宫内节育器的妇女，如果效果好、无不良反应可适当延长放置时间，不要轻易听信别人的介绍。虽然宫内节育器产品不断更新，但都有其优缺点。只要已放置的宫内节育器确实适合自己，效果可靠无不良反应，就应继续用下去，不要盲目更换。通常宫内节育器可放置10~20年。

（4）原先采用避孕工具的夫妻，若要改用口服避孕药，应在月经来潮的第5天开始服药，服药前必须坚持使用避孕工具，以免转接过程中造成避孕失败。

（5）服用短效避孕药如想改用长效药，应坚持服用3个月以上再更换，因为适应了短效药，可以减少长效药的不良反应。

（6）决定做绝育手术的夫妻，绝育术一周前要停止性生活，绝育术后还要继续避孕2~3个月。

总之夫妻双方经过一段时间的探索，如找到一种最适合于自己较为理想的避孕方法，千万不要随意更换，因为在更换避孕方法的阶段，由于不适应新的方法，很容易导致某些副作用，乃至避孕失败。

第❽节　剖宫产如何避孕

剖宫产后未哺乳者体内雌激素和孕激素水平大多会在 2 个月内接近或恢复正常，并开始行经和排卵；哺乳者的前期激素水平恢复较慢，但仍有可能在生育 5 个月后，不行经而受孕。所以，剖宫产者一般应于产后 2 个月开始避孕。

因为剖宫产对子宫肌壁大有损伤，不可能像自然分娩者那样，于产后月经恢复正常后即可安放节育环。所以，剖宫产后的避孕方法，应因人而异，分类指导进行。

产后不哺乳者可选用 0 号或 2 号短效口服避孕药，也可选择使用避孕套避孕。从产后 2 月起，至产后 10 月，子宫肌壁上的术后瘢痕基本软化，再安放节育环，确保避孕效果。结果经医生检查，仍不能安放节育环，又感到使用口服避孕药及使用避孕套不方便者，可改用"皮埋"方法避孕。

产后哺乳者不能使用口服避孕药的方法避孕。因为，药物中的激素会严重影响母乳的质量与数量，危害婴儿健康。此类妇女这阶段最佳避孕法是使用避孕套，不少于 10 个月哺乳停止，再安放节育环或"皮埋"避孕。剖宫产者在选用服口服避孕药或避孕套避孕，过渡到一定时期后，大多会改用安放节育环避孕。但是，放环后并非万事大吉。放环应选择稳固性较高、避孕作用较为肯定的铜质 T 形环或铜质花状环为佳。并且，在放环半年内，每月 1 次 B 超查环。若出现掉环或带环受孕，原则上不宜再放环，应改用其他方法避孕。

第9节 产后上环要注意什么

要想达到长期避孕的效果，产妇可选择宫内节育器，也就是人们通常所说的上环。一次放置于宫腔，即可避孕多年，是一种安全、有效、简便、经济的可逆性节育方法。顺产后42天（产后6周）上环，如果是剖宫产得半年才能上环。不同材质及不同形状的环各有特性，因而可适用于不同体质及需要的妇女。产后上的环的类型是由医生来决定的，因为上环的时候医生要考虑产妇宫腔大小等因素。

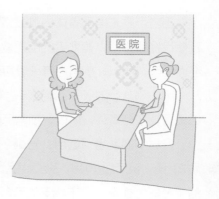

1. 产后上环前要注意什么

医生经过详细的病史询问，必要的全身生殖系统检查及实验室检查等，如均合格，可订好放置节育器的时间。产妇手术当日体温应在37℃以下。手术应在手术室内进行。这种手术一般没有痛苦，产妇要注意思想放松并与医生配合，只需几分钟，手术即可完成。在上环之前还要注意以下事项：

事项1 上环手术前3天及手术后两周内要严禁房事，保持阴道卫生，放环后不要洗盆浴，以免造成宫腔感染。

事项2 上环要最好在月经干净后3~7天。因为这个时期属于安全期，子宫内膜刚开始形成，妊娠可能性小，可以避免带孕上环，而造成子宫出血或流产。

事项3 上环手术一定要选择正规专业的妇科医院进行，在手术前一定要进行相关的妇科检查，如果查出有妇科炎症的话，还需要先治疗再进行手术。

在众多的节育措施中，"上环"可以说是一种长期避孕的方式。但如果患有急性盆腔炎、急性阴道炎、重度宫颈糜烂、月经过多或不规则出血、子宫肌瘤、子宫颈口过窄，患有严重全身性疾病的妇女不宜上环，否则会导致炎症加重、月经量增多等。因此如出现这些相关症状后最好治愈后再上环。

2. 产后上环后要注意什么

初次放环的产妇不仅仅要谨记上环前的注意事项，上环后如果不会或不进行自我监护，也会出现一些不应有的并发症，甚至避孕失败。想要避免上环后出现各种副作用就要注意以下事项：

1 产后上环后发现异常现象，及时请医生诊治和咨询。

2 注意月经规律，必要时请妇科医生治疗。

3 注意营养，多吃含铁食物，以防因经血量过多而引起贫血。

4 1周内不做重体力劳动，避免加腹压，2周内避免性生活及盆浴。这在女子上环注意事项中，对女性朋友们的身体很重要。保持外阴清洁，每天清洗，勤换内裤。

5 白带增多。子宫受到刺激，子宫颈分泌物就增多，一般放环3个月后此症状会逐渐减少。

6 在女子上环注意事项中，女性朋友们还要注意上环后第1次来月经及上环后第3、6、12个月均应接受医务人员的随访，以后每年检查1～2次。

7 少量阴道出血，或者月经周期缩短，月经量较多，经期延长。是由于子宫内膜受环的压迫，细胞发生炎性浸润。随着时间的延长，子宫适应后，症状会消失。

8 轻度的腰痛、腰酸。是刚放环一下不适应，子宫发生收缩，过一段时间会自然消失，这期间注意不要干重活。

各种环均有一定使用年限，T铜环为8~10年，母体乐为5年，含铜宫形环为10年以上。当你所上的环已到使用年限，则应在医生的指导下重新更换，或改用其他避孕方法。

一般情况下，上环后多久可以性生活？放置节育环手术术后是要隔房1个星期到半个月的，环后应至少休息2周，并在短时间内避免剧烈运动及性交。这样可以保护女性的身体健康，和减少上环后的感染等问题。因为节育环和你本身会有一个磨合期，过早的开始性生活，会导致节育环偏曲，脱落，也会导致妇科炎症，如盆腔炎，宫颈炎等。

上环后还要特别注意个人卫生，禁止性乱；所带避孕环有尾丝者一般不要采取阴道冲洗；发生阴道炎时要积极治疗；阴道有出血时禁止性生活，平时不穿化纤内裤，不用卫生标准不合格的卫生用品，每日清洗外阴，换洗内裤；不使用别人的洗浴盆具、毛巾。生活中只有认真地做好带环后的自我卫生保健，才能防止盆腔感染的发生，保持未来的生育能力。上环后如果发生阴道出血淋漓不尽或患有盆腔炎时，应该及时去医院检查治疗，治疗后症状无明显改善者应该取环，如果选用其他避孕方法。如果带环后发现停经，也需要及时到妇科医院就诊，明确是否已经怀孕。

个别上环后的妇女常常出现月经偏多、月经周期延长、痛经。这些现象的出现，其原因是多方面的，并非都是避孕环本身的原因。上环后月经过多是需要认真诊治的。有些人认为月经多点没有什么，没必要大惊小怪，不需要进行治疗，这种观点是错误的。产妇们需要细心观察自己身体的变化，及时进行咨询治疗，更好地呵护自己的健康。

第7章 产后重塑完美身材

第1节 产后必知减肥小知识

1.产后肥胖的原因

产后发胖的主要原因是妊娠生理变化、营养过盛、疏于运动、未哺母乳，次要原因有睡眠超时、不良情绪等，产后不发胖的秘诀就是针对这几方面原因，逐一制定行之有效的对策。

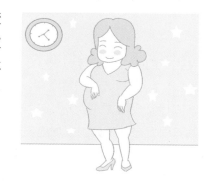

1 生理变化

体重增加是怀孕期间重要且明显的生理变化，除了来自于胎儿、胎盘和羊水的重量外，母体本身因为内分泌的改变，也出现了一些变化，例如：动情素的增加，女性的脂肪也随之增加；黄体素上升；准备哺乳使得泌乳素更多等。

一般孕妇在怀孕期间会增加13~20千克，其中7千克是脂肪细胞，产下小宝宝和丧失大量水分之后，妈妈的身上还留有7千克的脂肪，如果没有适当地减肥，这些脂肪将一辈子跟随着她。

怀孕后大腹便便，结果腹壁肌肉扩张，产后腹壁松弛，容易引起"肉肚子"；怀孕子宫增大，盆腔变宽，臀部也变大，容易让脂肪堆积，这些都会使体形发胖。

2 营养过盛

在怀胎和分娩之后，传统上孕产妇都是十分注意营养的。怀孕妇女为了让腹中宝宝吸收充分的营养，能够健康地成长，遵循"一人吃，二人补"的原则，将以往因为怕胖而忌口的饮食观念，先抛到脑后，并尽量多吃"补"的食物，希望让胎儿获取足够的营养。但是，有些准妈妈"补"错了食物，反而吃进过多的热量，胖到了母体本身，胎儿却未必能吸收到营养。妈妈胖了近 200 千克，宝宝产出时却只有 2000~3000 克的例子屡见不鲜，日后，她的瘦身过程也会更辛苦、难度更高。

3. 疏于运动

不少妇女在知道自己怀孕后，就变得静止、少动。怀孕初期怕流产，妊娠晚期又怕早产，产后月子里更是"寸步不离床，半脚不出门"。加上丈夫、老人的倍加爱护，饭来伸手，茶来张口，几乎与运动绝缘，怎么会不胖呢？

4. 未哺母乳

孕妇在生产前体内会积存约 36000 卡热量，以供哺乳时期使用，这些热量相当于一个中等身材女性 20 天的热量所需。未哺乳的妈妈有效的运动必须每周至少 3 次，每次 30 分钟以上，运动后心跳达 130 次以上，才有减重效果。

母乳喂养可促进乳汁分泌，加强母体新陈代谢，不但有利于婴儿生长发育，还能将体内多余的营养成份输送出来，避免产后肥胖。在哺乳期的前 3 个月里，产妇体内储存的脂肪以每天 100 到 150 卡的数量消耗掉。生产后 1 个月，哺乳的妈妈将比不哺乳者平均多消耗 18000~19500 卡热量。

5. 睡眠超时

睡眠时间过多，人体新陈代谢降低，糖类等营养物质就会以脂肪形式在体内堆积造成肥胖。产后夜晚睡 8 小时，午睡 1 小时，一天的睡眠时间即可保证。

6. 不良情绪

不良情绪会使产妇体内分泌系统功能失调，影响其新陈代谢，造成肥胖等问题。产后要保持乐观的情绪，避免烦躁、生气、忧愁、愤怒等不良情绪的刺激。

2. 产后容易肥胖的人群

很多怀孕期间的妈妈都会担心生完宝宝后的肥胖问题，其实孕妈妈们可不必太过担心，不是每位产妇都会出现产后肥胖，但如果您是以下这 4 种类型的人群，可能要多加注意了。

易形成产后肥胖的人群有以下四种类型：

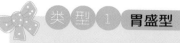

类型 1　胃盛型

孕、哺乳期胃口特别好，易饿且食量大；

类型 2　脾虚型

孕、哺乳期食欲一般，产后易便秘、腹泻；

类型 3　肝、肾两虚型

常见于高龄妈妈生理功能退化，影响脂肪代谢速度；

类型 4　混合型

混合以上 2 种症状，胃口好且易便秘或腹泻。

针对此类现象，我们为产妇们提供了几个家庭实用瘦身小妙法，并提出了以下建议：

1　合理饮食

产后妈妈每日饮食应遵循5餐原则，早餐、点心、午饭、点心、晚饭热量比例按照3：1：3：1：2搭配。

2　科学进补

肾气不足会影响水分、毒素和废物的代谢，增加脂肪的囤积，应多吃黑色食物或山药等；

3　促进循环

产后妈妈们可经常跳绳、泡澡，以促进体内新陈代谢。

正在怀孕的妈妈或已经生完宝宝的妈妈们想要产后减肥，不仅要找到合适的减肥方法，更应该先了解清楚自己的身体情况，判断自己的肥胖是属于哪种类型，主要成因是什么，这样才更有利于减肥。

有些身材苗条的妇女，经过妊娠、分娩，当了妈妈之后，身体逐渐肥胖起来，失去了昔日的风韵。究其原因，主要是妊娠引起下丘脑功能紊乱，特别是脂肪代谢失去平衡的缘故，医学上称为生育性肥胖。产后妇女体重超出正常范围20%~50%，医学上称为生育性肥胖。

生育性肥胖不仅给许多爱美的女性带来烦恼，而且对产妇健康也有很大的影响。

产后肥胖的妇女往往出现食欲不振、四肢无力、生殖器恢复缓慢，严重的甚至会出现尿失禁、子宫后倾或脱垂等问题。因此，积极预防生育性肥胖应引起孕产妇及家人的重视。预防生育性肥胖应注意以下几点：

1 合理膳食

妇女孕期和产后需要的营养比平常多，但应该有所选择。产前产后都要注意营养的均衡和适量，少吃高脂肪和高糖类，除产后最初几天需要吃些容易消化的食品外，以后可按正常饮食。哺乳期多喝些有营养的汤，可使奶水充足。

产妇在月子里每天大约需要热量3200千卡，蛋白质90~100，钙2克，铁15毫克，维生素C 150毫克以及维生素A、维生素B_1、维生素B_2等，要注意荤素搭配、细粮与粗粮搭配，一般一天有2~3只鸡蛋足够，过多反而影响消化和食欲，鸡、鱼、骨头都是产后很好的食品。应该多吃些富含维生素的蔬菜和新鲜水果，既能保持全面营养，避免产后便秘，同时也是保持健美的关键措施之一。还要学会细水长流地逐步补充，不要短期内拼命增加营养，大鱼大肉地乱吃一通，而是要注意饮食有节，一日多餐，按时进行，形成习惯。

2 早期活动

预防产后过度肥胖，保持匀称健美的体形，需要从生活细节做起。正常分娩的产妇，如果没有特殊病理情况，产后应尽早下床。一般是分娩24小时后，下床做些轻微的活动，如洗手、洗脸、倒水等。满月后，随着身体的恢复，应适当参加体育锻炼和做一些力所能及的家务。因为活动可以增强神经内分泌系统功能，促进新陈代谢的调节，还可以促进脂肪分解，消耗糖分，使体内多余热量得以消耗，能有效减少皮下脂肪的堆积，不致于多余的营养物质转化为脂肪在体内堆积。

3. 母乳哺养

母乳是婴儿天然的、营养比例全面的佳品，母乳喂养不仅可以满足婴儿生长发育的需要，而且有利于母亲自身的健美。研究发现，哺乳可以加速乳汁分泌，促进母体的新陈代谢和营养循环，还可以将身体组织中多余的营养成分运送出来，减少脂肪在体内的蓄积，预防生育性肥胖的发生。

4. 做产后操

孕期及产后积极运动是预防生育性肥胖的重要措施。适当的运动可促进新陈代谢，避免体内热量蓄积。在怀孕时，注意做一些不增加腹压，不挤压腹部的运动，例如散步、太极拳、徒手操等，不仅有助于增进食欲，还能锻炼腹壁肌肉，减少产前体内脂肪的积聚、促进胎儿生长发育、降低难产概率。

产后，为了促进子宫复原，避免粗腰、臀大等现象的发生，应进行产后保健操。一般无会阴裂伤及身体其他不适者，产后3天即可下床活动。分娩1周后，可以在床上做仰卧位的腹肌运动和俯卧位的腰肌运动，如双直腿上举运动、仰卧起坐等，这对减少腹部、腰部、臀部脂肪有明显的效果。

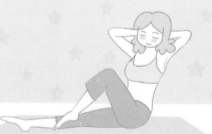

主要包括以下几项动作：

呼吸：仰卧，两臂放在头下，进行深呼吸。

屈腿：仰卧，两臂放在头下，左右腿足不离床面地交替屈腿、伸腿。

举腿：仰卧，两臂伸直平放在身旁，左右腿交替举高。

挺腹：仰卧，两臂伸直平放在身旁，双腿屈起，将臀部抬离床面。

缩肛：仰卧、屈膝、双脚并拢，像排便结束时那样做收缩肛门的动作。

仰卧起坐：仰卧，不用手支撑地面坐起。

胸膝运动：跪姿，两膝分开，胸肩部贴放在床面上，头侧向一边。

按一般规律，产后24小时起就可以根据自己身体的情况进行上述体操，刚开始先做头几个动作，每个动作反复做5~10次，每日做1~2回；以后可逐步做完所有动作，每个动作反复 10~15 次，每日做 3~4 回。最后两个动作应开始得晚些，仰卧起坐一般在产后 7 天开始，胸膝运动需产后 10 天起进行。产后保健操应连续做 3 个月以上。

5. 产后避孕

产后性生活应及早采取避孕措施，否则避孕失败导致怀孕或人工流产都会导致身体肥胖。究其原因，产后受孕，体内新陈代谢及性激素分泌出奇的旺盛，进而导致机体碳水化合物合成脂肪的功能增强。

6. 科学睡眠

对于常人而言，每天 8 小时左右的睡眠完全可以满足工作对精力的需要。所以，产后夜晚睡 8 小时，午睡 1 小时 1 天的睡眠时间即可保证。新妈妈要养成一个好的起居习惯，按时睡觉和起床，切勿在"月子"里染上赖床的坏习惯。睡眠时间过多，人体新陈代谢降低，碳水化合物等营养物质就会以脂肪形式在体内积聚造成肥。

4. 产后减肥误区

各位爱美的妈妈，生过孩子后身材走样，特别是腰腹部、背部、大腿会有大量的赘肉，因此总想以最快的速度减肥，所以不免会用一些不恰当的方法，其实这些方法不仅不能帮你恢复身材，反而会影响你的身体健康。专家提醒你产后这些减肥误区不要碰：

误区 1　减肥急于求成

产后急于减肥会使腹肌紧张增加腹压，使盆腔内的韧带受到来自上方的压力，导致子宫脱垂、尿失禁等症状，而这些症状在生产 10 余年后会越发明显，甚至会影响女性一生的健康，因此产妇产后减肥不能操之过急，月子和哺乳期间瘦身非常伤身，新妈妈必须格外注意。中医讲，产后出血，气虚，气血不足，这时候最需要调养身体，补充营养，绝对不可以不顾及自己身体，强行减肥。

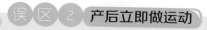

误区 2 产后立即做运动

产后立即剧烈运动减肥，很可能导致身体子宫康复放慢并引起出血。严重的还会引起生产时手术断面或外阴切口再次遭受损伤。一般来说，顺产 4~6 周后妈妈才可以开始做产后瘦身操，剖宫产则需要 6~8 周或更长的恢复期。剖宫产妈妈产后运动情况会更加危险。而且，运动在乎持久，而非剧烈。过度剧烈的运动，燃烧的不是脂肪而是肝糖，会让身体产生饥饿感，反而会吃下更多过量的食物。

误区 3 饮食不合理

不少人认同食素可以减肥，所以产后就吃大量的素食。素食，如蔬菜、水果、五谷等，与同等重量的动物性食物比较，其热量是较低的。但任何人，所吃的热量低过身体的消耗，体内的脂肪便可以慢慢减掉，并不单指素食者。素食中亦不乏高热量的食物，比如炸春卷、素什锦等以多油多糖为主的素菜。

误区 4 贫血也减肥

生育时失血过多，容易造成产后贫血。产后贫血的新妈妈身体恢复比较慢。如果，此时又急着瘦身，没有很好解决身体贫血的问题，更容易加重贫血的情况。再次提醒新妈妈们，产后不宜立即减肥，有贫血的新妈妈，更要注重补充含铁丰富的食物，多吃菠菜、红糖、鱼、肉类、动物肝脏等，等到身体逐渐恢复后，再进行较佳。

误区 5 生完孩子就节食

有些新妈妈刚刚生完宝宝就想着节食减肥，是因为她们很多人误以为只要少吃东西或者省略一餐不吃就能达到快速减肥的目。其实不然，人体有一定的基础代谢率，如果每天所需的基本热量不足，就会使身体的基础代谢率降低，短时间内可能有效，一旦恢复正常饮食，就会因为代谢低下而让吃进的食物形成热量囤积，就会出现越减越胖的情形。产后 42 天内，新妈妈不能盲目节食减肥。刚生完孩子，身体还未完全恢复到孕前的程度，加之有些新妈妈还担负繁重的哺育任务，此时正是需要补充营养的时候。产后强制节食，不仅会导致新妈妈身体恢复慢，严重的还有可能引发产后各种并发症，所以产后减肥不可过早进行。

误区 6　服用减肥药

减肥药主要通过人体少吸收营养，增加排泄量，达到减肥目的，减肥药同时还会影响人体正常代谢。哺乳期的新妈妈服用减肥药，大部分药物会从乳汁里排出，这样就等于宝宝也跟着你吃了大量药物。新生婴儿的肝脏解毒功能差，大剂量药物易引起宝宝肝功能降低，造成肝功能异常。所以，产后减肥服用减肥药非常不可取，减肥饮品也要谨慎选择。

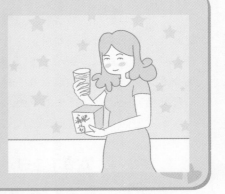

误区 7　"多餐"就能减肥

少食多餐可以有效地控制我们每餐的食量，让代谢相对处于平稳的状态，但前提是：每日摄入的总热量是固定的，我们只是把它们从 3 餐分成 5 餐来吃。但如果你只记住了"多餐"，嘴不停地吃，一天下来，比原来里 1 天 3 餐的食量还大，结果不言自明。

误区 8　吃得精细，就能减肥

在很多人的印象里，吃得精细是高品质生活的表现，食物做得太精细已经造成了一些有利健康的物质丢失，一味吃细粮以及鸡蛋牛奶等太精细的食物，很容易导致便秘，给代谢和减肥造成压力。所以，多吃一些富含纤维的食物，更能促进肠道蠕动，有利消化和减肥。当然，我们可以因为担心农药而削去苹果皮，不过苹果皮也是帮助体内毒素排出的好东西呢。

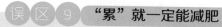

误区 9 "累"就一定能减肥

一个人累了,当然就很容易瘦下来。累瘦了的说法,越来越站不住脚了。熬夜时间长了呢,你可能会吃夜宵,吃夜宵一般来说会让你更胖。为什么呢?从生物学上讲,人是白天活动的动物,到了晚上,人体的各种机能就自然地进入了休息状态。唯独合成脂肪的胰岛素,在晚上分泌的较多。这就意味着:吃同样的东西,在晚上更容易变成脂肪沉淀下来。所以,中医有"天人合一"的养生说,就是天亮了好好工作,天黑了就要好好休息。

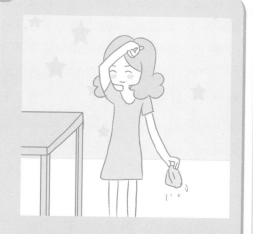

误区 10 运动一定减肥

大家都知道要减肥必须得运动,但是运动就一定能减肥吗?"有氧运动"才能消耗更多的热量,"无氧运动"却没有这样的功效。有氧运动必须具备3个条件:运动所需的能量主要通过氧化体内的脂肪或糖提供;运动时全身大多数的肌肉都参与;运动强度在低、中等之间,持续时间为15~40分钟或更长。如快走、慢跑、健身操、游泳、骑自行车和各种球类运动等。而"无氧运动"是指肌肉在"缺氧"的状态下高速、剧烈、爆发的运动。如赛跑、举重、投掷、跳高、跳远、拔河等。想减肥的产妇们,当然多做"有氧运动"啦。

5. 产后多久可以开始减肥

减肥是个永恒的话题。在经历十月怀胎的辛苦和分娩的痛之后,产后很多女性朋友为了尽快恢复产前的身材开始减肥,那么产后多久可以减肥呢?

一般来说,产妇至少要等到产后6周回医院复查后,根据医生检查的结果来决定是否可以开始减少热量摄入和运动的方法来减肥。如果是母乳喂养的产妇,至少要等到产后2个月再开始控制饮食,因为太早地控制饮食可能会减少你的乳汁分泌。

如果是顺产的话，大多数新妈妈在生完宝宝2~3个月就可以进行减肥运动了，但是如果是剖宫产的话，则要在3个月之后才能开始减肥。而且这是针对一般体质的女性，如果身体比较虚弱，则要延长时间，或者咨询医生后再做决定。虽然运动是产后减肥的健康方法，但是产妇首先也需要看看自己的身体是否准备好了。

产后6个月是体重控制的黄金时期。产后有没有及时减重，和以后体重的增加有很大的联系。如果产后6个月内能够恢复到怀孕之前的体重，则8~10年后，体重平均增加2.4千克；如果产后体重无法下降，则8~10年后，平均体重会增加8.3千克。

6. 产后减肥原则

产妇产后，最关心的除了小宝宝的健康外，再就是自己的恢复情况。而产后减肥困难是许多产妇非常苦恼的事情，其实产后减肥，有几个基本原则一定要掌握。

原则 1 正确饮食

每天坚持喂养宝宝会都助身体消耗很大的热量，而且也要控制好自己摄取的热量，一般来说，每天摄取的热量不应该小于1500卡，这样就能够维持充足的奶量。当然，摄取的热量也不能高于1800卡，否则多余的热量会转化成脂肪堆积在体内，造成肥胖。本着早吃好、午吃饱、晚吃少的饮食原则，这么做既能为身体补充足够的能量，却又不会有过多的堆积热量。

原则 2 继续哺乳

生完宝宝之后，新手妈妈们仍然要坚持母乳喂养，这样既有利于宝宝的生长发育，同时宝宝吸走奶水也是在帮助身体把大量的热量排出去，虽然母乳喂养期间乳房会有一些疼痛感，但是为了宝宝的健康和自身的健康，这样做就非常值得。

原则 3 细嚼慢咽

吃饭的时候应该控制速度，细嚼慢咽，增加咀嚼的次数不但有利于肠胃的消化，同时还能够控制食量的大小，避免生完宝宝后因为经常吃得过饱而发胖，对身体的恢复反而不利。

哺乳期间，新手妈妈们要多为身体补充营养，摄取不同的维生素，所以要尽量增加平日的食材种类，像是蔬果、豆制品、肉类、乳制品或者粗粮等等一样都不能少，增加食物的种类不但能帮助新手妈妈们恢复身材，同时也能保证奶水的充足和营养。

在哺乳期间，女性的减肥速度要控制在一定的范围内，否则会影响母乳的供应量，对宝宝的发育造成影响。而且快速的减肥还容易反弹，也容易造成皮肤的松弛，所以切不可操之过急。

根据美国妇产科医师学会（ACOG）的建议，哺乳时每周减去 1 磅（1 磅 = 453.59237 克）体重是安全的，并且不会对婴儿的成长有负面影响。

产后要立刻恢复身材，运动绝对不能少。尤其是腰身的恢复，更需要积极的运动才能够完成目标。一般来说，照顾宝宝其实运动量就很大了，当然也需要一些专门的训练，不过一定要适当运动，因为哺乳期间新手妈妈们的身体还没有完全的恢复，所以这一点也要多加注意。

7. 产后运动注意事项

产后运动的目的在预防或减轻因生产造成身体不适及功能失调的情形，促进子宫与会阴肌的收缩，并强化腹肌收缩，以利产妇早日恢复身材。产后产妇若没能及时运动，长期下来可能会产生腹肌无力、背痛及应力性尿失禁等现象。

但是，凡属于下列情况的产妇慎做体操锻炼：

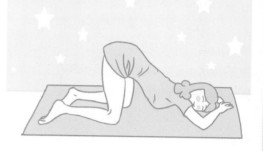

（1）身体虚弱，伴有发热等症状者。

（2）血压持续升高，伴有头晕、眼花等症状者。

（3）患有较严重心、肝、肺、肾疾病者。

（4）贫血及有其它产后并发症者。

（5）做剖宫产手术者。

（6）会阴严重撕裂者。

（7）产褥感染者。

即使产妇的身体条件允许产后做运动 在进行产后运动时也要注意：

（1）产后运动要适度，运动量的增加要循序渐进，开始锻炼的时间不宜过早，最好等到产后4周开始锻炼，至少也要等到阴道分泌物干净后。剖宫产或有并发症的产妇，应该推迟锻炼。如果进行正式的锻炼项目，应征得医生同意和指导。

（2）如果出现以下情形之一，应终止锻炼：任何部位的疼痛或隐痛；阴道出血或有排泄物；头晕、恶心、呕吐；呼吸短促；极端疲劳或感觉无力。

（3）运动前要排空膀胱，穿宽松或弹性好的衣裤，避免在饭前或饭后1个小时内做运动，运动后出汗，记得补充水分；锻炼前1小时最好吃点高蛋白和碳水化合物类食物；运动前要做身体预热运动，运动即将结束时，应缓慢停下来。运动次数由少渐多，勿勉强或过累；若有恶露增多或疼痛增加，则需暂停运动，等待恢复正常后再开始。

产妇产后运动不仅仅要注意以上事项，以下的动作也慎做！

（1）颈部慎过于向后仰。这种动作的运动量比较大，容易给颈部关节造成很大压力，带来不良的影响。

（2）膝盖弯曲的角度慎过大。膝盖弯曲的角度过大，会造成膝部关节的压力过大，影响身体健康。

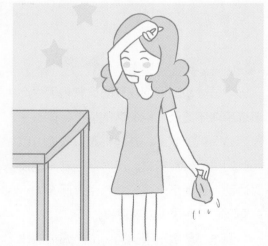

（3）在练习身体柔软度的运动过程中，慎增加运动强度的弹跳运动。增加运动强度的弹跳运动，只会造成收缩的压力，对锻炼身体的柔软性毫无助益。

（4）做仰卧起坐时，慎伸直双腿。做仰卧起坐时伸直双腿，可能会使背部肌肉受伤，因此，要保持膝盖的弯曲。

第 **2** 节　产后纤体小知识

产后 2~3 个月才可以开始减肥，对于急于恢复曼妙身材的产妇们来说，这段时间可能有点长。

自然分娩的产妇们一般 1 个月就可以进行纤体疗程。对于剖宫产的妈妈们，则要等到腹部伤口完全愈合后才能开始腹部纤体疗程，一般在产后 2~3 个月。但其他部位在身体状况良好的情况下即可进行疗程。

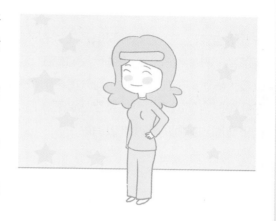

第 1 阶段：产后第 1 周——帮助子宫及体内机能复原

产妇们为了迎接"生产"这个艰巨的任务，全身的关节与骨盆都会变松，加上怀孕期间内脏的挤压，以及在生产的过程中，肌肉与韧带难免会拉伤，或者是剖宫产后伤口的压迫，在产后初期选择瘦身产品时，应该避免束得太紧。建议尽量挑选轻柔、舒适且可以 24 小时穿着的束腹产品，搭配弹性适中、穿脱容易的紧缩裤，给予子宫适度的压力，帮助体内机能慢慢恢复。同时配合适度的产后运动，让骨盆、阴道恢复正常。

第 2 阶段：产后第 2 周——收缩腹部恢复腹壁

在经过一段时间的调适与休息之后，妈妈们的体内机能与体力大多已恢复正常状态，但是产后腹壁的恢复速度却没有子宫收缩的快，因此容易在腹部形成空洞，造成脂肪囤积。若只想依靠原有的力量来恢复身材，得耗费更多精力才行。建议孕妈妈在白天的时间，可于腹部位置使用束缚力较强的束腹产品，借由强劲的紧缩力道，贴紧腹壁，消除囤积在下腹部的脂肪，同时帮助腹直肌及左右骨盆恢复原状。到了晚上，还是建议换回第一阶段的舒适穿着。

第 3 阶段产后：第 3 周～产后 6 个月——加强、塑造完美曲线

到了这个时候原本受到子宫压迫而往上挤的内脏，会慢慢地回复到原位，而且产后的恶露也减少了，妈妈们可以开始针对体型的要求加强曲线的雕塑！建议在白天的时候可以换上机能性较强的束裤产品，借由专业的塑身剪裁，达到下半身压腹、束腰、提臀以及大腿紧实的加强作用，同时加速脂肪细胞的代谢，达到瘦身雕塑的效果。除此之外，在怀孕时容易因钙质流失及产后调适不良，造成驼背、乳房松弛、小腹微突的现象，使得下胸围到腰间的赘肉难以消除。

第3节　瘦身食物小集锦

产妇要想甩掉孕期体内储存的多余脂肪，缩食减肥是不可取的。缩食减肥不仅会影响乳汁的分泌，也不利于产后复原。为了免除产妇节食的痛苦，我们特地介绍了一些瘦身食物，既避免了饿肚子的难受，同时达到瘦身的目的，让产妇怎么吃都不胖。

瘦身食物 1：魔芋

内含大量食物纤维和水分，还有一种叫做葡萄糖甘露聚糖食物纤维的矿物质。这种矿物质不能被消化酶分解，不能作为热量被吸收。

瘦身食物 2：酸奶

原味酸含有奶糖、蛋白质、脂肪，可以稳定血糖含量，因此很耐饿。研究表明，正在进行低卡路里饮食的人，如果食谱里包括酸奶，与同类计划食谱中不含酸奶的人相比，减掉的全身的脂肪量要高出 61%，减掉的小腹的脂肪量要高 81%。用低脂纯酸奶来代替鸡肉或土豆沙拉上的蛋黄酱吧，或者在烤土豆上放一点酸奶，再挤几滴柠檬汁。这样，每汤匙可以省掉 4.7 克脂肪。

瘦身食物 3：麦片

麦片是最能让人有饱腹感的食品，和其他糖类不同，即使是速熟的麦片，吸收也很缓慢，因此对血糖的影响非常小。每份燕麦碎粒含有高达 5 克纤维素，是最有饱腹感的一种。速熟麦片中纤维素含量是 3~4 克每份。用燕麦片代替面包屑撒在肉卷上吧。不过最推荐的当然还是燕麦粥，你可以在粥中加上任何自己喜爱的食物，哪怕是牛肉丸，这样健康的早餐一定让人无法抗拒。

瘦身食物 4：枸杞

枸杞中含有 18 种蛋白质，是令人惊叹的蛋白质提供源。而且富含 β-胡萝卜素，一大汤匙枸杞也只有 35 卡而已。将 1/4 杯干枸杞，1/4 杯葡萄干，1/4 杯核桃混合在一起做成旅行什锦果干。或在空碗中倒入 1/4 杯开水，两大汤匙干枸杞，浸泡 10 分钟，沥干，然后舀入 1/2 杯香草味冷冻低脂酸奶，作为甜点食用。

瘦身食物 5：苹果

研究表明：每天 1 个苹果可以抑制体重增加。在吃正餐意大利面之前吃掉一个苹果作为零食的人，摄入的热量比吃其他零食的人少。苹果中纤维含量很高，每个有 4~5 克，纤维让人有饱腹感。另外，苹果中含有的抗氧化剂，有助于预防代谢综合症。苹果是最理想不过的低热量零食。要做成馅饼的话，将一个中等大小的苹果切碎，撒上 1/2 汤匙甜胡椒，1/2 汤匙肉桂，放入微波炉中加热一分半钟。

瘦身食物 6：蓝莓

所有浆果类都对身体有益，但蓝色的果子是其中最好的。研究表明：蓝色浆果中抗氧化剂的含量是常吃的水果中最高的。每杯浆果中纤维含量是 3.6 克。纤维可以起到切实防止食用的脂肪被吸收。别再在一整碗麦片顶部放几颗蓝莓了，来一整碗蓝莓吧，在上面撒些麦片，再加点牛奶或者酸奶，味道一定很棒！

瘦身食物 7：石榴

石榴不仅富含叶酸和可以预防疾病的抗氧化剂，它们还是低卡路里、高纤维的食品，因此石榴可以满足你吃甜食的欲望而不会对节食有影响。把生石榴子作为零食放在桌子上，用这些代替果仁放在沙拉里吃。

瘦身食物 8：小水产品

虾、海蛰、章鱼、蛏子、海参等小水产品的蛋白质含量很高，但脂肪含量极低，很少有脂肪超过 1% 的，是理想的瘦身食物。

瘦身食物 9：芹菜

芹菜大部分是水分和纤维素，含维生素 A 和维生素 C，性味清凉，可降血压、血脂，更可清内热。芹菜有西芹和唐芹，唐芹的减肥效果更好一些。

瘦身食物 10：冬瓜

冬瓜不含脂肪，含有丰富纤维、铁、钙、磷、胡萝卜素等。能利尿清热，内含丙醇二酸，可阻止体内脂肪堆积。

瘦身食物 11：豆芽

脂肪量和热量都很低，水分和纤维素含量多，常吃豆芽不仅可以减肥还对健康非常有益。炒时加入一点醋，以防维生素 B 流失，又可以加强减肥作用。

瘦身食物 12：香菇

可以抑制胆固醇的增加，所以可以减肥。如金针菇、草菇、蘑菇等，都是减肥者应该多吃的食品。

瘦身食物 13：萝卜

萝卜能使肠管紧张度增高、肠蠕动增强，缩短食物在肠道的存留时间，利于食物代谢及废物的排出，达到减肥效果。

瘦身食物 14：扁豆

扁豆是很好的平坦小腹的食品。扁豆中蛋白质和可溶性纤维含量很高，这两种营养物质都有稳定血糖含量的作用。吃扁豆可以防止胰岛素分泌量上升造成脂肪增加，尤其是腹部的。扁豆的种类很多，其中红扁豆和黄扁豆熟的最快（约需15~20分钟）。将煮熟的扁豆放在意大利酱中就成了一道健康食品。

瘦身食物 15：黄瓜

黄瓜有助于抑制各种食物中的碳水化合物在体内转化为脂肪，清热败火，是良好的瘦身食物。瘦身食物还有豆制品、胡萝卜、海带、洋葱、韭菜、大蒜等，了解了哪些食物能减肥，大家可根据自己偏好的口味适当选择。

第❹节　简单运动小集锦

产后妈妈们的身体还处于相对于虚弱的状态，如果这个时候，妈妈们有足够的毅力，为自己的健康考虑的话。可以坚持多做一些简单的产后运动哦！

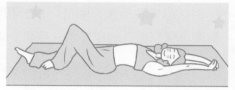

1.深呼吸运动 1

目的：收缩腹肌。

方法：

方法 1 仰躺床上，两手贴着大腿，将体内的气缓缓吐出。

方法 2 两手往体侧略张开平放，用力吸气。

方法 3 然后一面吸气，一面将手臂贴着床抬高，与肩膀呈一直线。

方法 4 两手继续上抬，至头顶合掌，暂时闭气。

方法 5 接着，一面吐气，一面把手放在脸上方，做膜拜的姿势。

方法 6 最后两手慢慢往下滑，手掌互扣尽可能下压，同时吐气，吐完气之后，双手放开回复原姿势，反复做5次。

2.深呼吸运动 2

目的：使乳房恢复弹性，预防松弛下垂。

方法：

方法1 平躺，手平放两侧，将双手向前直举。

方法2 双臂向左右伸直平放，然后上举至双掌相遇。

方法3 再将双臂向下伸直平放，最后回前胸复原，重复5~10次。

3. 深呼吸运动3

目的：促进子宫及腹肌收缩，并使腿部恢复较好曲线。

方法：

方法1 平躺，举右腿使腿与身体呈直角。

方法2 然后慢慢将腿放下，交替同样动作，重复5~10。

4. 起坐运动

目的：增强腹肌力量，减少腹部赘肉。

方法：

方法1 仰卧在地板上，二手掌交叉托住脑后；

方法2 屈膝的同时收腹，上身起坐，令腹肌紧绷，同时深吸一口气憋住片刻；

方法3 缓慢呼气，同时慢慢伸开一条腿，直至完全伸直,贴于地板上；

方法4 然后屈腿至原来的位置，伸开另一条腿，再屈伸到原来的位置，放松腹肌，此为一个循环；

方法 5 下次收腹时再使另一条腿伸屈，反复进行，每条腿来回拉动 20 次。

5. 骨盆锻炼

目的：生产时，如果骨盆底肌肉受损，强度削弱，就会出现尿失禁的现象，通过骨盆底锻炼可增强这些肌肉的强度，加快康复的速度。

方法：

方法 1 慢慢收缩骨盆底肌肉，保持 10 秒钟，然后缓缓松弛下来，如此重复锻炼。

方法 2 反复快速地收缩与放松骨盆底肌肉。

6. 背部运动

目的：增强背部肌的锻炼无论采取以上哪种方法，每天都应做 5~10 次，每次至少重复 20 遍。尽量养成在做其他事情的同时，做这种锻炼的习惯，如在给婴儿喂奶、沐浴、刷牙的时候，使盆底肌肉得到锻炼；产后 4~8 周时，当你咳嗽、大笑或用力时，会有少量的尿液流出，这是正常现象，如果持续流尿，要及时看医生。

方法 1
(1) 采取俯卧位，两上肢放到肩部两侧；
(2) 略膊肘弯曲，手置于肩关位置，手心向下；
(3) 然后手臂用力撑起身体，但髋关节部要保持不动，仍与地板接触；
(4) 待你感觉到腰背部受阻时，再让身体重新回到地板上，重复锻炼 3~5 次。

方法 2
(1) 站立，两脚分开，与肩宽相同，两手放在后背部下方；
(2) 慢慢呼气，同时腰背部向后弯曲，脸朝上，眼望天花板。
腰背后弯的程度以感觉舒适为宜，不要过于弯曲以防摔倒，给婴儿喂奶或换尿布后做这个锻炼更好。

第5节 饮食法则控体重

生完宝宝后，妈妈们都希望自己能够快速恢复到孕前的身体状况，可实现这个愿望并不容易，为了帮助产妇们更好地恢复身体，我们建议从饮食着手，给身体充足电。以下这些饮食法则会帮助产妇们尽快实现自己的心愿。

1 每天喝7杯牛奶，牛奶中的脂肪含量仅为3%，喝后容易产生饱腹感，既不易使人发胖，又可使身体得到充足的蛋白质、钙质及大量的维生素B、维生素A等营养素。选用脱脂奶不失为一种上策，脱脂奶与全脂奶中的蛋白质储量是一样的，但有助于控制脂肪过多摄入。

2 如果不为宝贝哺乳，可以摄取与怀孕前相同的热量，这样既可以帮助减去身上不想要的赘肉，又可以维持体力。

4 每天最少吃7两主食，不吃主食固然可消耗身体脂肪，但会产生过多代谢废物，对健康不利。主食中最好有一种粗粮，如燕麦、玉米、小米、甘薯、豆子等。这些粗粮富含膳食纤维和B族维生素，吃后不仅让人不容易产后饥饿感，还不会吃得太多。

3 每天吃5两深绿色蔬菜，深绿色蔬菜中富含膳食纤维、胡萝卜素、维生素C、钙、铁等营养素，如芥蓝、西兰花、豌豆苗、小白菜、空心菜等。最好在就餐时先这些食物。这样可以增加热量消耗。

6 吃水果的时间也不可忽视，这对于控制过多热量摄取很重要。最好不要在餐后吃水果，正确的做法是在餐前吃水果。这样，等到进正餐时腹中已有食物，不会太感饥饿。这样就不易过多进食，有助于控制体重增长。

5 以大吃特吃水果的方式满足食欲大错特错，水果中含糖8%，有时糖含量可达到20%，香蕉中也含有很高的淀粉。因此，每天吃水果的数量也要注意限制。数量最好控制在300克以下（去皮去核后），吃香蕉不应多于2根以上。

7 多吃新鲜水果，少饮果汁。因为，吃水果的饱腹感要比喝果汁明显增多。提醒一点，有水果时最好不吃沙拉，水果拌上沙拉酱和糖就会热量大增。如果有鲜水果，尽量不去吃干果，干果去掉水分后热量密度直线上升。

8 经常吃一些需要多咀嚼才咽下的食物。营养专家认为，人在咀嚼300次时就开始产生饱感，这样也有助于控制进食量。

9 只吃天然食品，少选含人工合成剂以及加工的食品。因为，这些食品中往往加入过多人工色素和化学添加剂，不仅污染母乳，没有多少营养，还会增加肝肾负担，如选择炸薯条还不如选择新鲜马铃薯。

10 选择既有营养又可控制热量的食物，如多选低脂肪及低蛋白的食品，像豆制品、牛奶、鸡肉、鱼等；多选新鲜蔬菜、海藻。如果是同一类的食物，应该选择脂肪少、热能低的品种，如可用鸡肉代替猪肉。

11 食物的原料和调味品也应养成定量的好习惯，可在家中备有一个小台秤随时称一下，这样可以帮助控制量。

12 少吃甜食，包括撒在水果和麦片上的糖，还有蛋糕、饼干、面包、食品派等，都会使新妈妈在不经意之中过多摄取了糖分。

13 有些食物虽然从表面上看并不含有糖分，如沙拉酱、热狗、汉堡包、罐头及一些冷冻蔬菜，但其中可能含有蔗糖、葡萄糖、蜂蜜或玉米糖，进食时应留心看包装上的标注，以免不明不白吃进去很多糖分。

14 少做煎炸食品，如果煎炸一定要在食品外面挂浆，并挂浆要薄，以减少吸油。同时，注意控制进食过多动物油，即使是植物油也要限量，最好选用新潮食油，如橄榄油、玉米油等。

15 炒菜时注意尽量不要时间过长，以免水分流失。最好让菜肴保留较多的水分，这样可以增加菜肴的体积，吃进去能够起到更好的饱腹作用。

16 注意控制做菜的用油量，最好选择清蒸、煮、烩、汆、熬、拌等省油的方法，使每天的烹调油用量不超过30克。

17 煲汤时要注意频繁将漂在汤上面的油撇去。如果顿顿饭离不开汤最好煲清汤，不要做浓汤，浓汤含有更高的热量。

18 不要拒吃马铃薯，以为它是发胖食品。马铃薯中固然含有不少淀粉，但毕竟大部分是水分，约占总量70%，重要的是含有大量能够产生饱腹感的膳食纤维，因此，用马铃薯代替主食具有减肥效果。

19 可以用马铃薯代替主食，但不要把它当作蔬菜。因为，马铃薯的热量虽然比主食要少，可比起蔬菜来却是大得多。人们在进餐时也总习惯于菜吃得多，如果把马铃薯当菜吃，同时又不注意减少主食量，容易摄入过多热量。

20 每天清晨起床后先喝一些温开水，这样有助于降低食欲，减少进食量，如果能够坚持在3餐前都饮用温开水会有更好的效果。

21 不可饮水过量，以喝后不觉胃胀、不感恶心或不影响食欲为好，不然反会诱发饥饿感，增加进食量。

22 一日三餐要定时、定量，注意营养均衡。不要吃得过饱，三餐进食要均匀，并在进餐时要有科学顺序，如可在餐前先上汤，吃饭时先吃体积大、热能低的清淡食物和蔬菜。

23 进餐过程中要专心致志、细嚼慢咽食物，并在咀嚼时手不要碰别的食物。餐后马上刷牙漱口，以免残留在口腔中食物气味诱惑自己想再吃的欲望。

24 平时，注意远离食物的诱惑，如经常把食物放在自己看不见或不容易拿取的地方。

25 不要为了避免发胖，有时1天吃2顿或1顿，甚至1天不吃饭；或遇到爱吃的食物就多吃，下一顿再减肥，没有爱吃的食物就不吃。这样，会使身体不能充分利用食物燃烧释放的热量，而是过多将热量储存起来，由此增加摄食量，反易使脂肪堆积在皮下。

26 进餐时最好不喝佐餐饮料，平时应注意少喝饮料。饮料与水似乎没有太大区别，但不节制饮用使人会在无意之中长胖。特别想喝时，可以喝一些低热量或无热量的新型甜味饮品。

27 每餐做饭时只做够量的食物，盛饭之后再去掉一口，避免克制不了自己多吃的欲望而过多进食物。

28 水果、蔬菜、纯谷类食物热量密度较低，动物性蛋白质及脂肪类食物热量密度较高。加工的谷类食品尤其是干燥加工食品，如饼干、面包、干果等热量密度也相当高。因此，在烹调时注意降低食谱的热量密度，如炒香肠时可加些蔬菜。这样，在美美吃好吃饱地同时又可降低总热量摄入。

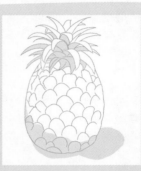

29 低热量密度的食物通常不耐饿，常在饭后2~3小时便会产生饥饿感。可在正餐之间加些低热量的小零食，如小萝卜条、芹菜条等来充饥，这样不会使人增肥。

30 无论是否哺乳，按时称体重是了解自己热量摄取是否偏高或偏低的最佳方法。如果没有达到理想效果，随时调整饮食上的热量摄取。

第6节 产后瑜伽

产后恢复是每个新妈妈都关心的话题，不论是自然生产的产妇还是剖腹生产产妇，因生产方式不同，产后恢复情形也不尽相同。对于产后恢复方法很多，最健康的方法当然还是锻炼了，所以产后瑜伽恢复就是很好的选择。产后瑜珈练习是促进骨盆腔血液循环的运动，可依个人体质逐渐开始练习，产后瑜珈的诸多动作中均有苗条身材、保护内脏及柔软肌肉，增加弹性的功效。

1. 产后子宫恢复瑜伽

子宫是生命的发源地，是孩子最初的"房子"，所以子宫是女人重要的器官，只有它的健康才能让女人享受为人母的权利。产后的子宫更是变形得夸张，所以产后恢复是相当重要的，那我们平时应该怎样善待自己的子宫，产后子宫恢复瑜伽又是怎么样的呢？

产后瑜伽动作简便舒缓，易于练习，富有针对性，通过有助于腹部器官和肌肉锻炼的各种姿势和呼吸法、冥想法配合，达到强壮、滋养生殖器官，调整和迅速恢复子宫位置，让子宫充满活力，促进肠蠕动等目的。同时通过针对腰、腹、臀、大腿、手臂的各种姿势练习，使之紧绷，消除孕期堆积的脂肪，恢复轻盈体态。产后瑜伽还可以帮助新妈妈舒展身心，让新妈妈感到安全和轻松。

1. 虎式

①开始时跪下，臀部坐在两脚跟上，脊柱要伸直。两手向前伸，放在地板上，抬高臀部，做出爬行的姿势。

②两眼向前直视，吸气，右腿向后伸展。蓄气不呼，弯右膝，把膝指向头部。两眼向上凝视，保持5秒钟。

③呼气，把屈膝的腿，放回髋

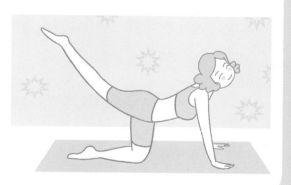

部下面，贴近胸部，脚趾高于地面，两眼向下看，鼻子贴近膝部，脊柱应弯成拱形。把右腿向后方伸展还原，每条腿做5次。

2.腰部转体式

①从坐姿开始，双腿并拢，脚尖向前伸直，两手自然打开，放于体侧。

②左腿沿地面屈膝收回，自然放在右膝外侧，收紧腹部。

③慢慢腰部向左扭转，右肘关节尽量抵住左膝外侧，双手指尖尽量点地，头部向左方扭转， 眼睛平视左前方。吐气，身体缓慢还原。

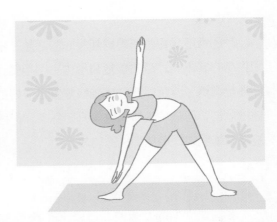

功效：

反方向重复以上动作，可有效消除腰部赘肉，美化腰部线条，强健消化系统，促进肠道的蠕动，改善便秘的现象。有效解决，因为喂奶等长时间身体弯曲导致的脖颈和肩膀的疼痛。

2.全身恢复瑜伽

1.拉弓射雁式

①身体保持立正姿势，深呼吸。

②呼气，右脚脚尖向右迈出一大步，脚跟不要抬起，两腿绷直。

③上身保持脊柱的挺直，开始向身体右侧弯曲，用右手去够右脚尖，手正面朝外，左臂向上抬起。

④转动头部，眼睛向上看左手手指，手面朝向面部，向右。

功效：

帮助产后新妈妈恢复腰部和腿部肌肉的弹性，减少腹部赘肉滋生。

动作提示：

右手尽量向右脚尖伸去，同时整个身体应保持在同一平面上，背部不要拱起。

2.玲珑圆圈式

①膝盖着地，脚尖向下，脚跟向上。

②小腿和上身成直角，保持上身挺直，深深呼气。

③呼气，腰部以上向后倾斜，头部缓缓后仰，两肩一起向后靠拢，双手向后够到脚后跟。

④保持膝盖到腰部的部分与小腿角度不变，上身成弧形。

功效：

有效塑造新妈妈胸形，使身体重现优美曲线，还可预防新妈妈颈椎疾病。

动作提示：

胳膊尽量保持伸直，头部向后扬起，胸部展开到最大。

3. 白鸽亮翅式

①坐于地上，双腿放平，上身挺直。

②保持上身挺直，双腿向上拱起，至脚掌完全着地。

③上身保持姿势不变同时缓缓向右侧转动，左手小臂搭在膝盖上，手掌扣住右膝盖右侧，右手由身体右侧向后滑动。

④使右手五指点地，胸部完全张开。

功效：

促进腿部肌肉恢复弹性，转动上身，使脊柱和颈椎的血液保持畅通，同时紧缩臀部肌肉。

动作提示：

上身应处于绷紧状态，并向右侧转动到最大的角度。

4. 天鹅觅食式

①两腿平放，坐于地上，深呼吸。

②两膝盖向上缓缓抬起，双手放于大腿下侧，肘部靠拢，同时用力提起大腿向后拉。

③脚尖努力向下，脚面保持绷紧状态，腿部正面和脚面应成一直线。

④呼气，用力低头，前额尽量向膝盖靠拢。功效：减少臀部赘肉的堆积，疏活动脉血管，缓解产后水肿。

动作提示：

呼吸时应将意念集中于小腹，并保持呼吸的均匀和注意力专注。

5. 金蛇回首式

①身体俯卧，脚面向下脚掌向上，两腿伸直，吸气。

②呼气，两腿保持伸直状态，腰部以上向上稍稍抬起，两手掌平放于胸部前方，支撑上身。

③转动头部向自己脚掌望去。

功效：

提升胸部，让腿部肌肉保持弹性，展现曲线美。

动作提示：

为预防手脚麻木，做此动作时，应提高注意力。

6. 回眸望月式

①身体取跪姿，脚尖点地，上身挺直。

②左腿保持不变，右腿提起，右脚尖向右侧前伸，右脚掌紧贴地面。

③左手背向身后，右手向右脚尖够去，同时上身向右自然弯曲，头部转向身体左侧观望。

④固定姿势 10 秒钟，收回右脚，交换左脚。

功效：

伸展运动时压迫腹部肌肉时按摩消化系统和呼吸系统，调节新妈妈食量，减少体内脂肪堆积。

动作提示：

不要急于求成，腿部尽量不要弯曲，脚面与腿部成直线。

7. 折叠扬首式

①坐于地上，两腿合拢伸直，两脚并在一起，脚尖向上。

②上身挺直，双臂下垂，吸气。

③呼气，上身与腿部开始折角，双手向前，够到脚尖后往回拉脚尖。上身身体跟着手的用力，向前弯曲。

④头抬起，双眼向前看，保持姿势 15 秒钟。

功效：

疏通血管，培养平静的情绪，缓解产后抑郁。

动作提示：

上身向下折叠时，应视自己的身体柔韧度而为，并经常练习，循序渐进。

8. 侧弓式

①坐于地上，两腿并拢放平，上身挺直。

②两臂向上伸起，两手分别扣住两臂肘部。

③使左臂上部紧贴头部左侧，上身开始向右侧弯曲，到最大程度。

④互换左右，交换练习。

功效：

对内部器官起到按摩作用，同时改善睡眠。

动作提示：

上身应尽量保持在同一平面。

9. 飞鸟延展式

①侧坐，吸气，左膝弯曲，脚跟靠近会阴处。

②右脚向后伸出，伸直呈直线，成侧弓步坐好。

③两臂自然垂摆，用力向后拉。

④吸气，收小腹，抬头平视正前方，保持5个呼吸时间。

⑤吐气，松手，恢复坐姿。

另一侧重复练习，重复3~5次练习。

动作提示：

左脚、右脚的脚尖应保持在一条直线上，上身有向上拔的感觉。

10. 直角式

①站立姿势，两脚靠拢，吸气，同时两手合十，高举过头。

②呼气，向前弯身，直到背部和双腿形成一个直角，两眼始终注视十指相交的双手，保持正常呼吸。

③吸气并回复直立姿势，呼气还原手臂。

④回站立姿势，放松后，可重复练习。

动作提示：

注意背部伸直不要拱起，尽可能长时间地保持第二个步骤的姿势，直到感到有些疲劳。

11. 单臂风吹树式

①双腿分开与两肩同宽，左臂向上伸直，右臂自然下垂。

②挺直脊柱，慢慢抬起脚跟，同8寸吸气。

③呼气，身体随左臂慢慢向右侧弯曲到最大限度，同时脚跟不落地。这个姿势保持数秒。

④吸气，还原。呼气，再慢慢弯向左侧。如此反复5次。

动作提示：

尽量让伸展的手臂贴住耳朵，使整个身体保持在一个平面上侧弯，肩膀和胸部充分打开。

12 提臀式

①站立姿势，两脚靠拢，吸气。

②深深吸气，两手叉腰，试着把背部翘拱成凹变形。

③呼气，保持你的躯体重量放在两腿上，慢慢踮起脚尖，头和双肩略后倾。

④到基本的站立式上来。动作提示：吸气日寸背部应翘拱起来，头向上抬起。另外，这个姿势更高级的做法可以将双掌在背后合十后进行动作。

3. 产后瑜伽的好处

产后练习瑜伽的优势在于骨盆底的支持组织、韧带都处于比较松弛的状态，更容易完成某些姿势。定期适度的瑜伽训练帮助新妈妈消除当母亲后所产生的生理、心理问题，比如形体恢复、失眠、荷尔蒙失衡引起的情绪变化和照顾新生儿所面临的排战等。产后瑜伽各种特定的体式、有效的呼吸、平静的冥想，让新妈妈体型窈窕、皮肤光彩、母乳充裕、体力充沛。

（1）帮助紧实腿部和腹部肌肉，减少赘肉。

（2）紧实胸部，防止哺乳后乳房下垂。

（3）缓解和治疗产后的颈椎、腰椎疲劳。

（4）培养平静的情绪，缓解产后抑郁。

为了照顾宝宝，产妇们都忙得没有时间来锻炼身体，但是身材的恢复也是十分重要的。

产后开始运动，一般人总以为只是为了减肥。其实产后运动在月子期间就要开始，而且很重要。通过瑜珈练习不但可增强会阴肌肉的弹性，促进子宫收缩，预防子宫、膀胱、阴道下坠，并使子宫恢复正常位置。

第7节　产后健美操

专家提醒，产后 42 天后，妈妈如果坚持做健身操，不仅可以迅速恢复身材，还可以让身体更健康。以下我们就教妈妈们做一下简单的健身操，让妈妈们健康轻松瘦身，恢复麻辣好身材！

1. 起步姿

作用：伸展大腿内侧肌肉（髂腰肌），帮助放松。

动作：

①左脚膝盖与地面呈 90°，腰背挺直呈一直线。

②身体往前倾，感觉是要准备起步跑步的姿势，维持此姿势 30 秒后，换边做。

注意　身体往前倾时，膝盖勿超过同侧脚尖。

建议　在较硬的床垫或地面上练习，如果膝盖感觉不舒服，可垫毛巾。

2. 上半身伸展

作用：伸展上半身肌肉，帮助上背及肩颈肌肉达到放松，同时也能伸展手臂内侧肌肉，强化内侧肌肉群，甩开蝴蝶袖。

动作：

①坐在地板上或椅子上皆可。

②腰背挺直，左手抬高尽量往身后伸展。右手轻压左手手肘。

③维持此姿势 30 秒后，换边做。

3. 扩胸伸展

作用：长时间抱小孩后，容易肩颈僵硬、胸部内缩，久而久之会练成虎背熊腰的体态，多做扩胸伸展可帮助开展前胸及肩侧肌肉，舒缓酸痛不适。

动作：

①坐在地板上或椅子上皆可。

②下巴抬高，双手往背后拉直。

③肩膀尽量往身后拉开。

4. 手臂伸展

作用：长时间抱小孩，手肘容易酸痛不适，借由手臂伸展，可帮助放松手臂内侧肌肉。

动作：

①坐在椅子上或地板上皆可，肩膀放轻松，腰背挺直，眼睛直视前方。

②左手尽量往身体右前方伸展。右手轻压左手手肘位置。

③维持 30 秒后，换边做。

5. 双手开展

作用：每天抱小孩的妈妈，仿佛每天都在练习举重，久而久之，会练出手臂肌肉，借由双手开展的动作，能帮助放松手臂肌肉，同时也能达到肩颈放松及扩胸的作用。伸展时，会自然大口深呼吸，也能达到身心的放松。

动作：

①坐在椅子上或地板上皆可，肩膀放轻松，腰背挺直，眼睛直视前方。

②手心朝上，配合自然呼吸，双手慢慢地，尽量往身体两侧伸展。

③维持此姿势10~30秒即可。1天进行数次。

6. 内前臂伸展

作用：这个动作，可帮助放松手肘内侧肌肉，特别适合需要带孩子出门时，手上提着一堆重物的无敌妈妈们，也适合经常手上提着大包小包购物战利品的"拜金女"！

动作：

①坐在椅子上或地板上皆可，肩膀放轻松，腰背挺直，眼睛直视前方。

②左手臂内侧朝上，左手手心往外朝下。

③右手轻握着左手手指位置，并往身体方向轻拉，感觉整个手臂肌肉都被拉开。

7. 外前臂伸展

作用：这个动作，则是帮助放松手肘外侧肌肉。

动作：

①坐在椅子上或地板上皆可，肩膀放轻松，腰背挺直，眼睛直视前方。

②左手臂外侧朝上，左手手心往身体方向朝下。手心方向与第6式动作相反。

③右手轻握着左手手指位置，或轻压左手手背亦可，并往身体方向轻拉，伸展到感觉舒适的角度即可，不需要勉强，维持约10秒，再慢慢往上拉开。

8. 伸展颈侧肌肉

作用：长时间照顾孩子的母亲，肩颈酸痛变成了家常便饭，若不做适度的伸展，肩周炎等问题很快就会找上门。这个动作能帮助放松颈侧肌肉，连带的也能帮助放松上半身的肌肉。

动作：

①坐在椅子上或地板上皆可，肩膀放轻松，腰背挺直。

②头侧向右边，右手轻压头顶位置，维持此姿势10秒，换边做。

③头侧向身体右前方45°角，右手轻压（对角）后脑勺位置，维持此姿势10~30秒，换边做。

9. 下背部伸展

作用：下背痛是许多妈妈共同的困扰，借由这个姿势，能帮助放松下背肌肉，也能放松大腿肌肉，改善酸痛现象。

动作：

①放轻松躺在床或地板上，可以在地板上铺软垫。若为床垫，较硬的床垫较佳。

②双手环抱膝盖，并尽量往身体方向伸展。

③保持正常呼吸，维持此姿势 30 秒，再放开。

10. 猫背姿

作用：放松整个背部肌肉。

动作：

①双手、双脚齐肩宽，跪在地板上。如果感觉膝盖不舒服，可垫毛巾。

②背部整个朝上弓起，感觉像是一只生气的猫。

③维持此姿势 30 秒，1 天练习数次。

第8节　中医减肥塑身

如今通过中医按摩减肥这个方法来达成自己减肥夙愿的女性朋友是越来越多。不过很多朋友由于不知道其技巧所在，使得减肥的效果并不明显。为了让大家掌握中医按摩减肥的技巧，我们就来给大家介绍介绍。

1. 中医捏脊减肥疗法

人体脊背正中为督脉循行路线，督脉有统全身阳气、络全身阴气的功能。脊柱的两侧还是足太阳膀胱经的循行路线，这条经脉上有脏腑之气输注的背腧穴， 即心腧穴、肺腧穴、肝腧穴、脾腧穴、胆腧穴、胃腧穴、肾腧穴、大肠腧穴、小肠腧穴、膀胱腧穴等，刺激这些部位可调节督脉和十二脏腑的生理功能，疏通水道， 健脾祛湿，并助机体阳气化气利水，具有很好的减肥作用。

捏脊时，医者双手的中指、无名指、小指成半握拳状，食指半屈，拇指伸直，拇指罗纹面对准食指的第2指关节的桡侧，两者保持一定的间距，虎口向前，从尾骶部长强穴处开始，把皮肤捏起来，两手食 指指甲紧靠，沿着脊柱向上推捏，至大椎穴处为一遍，这样捏3~5遍为1次。1次捏完后双手拇指在肾腧穴上按揉30下，就是常规捏脊法。为了加强疗效，可根据不同的病情，在相应的背腧穴上捏提。

捏脊操作时，病者的体位一般取俯卧位，把脊背伸平，腰背肌要放松，以便操作和保证疗效，对于大一些的小孩子可伏卧床上，暴露腰背即可操作。婴幼儿可伏在家长的大腿上，固定其下肢，使膝不要乱动，以便于操作。

在进行中医捏脊减肥疗法时要注意以下事项：

事 项 1　捏皮肤的程度

捏皮肤应以适宜为度，捏紧了，患者会感到疼痛；捏松了，不但捏不起来，而且也会影响疗效。

捏脊捏得太快时，皮肤容易滑脱，捏得太慢了会觉得疼痛，因此，以不快不慢为准，以操作完 1 次大约 1 分半钟左右的时间为宜。

事 项 3 捏脊的时间

捏脊放在早上或空腹时最为合适。如果刚吃过食物，要休息半小时之后再操作。一般 1 天捏 1 次，10 天为 1 疗程。2~3 疗程后可休息几天再进行。

事 项 4 严防感冒受凉

因为捏脊操作是在脊背完全暴露的情况下进行的，最容易伤风受凉，所以房间的温度要适宜。

2.穴位按摩法

中医认为肥胖的主要原因是气血虚衰，应从健脾利湿、理气化痰、温肾开始进行综合调理。按摩减肥主要是作用于局部，如腹部、臀部、四肢、肩背部等，采用摩、捏、拿等手法。如按摩四肢以推、拿、拍等手法为主；在肩、背部则以按、揉、推、拿等手法进行。按摩可以促进新陈代谢，使一些多余的脂肪转化为热量而消耗掉，从而减少局部脂肪堆积。特别适合对腹部及四肢的局部减肥。依据中医经络学说，点穴减肥通过按摩特定的穴位，

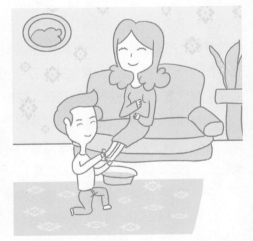

调整特定区域的经络、五脏及内分泌等达到减肥目的。点穴的作用主要在控制饮食，减轻、舒缓胃部的饥饿感，为抵制"食物"诱惑的意志力提供坚强后盾。而按摩能够减少皮下脂肪的积聚，加快脂肪的代谢和吸收，对消化系统、内分泌系统、神经体液代谢、糖代谢等都具有双向高速作用。

1 按摩腹部减肥

消除"大腹肚"的一个有效方法就是腹部按摩减肥法，它适用于消化系统、神经系统和泌尿生殖系统的许多疾病，又可作为消除腹部脂肪、强健身体的一种方法，具有简单易学、感觉舒服、见效快等优点。通过有关穴位的刺激和按摩，能调整神经内分泌的功能，促进脂肪代谢和分解，按摩还能促进血液循环，使皮肤的毛细血管扩张，增加局部的体表温度，从而促进皮下脂肪消耗。腹部按摩不仅可消除腹部脂肪，还可兼治消化系统、神经系统及泌尿生殖系统等多种疾病。

腹部按摩减肥手法可用二指叠按法，即两拇指重叠，按的轻重以手下有脉搏跳动和抚摸者不感觉痛为宜；波浪式推压法即两手手指并拢，自然伸直，左手掌置于右手指背上，有手掌指平贴腹部，用力向前推按，继而左掌用力向后压，一推一回，由上而下慢慢移动，似水中的浪花。

按摩腹时，取仰卧位，裸露腹部，双手垂叠按于腹部，以肚脐为中心顺时针方向旋转摩动 50 圈，使腹部有发热感及舒适感。以右手中指点按中脘穴、下脘穴、关元穴、两侧天枢穴，每穴持续压 1 分钟，以不痛为宜。点按天枢穴时，先点右侧后点左侧，重点在左侧，手指下有动脉搏动感，并觉两腰眼处发胀，有寒气循两腰眼下行，松手时，又有一股热气下行至两足。

推腹时，两手手指并拢伸直，左手掌置于右手指背上，右手掌贴腹部用力向前推按，接着左掌用力向后压，一推一回，由上腹移到小腹做 3~4 次，再从左向右推 3~4 次，以腹部微有痛感为宜。

2 按摩面部减肥法

①两手掌心分别按于两腮部，轻用力向上净摩到前额，经耳前（拇指在耳后）再摩到下颌部，最后旋摩到腮部，这样旋摩 10 下。再以同样的力量和手法向相反的方向旋摩 10 下。

②用一手的中食指同时放于两眉间的印堂穴上，用力向上直推到发际后再按摩到印堂为一下，共推拉 10 下。

③用双手食中指同时并排耳前发际处，自下向上迎发推搓发根，每侧推 20 次。

④用中食指自目外角向鬓角处，上下来回推拉。每侧推拉 10~20 下。并在目外角凹陷处的太阳穴上按揉，每侧各揉 5 下。

3 按摩颈部减肥法

①用一手食中指放于同侧风池穴上，用力向对侧风池穴椎，再拉回原风池穴。来回推摩 10 下。

②用一手中 3 指放于同侧风池上向下推摩到定喘穴后，再回到风池穴为一下，来回摩动 10 下。再以同样的动作另一手于同侧来回摩动 10 下。

③双手食中指分别放于对侧耳后高骨处，交替用力分别按摩到同侧缺盆穴。每侧进行 10 下。

④用双手拇指压于双风池穴上，有得气感后齐用力向上提，每穴提 5 下。

⑤用左手掌心托右下颌骨，向左上方推；右手 5 指分开于头后左枕部向右下拉，使头颅旋转，带动颈项扭转，扭转到最大限度可发出响声，但不要用力过猛，强求响声。先向左侧旋扳 5 下，再以同样手法和力量，向右旋扳 5 下，也可以左右交替进行。

4. 按摩胸部减肥法

①捏揉胸大肌。端坐位或直立站位，头要正，眼要平视，口轻闭，舌抵上腭，全身放松。双手胸前交叉，用双手拇指和其余 4 指夹住对侧胸大肌，从上至下进行捏拿按揉 30～50 次。再用双手拇指指腹推揉按摩胸骨两侧，自上至下重复 10 次。

②按揉胸部。两前臂胸前交叉，双手掌伸直，用掌面按揉对侧前胸，从锁骨下开始至肋弓为止，旋转按摩 10 次。然后再用掌推拿本侧前胸从上至下重复 20～40 次。

③叩打前胸。将双手掌伸直，适当施力，交替叩打前胸 100～200 次。

5. 按摩腰臀部减肥法

这是一组连续性的手法，腰臀部减肥早期进行效果最好。产后做这套运动会更快恢复体型。

①蹬足收臀：仰卧体位，两足跟用力下蹬，同时提气收臀，2 秒钟后放松，然后再蹬足提气收臀放松，往返 20 次。有收缩臀部皮肤和运动臀腿脂肪的作用。

②后伸下肢：俯卧体位，两下肢交替抬举至最大限度，共约 20～30 次。可内收皮肉运动脂肪。

③拿捏双臀：俯卧体位，两手拇指和食指、中指相对，并同时拿捏两侧臀部肥胖处，一侧 2 分钟。可加速皮下组织代谢，化解脂肪。

④搓摩双臀：俯卧体位，两掌面用力搓摩两侧臀部 2 分钟（不隔衣服）。可收紧皮肤分散脂肪。

⑤按揉腰部：俯卧体位，两手提成实拳状，用指掌关节的凸起部位，用力按揉腰椎两侧的软组织，意在舒散皮下脂肪。

⑥提气收腰：站立体位，两手插腰，吸气收腰，两手向内颤推腰部 1～2 分钟。意在转化脂肪，运动腰部组织。

⑦拍打腰臀：站立体位，两手握成空拳状，适力叩击腰臀2分钟，可加速代谢分化脂肪。

⑧跳跃运动：站立体位，双手下垂，挺胸拔腰，原地跳跃1分钟，可抖动肌群，分化脂肪。

6. 按摩上肢减肥法

①捏拿肩部、上臂、前臂和腕部。端坐位或直立站位，脱去外衣，头正、目平视，含胸拔背，全身放松。

②两前臂胸前交叉，双手拇指和其他四指，同时捏拿对侧肩部，用力捏拿肩部三角肌、上臂和肘部至腕部，内外前后侧都普遍的捏拿5~10次。

③叩打上肢。前臂胸前交叉，双手握空拳，然后有节奏连续不断地叩打上臂、肘部、前臂的内外侧，用力均匀、适用。

7. 按摩腿部减肥法

①两手紧抱大腿根部的前面，用力向下摩擦，经膝盖骨擦到足踝，然后反转到小腿后面向上回擦，经（腘）窝到大腿根部后面为一下，这样如此摩擦36下，再以同样的动作，摩擦另一条腿36下。

②两手虎口相对放于大腿根部的两侧，双拇指呈八字形，齐用力向下，左右搓动经膝到踝，再上下搓回到大腿根部为一下，共搓10下。再以同样的手法和力量搓另一条腿10下。

③平仰卧，双足尖尽量背屈，屈足直腿向上抬举，双腿交替进行，每腿举20下，施术时以腿后肌筋有酸胀感为度。

④平仰卧，左腿屈膝，右膝屈曲重叠于左膝盖骨上，右股四头肌发力将右腿弹直为一下，共弹10下。再右腿屈膝，左腿以同样动作和力量弹10下。

⑤双手握实拳，用力对叩同侧环跳穴，每侧叩10下，再用力重叩10下。轻叩有得气感为宜，重扣有放散感为佳。

⑥双拇指分别放于同侧的腹股沟动脉上，压下去3秒钟后突然松开，两下肢马上有通热感，每侧压5下。

8. 按摩膝部减肥法

①两手掌心分别放在同侧膝盖骨上，同时均用力向外施摩于膝盖骨的周围36圈，再齐向内施摩36圈，以膝关节内有热感为佳。

②双拇指指尖压于同侧内膝眼上，一齐用力向内外各揉 10 下。再于同侧外膝眼上，向内外各揉 10 下。

③用拇指指尖在膝盖骨的周缘找压痛点，在压痛点上点按，每一压痛点压 5 下。

④一手将膝盖骨固定，另一手握拳，用拇指的指间关节的背侧高出部压于膝盖骨上，进行环摩，向外内各环摩 20 圈。再以同样的手法和力量，环摩另一膝盖骨，向外内各环摩 20 圈。

⑤用双手拇指压膝内侧找压痛点及压痛条，找准后顺筋推压，每压痛点推压 3~5 下。再以同样手法推压另一膝侧。

按摩足部减肥法

①双手掌心放于同侧双足背上，齐用力由踝关节至足尖来回搓动，每足背搓 10 下。

②用左手掌心放于右足心，开始横搓 10 下，再竖搓 10 下。再用右手掌心按同样方法于左足心横竖各搓 10 下。

③左手拇指于右足涌泉穴，向左右各揉 10 圈。右手拇指于左足涌泉穴上，向左右各揉 10 圈。

④用左手拇指与 4 指分开，放于右足跟腱上，自上而下的拿捻，向上拿捻 20 下，向下拿捻 20 下。然后再用右手拿捻左跟腱各 20 下。

⑤用拇指尖在两足的太冲穴上，向外内各揉 10 圈。

⑥足踝充分放松，双手拿住右足趾一齐用力使踝背屈 10 下，再以同样手法，使左踝背屈 10 下。

⑦左手握实拳，叩击右足跟底部 10 下，再以右实拳叩击左足跟底部 10 下。

按摩法治疗肥胖通常采用穴位组合按摩的方法，加长按摩时间，增加按摩的穴位数量，以达到消脂的效果。通过全套的按摩，以每日 1 次，每 7 日为一疗程，反复按摩多个疗程，至减肥效果明显时可止。在按摩治疗的同时，还需要患者配合合理的饮食，以保证按摩的效果。在减肥成功之后，仍然需要坚持治疗一段时间，以巩固疗效，防止反弹。

第二篇
新生儿护理大百科

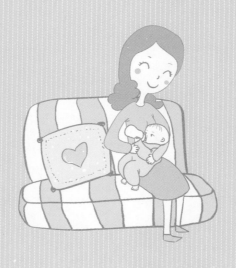

第8章 宝宝的模样和特点

第1节 宝宝的身体外观

1. 刚出生的健康宝宝是什么模样?

我们总是在电视或者照片上看见像天使一样的宝宝。现实生活中的宝宝就不会那么美了,刚出生的宝宝通常都会是一副皱巴巴的模样,他们有着大肚皮、小短腿、小短手和短脖子顶着的大脑袋。

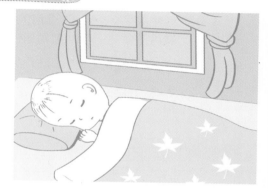

健康婴儿的标志:肌肤红润、富于弹性、哭声响亮、手脚活动自如。

剖宫产的宝宝模样比自然分娩的看起来要好很多,因为他们没有经过产道的挤压。

如果你是自然分娩,那么请不要为宝宝尖尖或扁扁的头担心,这是正常的,过上一两天宝宝的头就会变圆啦。

宝宝的头顶有一块摸上去软软的地方,这叫囟门。在分娩的过程中,它可以让宝宝的头在产道中压缩。如果你发现宝宝的生殖器或者胸部肿胀,这也是正常的,出生前宝宝从你身上获得的大量雌激素才会这样呢。

宝宝的身上长满胎毛,在长出身体脂肪后就会脱落。通常来说,初生宝宝都会有头发,但有些宝宝出生时没有头发的,不用担心,过几个月你的宝宝就会拥有满头秀发了,这样洗头会更容易呢。

2. 刚出生的健康宝宝体重是多少?

性别	新生宝宝发育指标	1个月宝宝发育指标	2个月宝宝发育指标	3个月宝宝发育指标
男生	2.9~3.8 千克	3.6~~5.0 千克	4.3~6.0 千克	5.0~6.9 千克
女生	2.7~3.6 千克	3.4~4.5 千克	4.0~5.4 千克	4.7~6.2 千克

3. 刚出生的健康宝宝身长是多少?

性别	新生宝宝发育指标	1个月宝宝发育指标	2个月宝宝发育指标	3个月宝宝发育指标
男生	48.2~52.8 厘米	52.1~57.0 厘米	55.5~60.7 厘米	58.5~63.7 厘米
女生	47.7~52.0 厘米	51.2~55.8 厘米	54.4~59.2 厘米	57.1~59.5 厘米

4. 刚出生的健康宝宝头围是多少?

性别	新生宝宝发育指标	1个月宝宝发育指标	2个月宝宝发育指标	3个月宝宝发育指标
男生	32.00 厘米	39.4 厘米	39.84 厘米	41.25 厘米
女生	33.05 厘米	38.4 厘米	38.67 厘米	39.90 厘米

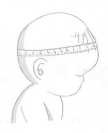

5. 刚出生的健康宝宝胸围是多少?

性别	新生宝宝发育指标	1个月宝宝发育指标	2个月宝宝发育指标	3个月宝宝发育指标
男生	32.00 厘米	39.4 厘米	39.84 厘米	41.25 厘米
女生	33.05 厘米	38.4 厘米	38.67 厘米	39.90 厘米

第2节　宝宝的正常生理特征

 1. 宝宝的呼吸有什么特征?

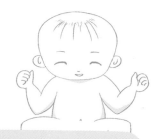

新生儿在出生后1分钟内就开始第1次呼吸了。因为期肋间肌尚薄弱，主要依靠膈肌呼吸，因此，宝宝们的呼吸方法均以腹式呼吸为主。

TIPS

不要把小儿的腹部束缚得太紧，以免影响呼吸。

正常新生儿每分钟呼吸35～45次，由于其身体的呼吸中枢还没有发育健全，所以会出现呼吸节律不规律，或呼吸深浅交替或快慢不均的现象。入睡后此现象更为明显，这些都是正常的现象。

新生儿如果每分钟呼吸次数超过60次需警惕，可能患有肺炎，应该及时找医生检查。

2. 宝宝的脉搏有什么特征?

通常来说，脉搏跳动的快慢与年龄、性别有关，年龄越小，脉搏越快。另外，女性脉搏比男性脉搏快。

1 宝宝安静状态脉搏正常值

	新生婴儿	0～12个月	1～2岁
脉搏数（每分钟）	140次左右	120～140次	110～120次

TIPS

宝宝在吃奶、发热、活动、哭闹或精神紧张等情况下，由于新陈代谢增加而使脉搏数在正常值内适当增加，休息和睡眠时在脉搏数在正常值内减慢10～20次。

TIPS2 以上脉搏正常值非绝对数值。两个年龄相仿的宝宝，因平时活动量不同、身体素质不同而产生不同的脉搏次数。

TIPS3 宝宝在睡眠中时，脉搏数受呼吸影响会出现轻微的节律不齐，这属于正常的生理现象。

2. 宝宝脉搏正确测试方法

（1）选择最方便的部位：

测量脉搏经常选择身体浅表的大动脉，最方便、最容易摸到的是手腕掌侧面大拇指侧的桡动脉。其次，也可以摸索颈部两侧的颈动脉。

（2）采取正确的手法：

测量脉搏时，爸爸妈妈用手指轻轻托住宝宝的腕关节，把自己的食指和中指放在宝宝掌面腕部皮肤的横纹下偏拇指侧部位，正常的脉搏跳动，节律整齐，力量均匀，手指有弹性感。

3. 宝宝的体温特征有哪些？

新生儿体温调节功能比较弱，比较容易受外界环境的影响，如气温高、包裹太多等都可以影响新生儿的体温。

正常新生儿的基础体温是 36.9℃ ～37.5℃，一般情况下，当宝宝体温超过基础体温 1℃以上，可认为是宝宝发热了。其中，体温波动于 38℃左右是低热，体温在 39℃以上是高热。

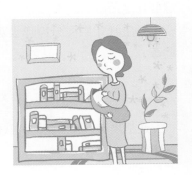

1. 宝宝测量体温的 3 种方法

（1）腋下测温方法

解松婴儿衣服露出腋窝，把体温表水银端放在腋窝中央，将同侧手臂靠躯干挟紧体温表，将其固定，持续测温 5 分钟，所测得温度一般比口表所测略低。

（2）颈部测温方法

即将体温表水银端横放于颈部皮肤皱褶处，调整头部位子，挟住固定体温表，至少测试 5 分钟，能测 10 分钟更好。颈部测温不易固定，受气温高低影响也较大，准确性比腋下测温更差。所测温度较低，较口表低 0.5℃~0.7℃，寒冷季节更低。

（3）肛门内测温方法

先用酒精棉球消毒肛表水银端，再抹上少许食用油（煮沸后冷却），加以润滑，缓缓插入婴儿肛门约3厘米，持续测温3分钟，所测体温正常值37.5℃左右，冬季体温不足的新生儿肛表体温可在36℃左右。肛门测温较皮肤测温为合适，但方法较麻烦，常引起小孩哭吵，不过必要时还得用肛门内测温。

TIPS1 一般小朋友下午的体温会比清晨稍高一些，如要确实记录宝宝体温，可选择宝宝每日起床后、洗澡前或傍晚等固定时段测量体温，一天测量约3次，必要时可加量。

TIPS2 新生儿由于体温调节功能差，患病时不一定发热，故体温不高无发热，不一定表示婴儿没有病，有异常表现如无故哭吵，不吃不哭，呕吐腹泻，脸色苍白、发青等，即应送医院诊治。

TIPS3 若宝宝有发热现象，爸爸妈妈在就医前，务必正确记录宝宝的发热日期、时间、温度变化、发热频率、天数与相关病征等，以提供医师病情判断参考。

TIPS4 新生儿太小，不能配合大人，口腔又很小，故禁止用口表给新生儿测体温。

2. 宝宝体温偏高时建议采取的措施

（1）改变环境

将宝宝置于空气流通的阴凉处，适当减少衣服和盖被，注意不宜将宝宝紧紧抱在大人怀中，以免体内热量不易散发。如夏天将宝宝置于空旷凉爽的房间内，也有利于宝宝的热度下降。

（2）头部湿毛巾冷敷

将湿毛巾敷于发热宝宝的前额，2~3分钟换1次。或用温热毛巾擦拭宝宝四肢，帮助其降温退热。

（3）温水浴、盆浴

水温应低于宝宝体温2℃～3℃，亦可在温水中加几滴风油精，并让宝宝身体浸泡在水中10～15分钟，如因条件受限不能给宝宝泡浴，则可用温热的湿毛巾给宝宝反复擦洗全身10～15分钟。

（4）反复多次给宝宝喂水，尽量让宝宝卧床休息

对发热的宝宝采取上述退热措施的同时，应密切观察宝宝的其他情况，如有没有咳嗽、精神状况好不好等，温度过高或温度一直不退，则应及时去医院就诊。

4. 宝宝的大便有哪些特征？

1 新生儿胎便——墨绿色

刚生下来的宝宝，出生后6～12小时，会拉出墨绿色便便，这就叫"胎便"。胎便通常没有臭味、状态黏稠、颜色近墨绿色，其主要由胎内吞入的羊水和胎儿脱落的分泌物等组成。早产儿排泄胎便的时间有时会有所推迟，主要和早产儿肠蠕动功能较差或宝宝进食延迟有关。

2 过渡期大便——黄绿色

待宝宝胎便排净后，向正常大便过渡时的大便是呈黄绿色的。多数新生儿在吃奶2～3天后大便会呈现这种现象，然后逐渐进入黄色的正常阶段。新生儿喂养开始的时间和摄入奶量会直接影响过渡便出现和持续的时间。若开奶延迟过渡，此过渡期大便出现的时间也会推迟。

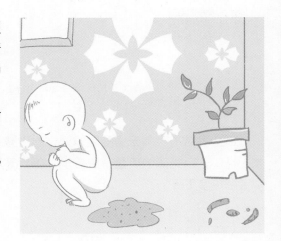

母乳与人工喂养的宝宝大便

	次 数	气 味	颜 色	形 状
母乳喂养	新生儿比较多，每天6～7次，甚至10次也有可能。随着宝宝月龄增加，慢慢改变为1天3～5次	无臭味，可能有酸甜气味	金黄色、黄色、棕色	新生儿的大便都比较稀，呈糊状或水样，可能有黏液或奶瓣。2～3个月以后，宝宝大便会慢慢变软、变厚，不干硬
人工喂养	由于体质不同，新生儿1天拉2～3次，或1～3天拉1次都是正常的	无明显臭味	基本上是淡黄色。如果吃的奶粉含铁量高，可能呈绿色	人工喂养宝宝的大便比母乳喂养的宝宝干燥，质地较硬，基本成形，为条状。但相对成人来说还是较软的

TIPS 奶瓣是指宝宝大便中白色颗粒物或瓣状物，大多由宝宝消化不良引起。这种情况下关键看宝宝的精神状态和食欲，只要宝宝精神佳、吃奶香、睡眠好、体重增长理想，可以不必担心，但应当密切观察，一旦出现异常大便，如水样便、蛋花样便等，就可能是宝宝病了，要及时就医。

5. 宝宝的排尿有哪些特征?

正常足月的新生儿在出生时膀胱中已经有少量尿液，所以绝大多数新生儿在出生后6小时内会排尿，少数延迟到第2天排尿。但如果出生后24小时仍没有排尿，应引起注意。

宝宝每天的尿量随着年龄增加而不同，出生 0～5 天为每天 4～6 次；6～10 天为每天 20～25 次，甚至高达 30～40 次；6 个月 ～1 岁为每天 15～16 次。

1.尿量减少

如果妈妈发现宝宝的尿量明显减少了，应该马上分析原因。越小的宝宝其尿的浓度和重新吸收功能就越不成熟。如果是因为饮水不足引起的，妈妈不必紧张，只要给宝宝补充足够的水分就行了。如果是因为宝宝发生呕吐或腹泻引起的，可能是体内水分大量排出体外，造成脱水和电解质平衡紊乱，要及时带宝宝看医生。

2.排尿过频

如果宝宝排尿次数超出正常标准，过于频繁，妈妈要观察一下是否伴有尿量的增加。若尿量也同时增加，往往是生理性原因所致，不必担心。若排尿频繁，同时尿量却没有增加，则有可能是病理性的，应及时带宝宝去咨询医生。

3.尿液发红

新生儿的尿液呈透明的淡黄色，可是有的宝宝排出的尿会呈现出混浊的红褐色，甚至会有血尿。看到这种情况不必惊慌，这是因为宝宝尿液中的尿酸盐结晶所致，不用做其他的特殊护理，一般 3 天左右宝宝就会自动痊愈了。

TIPS1 如果宝宝因为治疗某些疾病而服用了维生素 B、黄连素等药物，也可能会使宝宝的尿液颜色呈橘红色。

TIPS2 如果宝宝持续血尿超过 3 天以上，则有可能是先天性的尿路畸形，需要及时带宝宝就医。

4.尿液发黄

宝宝尿液颜色的深浅与饮水量、汗液排出量都有密切相关。如果宝宝饮水多、出汗少，那么尿量就会偏多，且尿色浅而透明；如果宝宝饮水少，出汗多或正在发热，那么尿量就会减少，颜色也会变成深黄色，并且气味较大。

TIPS 如果宝宝尿色发黄，皮肤、白眼球等处也发黄，则有可能是新生儿黄疸所致，需要找医生确诊。

5. 尿液变白

宝宝尿液发白一般出现在寒冷的冬季，尿液中往往会有白色沉淀。这通常是宝宝尿液中的尿酸盐增多而引起。白色沉淀物即尿酸盐结晶，如果在尿液中加入一些酸，如冰醋酸，结晶就会很快溶解，尿液立刻回复清澈透明。

TIPS

如果宝宝不仅尿色发白，而且尿液浑浊或有特殊的臊臭气味，同时伴有尿频、尿急，排尿时哭啼这些现象，则很有可能宝宝是泌尿系感染形成脓尿了，这时应及时带宝宝看医生。

6. 宝宝皮肤有哪些特点？

刚出生的宝宝由于孕周不同皮肤外观不尽相同。早产儿的皮肤较薄，有点透明的感觉，覆盖着一层细软的绒毛——胎毛。他们身上可能还会有一层白色的奶酪状物质—胎脂，可以保护羊水中宝宝的敏感皮肤。越在孕周后期出生的宝宝身上的胎毛和胎脂就会越少。宝宝出生后几天，通常都会有蜕皮现象。

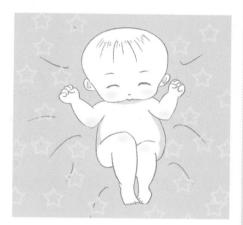

宝宝出生时肤色都比较浅，通常是粉红色，清晰可见血管。宝宝真正的肤色会在第1年逐渐显示出来。

30%～40%的宝宝出生时会有粟粒疹，长在脸上，看上去像小粉刺的白色或黄色小点点，粟粒疹通常会在3～4周自行消失。

如果你的宝宝皮肤在出生后23天左右肤色泛黄，这可能是黄疸现象，一半以上的新生宝宝都会有这种现象。一般情况下，足月出生的宝宝黄疸会在1周内减退，早产儿持续时间会更长一点。

1. 新生儿生理性脱皮现象

新生儿出生2周左右时会出现脱皮现象。一夜之间，宝宝原来稚嫩的皮肤开始爆皮，紧接着就开始脱皮，好像涂了一层浆糊干裂开来。这是新生儿皮肤旧的上皮细胞脱落，新的上皮细胞生成的新陈代谢现象。出生时附着在新生儿皮肤上的胎脂，随着上皮细胞的脱落而脱落，这就是新生儿生理性脱皮的现象，此现象属于正常现象，不需要治疗。

2. 新生儿的皮肤变色

刚出生的宝宝，变动体位时皮肤颜色就会出现界线分明的不同变化，这是医学上所说的皮肤变色。皮肤变色有以下几种情况：

（1）上身和下身不同色。有些新生儿上半身是苍白色，下半身是红色，这是因为宝宝血液循环系统发育不完善的原因。

（2）左侧和右侧不同色。有的新生儿左侧卧位时，右侧上部肤色呈苍白色，左侧下部呈鲜红色或紫红色。变换体位，肤色又变换过来。

（3）手或脚肤色变蓝。有的新生儿的手或脚会出现变蓝的现象，平躺时最为明显。这种现象同样是血液循环发育不完善所致。

以上这些情况都可以通过变换体位得到矫正。

3. 新生儿的皮肤青紫

新生儿的这种皮肤青紫现象又称为"紫绀"，是血液内还原血红蛋白浓度增高而在皮肤和黏膜上的表现，较易出现于皮肤较薄、色素较少而毛细血管较丰富的部位，如口唇、指（趾）尖、鼻尖及耳垂等，发绀既可由肺部疾病换气不足引起，也是许多右至左分流的先天性心脏病的一个症状，并且还可见于中枢神经系统损伤及某些血液病。一经宝宝皮肤发现青紫的现象，应及早吸氧治疗，同时给予营养支持，纠正水电酸碱平衡，尽快使青紫消除。

4. 新生儿的皮肤红斑

新生儿出生后的2～3天，可能出现皮肤红斑。红斑的形状不一，大小不等，颜色鲜红，分布全身，以头面部和躯干为主。新生儿会伴有不适感，有的新生儿出现红斑时，还伴有脱皮的现象。新生儿红斑是一种良性的新生儿期的生理现象，爸爸妈妈无须过分担忧，通过加强观察，重视护理，一般5天后即可消失，很少超过1周。

5. 新生儿的各种胎痣

新生儿出生后在皮肤或黏膜部位出现一些与皮肤本身颜色不同的斑点或丘疹，称为"新生儿胎记"，也叫"胎生青记"，医学上称为"色素痣"。胎记大多发生在宝宝的腰部、臀部、胸背部以及四肢，一般为青色或青灰色的斑块。大多数胎记都无所谓，其中很多会在宝宝出生几年内自行消退，不需要治疗。

7. 宝宝的先天反射活动有哪些?

先天反射是早期婴儿特有的生理现象，下面让我们来看看宝宝有哪些先天反射活动吧！

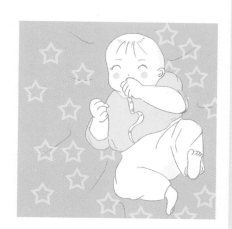

1. 觅食反射

用手指触摸宝宝口角周围的皮肤，宝宝的头就会转向手指一侧并张口将手指含入。

2. 握持反射

把手指放在宝宝的手心，宝宝就会马上紧紧地握住手指。

3. 吸吮反射

将乳头或奶嘴放入宝宝口内，宝宝会出现有力的吸吮动作。

4. 拥抱反射

让宝宝仰躺在床上，拍打床面，宝宝双臂会伸直外展，双手张开，接着宝宝上肢会屈曲内收，双手握拳呈拥抱状。

5. 不对称颈紧张反射

当宝宝仰躺着时，保持宝宝下颌位于肩部上方，宝宝会伸出脸朝向一侧的手臂和腿，弯曲另一边的手臂和腿。（宝宝喜欢的那一边似乎可预示其以后的习惯用手哦！）

6. 踏步反射

竖直抱起宝宝，使其足底接触桌面，宝宝会出现"开步"的动作。

8. 为什么宝宝的头不能随意抚摸?

在新生儿期,爸爸妈妈要特别注意新生儿的头部发育,由于颅骨尚未发育完全,骨与骨之间存在缝隙,并在头的顶部和枕后部形成两个没有骨头覆盖的区域,所以不能随意抚摸、按压新生儿的头,否则有可能会对大脑造成损伤。

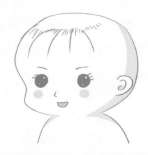

塑造完美头型

1. 枕头材质不能过硬
不要使用材质太硬的枕头,如绿豆枕、砂枕,否则宝宝的头部容易变形。

2. 不要固定一个姿势
想要宝宝的头型完美,就要经常为他(她)翻身,改变一下睡姿。

3. 用光线调整宝宝睡姿
宝宝喜欢光线,如果他(她)习惯向某一边睡,可以在另一侧用光吸引他(她)。

4. 避免宝宝耳轮变形
当宝宝左右侧躺时,应避免他(她)的耳轮被挤压变形。

5. 斜颈现象及时就医
斜颈是指以头向患侧斜、前倾及面部变形为特点,它会影响宝宝脸部形状发育,如有斜颈现象,应及时就医。

6. 及时检查"特异"头型
如有"特异"头型,亦应及时去医院检查。

7. 避免宝宝脑部受伤
如宝宝玩耍时,一定要留意宝宝的行动,避免尖锐硬角弄伤宝宝的头部。

9. 宝宝太胖好不好?

长期以来,爸爸妈妈都以宝宝白白胖胖为健康,事实上,宝宝太胖并不好。肥胖的宝宝比正常宝宝学会走路的时间要晚一些,而且容易患扁平足、髋内翻及膝外翻或内翻等。

研究发现,婴儿时期肥胖与成年后的肥胖症、高血压、心脏病和糖尿病有很大的关系,所以爸爸妈妈们应重视宝宝的肥胖问题,并及早预防。如果你们家宝宝已经列入了胖娃娃的行列,建议爸爸妈妈们多帮助宝宝运动,让宝宝学会玩耍,平时多饮用白开水,这样可以促进体液循环,刺激消化,如果这些能坚持下来,宝宝的体重就会得到控制。

10. 为什么宝宝怕冷?

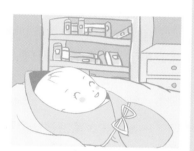

刚出生的宝宝身体很稚嫩,体温调节中枢功能较差,当环境的温度超过宝宝机体的调节能力时,就可能造成宝宝体温过低,所以宝宝会怕冷。

怕冷的具体原因:

(1)宝宝的体表面积相对较大,散热面积大,容易散热。

(2)宝宝皮下脂肪薄,容易丢失热量。

(3)宝宝体态姿势特殊,裸露面积大,散热量增加。

 TIPS1 居室温度保持在 20℃ ~22℃。

 TIPS2 多吃含铁食物和红色肉类。

 TIPS3 适当给宝宝添衣减衣。

11. 宝宝口唇发紫是不是有病?

宝宝口唇出现青紫,可能与新生宝宝的血红蛋白过高有关,这是正常的生理现象,1周后会渐渐消退。

如果长时间发紫,就有可能是病理性青紫,最好及时就医确诊。宝宝病理性发紫最常见的是小儿先天性心脏病,爸爸妈妈们可带宝宝去儿童医院心内科做一个心脏彩超确认。该疾病的症状一般表现为：宝宝经常性的烦躁不安、吮奶无力、呼吸急促；哭闹和活动时容易出现气喘、口唇青紫等。

受凉也可能导致宝宝口唇发紫，爸爸妈妈们要注意宝宝的保暖，此外，最好将居室温度控制在28℃～30℃，这样能避免宝宝嘴唇发紫现象的出现。

12. 宝宝的胃是怎样的?

宝宝的胃呈水平状，肌层发育差，贲门发育差、较松弛，幽门括约肌相对发达，胃容量小（初生时30～35毫升，2周时60～70毫升，一个月时90～120毫升），所以容易发生吐奶。

宝宝的胃解脂酶含量较低，胃酸酸度较低，使得消化功能比较弱，只能消化乳类。人乳中含有解脂酶，宝宝容易消化吸收，而牛乳中缺乏，所以用牛奶喂养的宝宝容易引起消化不良。

很多妈妈会担心宝宝喝的奶不够，其实妈妈们只要在宝宝饿的时候开始哺乳，宝宝吃饱了，自然就会松开嘴巴，也不会饿到。

13. 宝宝为什么爱睡觉?

一般来说，宝宝在6个月之前，睡觉是主要任务，除了喂奶、换尿布和洗澡外，基本上有16～20小时都处于睡眠状态。睡眠时间充足对宝宝的生长发育非常关键，因为在睡眠中，内分泌系统释放的生长激素是平常的3倍。所以，爸爸妈妈们要留给宝宝充足的睡眠时间哦！

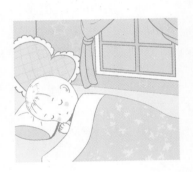

TIPS

宝宝睡眠禁忌

(1) 含着乳头或奶嘴睡
(2) 环境过于安静
(3) 被子太厚
(4) 哼唱声中才能入睡
(5) 白天睡得过久
(6) 晚上睡得过晚
(7) 依赖"摇睡"
(8) 搂着入睡

第9章 宝宝的特殊生理现象

第1节 宝宝的特殊生理现象

1.宝宝为何长得如此"丑"？

刚出生的宝宝，一副皱巴巴的模样，红红的脸、尖尖的大脑袋，不对称的身体，为何宝宝会如此"丑"？

首先，胎儿在子宫腔中，是泡在羊水中的，其皮肤的角化层还没有形成，出生后皮肤的角化层刚刚形成，所以，就会很红润；其次新生儿由于代谢快，血管丰富；第三，皮肤红润，表示新生儿的氧、心脏功能及代谢都很快，是生命力旺盛的表现。

头颅不匀称或呈圆锥形，则是因为分娩时婴儿的头部受到产道的挤压所致。这一现象一般15天左右就会消失，头颅也随之变圆，爸爸妈妈大可不必担心。

至于身体的不对称，则更不用担心了。新生儿并不是成年人的比例缩影，新生儿的头占了整个身长的1/4，而不是成人的1/7；前额与脸部其他部位相比显得很宽；新生儿的眼大嘴大，而鼻子长得短而扁平，耳朵与面孔相比显得很大，脖子很短，使人感到脑袋仿佛是直接放在两肩上似的；新生儿的躯体比四肢长，手臂比腿长等等，这一切都会给人留下丑相感。

2.新生女宝宝为何会有假月经和白带？

有些女宝宝可能会在出生后5～7天后出现阴道流血，有时还会有白色分泌物，这现象被称为"假月经"，出现这种现象时爸爸妈妈们不要担心，这些都是正常的，而没有"假月经"的宝宝们也是正常的！

女宝宝假月经原因

胎儿在母体内受到雌激素的影响，使新生儿的阴道上皮增生，阴道分泌物增多，甚至使子宫内膜增生。胎儿娩出后，雌激素水平下降，子宫内膜脱落，阴道就会流出少量血性分泌物和白色分泌物。

宝宝的这种"假月经"出血量很少，一般经过2～4天后即可自行消失，不需就医。

对于阴道流出的血液和分泌物，可以用消毒纱布或棉签轻轻拭去，但不能局部贴敷料或敷药，这样会引起感染。如果宝宝的阴道出血量较多，持续时间较长，则须及时就医诊治。

3. 宝宝的抖动就是抽风吗？

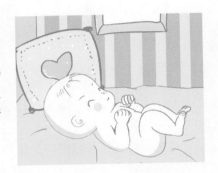

　　新生儿会出现下颌或肢体抖动的现象，新手妈妈常常认为这是"抽风"，　答案是否定的。这是新生儿时期特有的一种无意识的运动，是因新生儿神经发育尚未完善，对外界的刺激容易做出泛化反应造成的。爸爸妈妈们不必担心，这种现象会随着宝宝的长大而消失。

4. 宝宝多汗的原因是什么？

生理性多汗

　　(1) 夏季气候炎热而致宝宝多汗；

　　(2) 婴幼儿刚入睡时，头颈部出汗，熟睡后汗液减少等；

　　(3) 冬天宝宝衣服穿得过多，晚上被子盖得太厚，加上室内空调温度过高，导致过热而多汗。

　　(4) 有的宝宝的出汗仅限于头部、额部，俗称"蒸笼头"，亦是生理性出汗。

病理性多汗

　　宝宝如患有婴幼儿活动性佝偻病、小儿活动性结核病、小儿低血糖、吃退热药过量及精神因素，如过度兴奋、恐惧等，会引起病理性出汗。

5. 多汗宝宝如何护理？

生理性多汗，妈妈不必过分忧虑，我们可从以下几个方面来护理宝宝：

1. 及时擦干身体防着凉

　　爸爸妈妈应及时给出汗的宝宝擦干身体。有条件的家庭，应给宝宝擦浴或洗澡，及时更换内衣、内裤。宝宝皮肤娇嫩，过多的汗液积聚在皮肤皱折处如颈部、腋窝、腹股沟等处，可导致皮肤溃烂并引发皮肤感染。

2. 及时为宝宝补充水分

爸爸妈妈需要及时给宝宝补充水分，最好喂淡盐水。因为宝宝出汗与成人一样，除了失去水分外，同时失去一定量的钠、氯、钾等电解质。给宝宝喂淡盐水可以补充水分及钠、氯等成份，维持体内电解质平衡，避免脱水而导致虚脱。

3. 注意宝宝的衣着及盖被

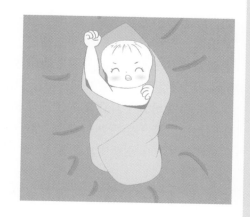

有的妈妈在冬天摸摸宝宝手冷，就拼命给宝宝添加衣服，穿了好几件毛衣还穿棉袄、棉裤，晚上盖好几床棉被。要知道给宝宝穿或盖得过多，使宝宝大量出汗，衣服被汗液弄湿，又没有及时换掉，宝宝用自己的身体温度捂干湿衣服，反而容易受凉，引起感冒发热及咳嗽。出汗严重的宝宝，由于体内水分丧失过多，会引起脱水。一般来说，宝宝比大人多穿一件就够了，同时爸爸妈妈们应注意让宝宝从小就锻炼，提高抵抗力。

6. 动不动就挣劲是病吗？

新手妈妈常常问医生，宝宝总是使劲，尤其是快睡醒时，有时憋得满脸通红，是不是宝宝哪里不舒服呀？其实，宝宝没有不舒服，相反，他很舒服。新生儿憋红脸，那是在伸懒腰，是活动筋骨的一种运动，妈妈不要大惊小怪。把宝宝紧紧抱住，不让宝宝使劲，或带着宝宝到医院，都是没有必要的。

7. 宝宝四肢屈曲好吗？

正常新生儿的姿势都是呈英文字母"W"和"M"状，即双上肢屈曲呈"W"状，双下肢屈曲呈"M"状，这是健康新生儿肌张力正常的表现。四肢屈曲与佝偻病引起的罗圈腿毫无关系，爸爸妈妈们也不必担心。

8. 宝宝为何会有"先锋头"？

先锋头又叫产瘤，"先锋头"宝宝头上可能会有个大包，头形像橄榄。

新生儿先锋头产生的原因有以下几种：

1. 皮下组织水肿

新生儿出生时，头部在子宫口受到压迫，致使局部血液循环受到阻碍，引起皮下组织水肿的结果。

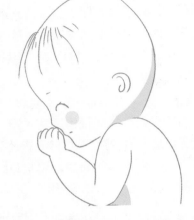

2 头颅血肿

新生儿出生 2～3 天后才逐步明显形成的，用手摸也感到柔软，但用手指压迫无凹陷出现。这种"包"称头颅血肿。这大多是由新生儿娩出不顺产时，医生使用了产钳或胎头吸引器助产使宝宝头部受挤压引起的。

先锋头是新生儿正常的生理现象，无须任何治疗。皮下组织水肿情况，数天就会转变过来。头颅血肿的情况一般约 3～4 周会逐渐消减，个别新生儿需要 4～5 个月，如果不放心，可去医院检查一下。

9. 宝宝体重为何会下降?

新生儿出生后第 1 周内会有体重的下降，这种体重下降不会超过新生儿出生体重的 8%，而且最迟 10 天就会恢复为出生体重，甚至超过。这种体重下降我们称之为生理性体重下降。

因为宝宝出生后不能立即进食，或因吸吮能力弱，进食量少，再加上胎粪排出，尿液、汗液的分泌，由呼吸和皮肤排出的肉眼看不到的水分等丧失，造成暂时性的体重下降。

一般于生后 7～10 天又恢复到出生时的体重。随着宝宝吃奶量逐渐增多，机体对外界的适应性逐步调整，体重会逐渐增加。如果 10 天后仍未恢复到出生时体重，要寻找原因，是否哺乳量不够充足，牛奶冲调浓度是否符合标准，或有无疾病等。正常情况下，宝宝前半年每月平均增长 600～900 克，后半年每月平均增长 300～500 克。4～5 个月时体重增至出生时的 2 倍（6000 克），1 周岁时增至 3 倍（9000 克）。如果爸爸妈妈发现宝宝生长缓慢，应及时去医院检查。

10. 宝宝为何会乳房肿胀?

不论男婴还是女婴，在出生 3～5 天后，都有可能出现乳腺肿胀的生理现象。触感上有蚕豆或山楂大小的硬结，轻轻挤压，有乳汁流出。这是因为在胎儿时期，胎儿体内存在着来自母体的一定量的雌激素、孕激素和生乳素。宝宝出生后，来自母体的雌激素和孕激素被骤然切断，使生乳素作用释放，刺激乳腺增生，一般约 2～3 周便自行消退，不需要处理。有的爸爸妈妈认为把乳汁挤出来就好了，这样做是很危险的。因为挤压会使宝宝乳头受伤，细菌侵入，引起乳腺炎，甚至导致败血症，危及新生儿的生命。

11. 宝宝为何会有"螳螂嘴"和"马牙"？

宝宝哭时，常常可以看到嘴巴两侧颊部会有明显地鼓起，就是所谓的"螳螂嘴"，学名"颊脂体"。"螳螂嘴"不仅不会妨碍新生儿吸奶，而且有助于提高宝宝的吸吮能力。一般来说，每个新生宝宝都会存在大小程度不同的"螳螂嘴"，随着吸吮期的结束，"螳螂嘴"会慢慢萎缩消退，因此，无需特殊处理。

在出生后的3~5天，宝宝口腔内还可能发现一些米粒大小的白色颗粒，这些颗粒数目不一，主要分布在牙床上或口腔顶部两侧，看上去很像刚长出来的小牙。其实，这并不是真正的牙齿，而是我们平常说的"马牙"，医学上称之为"上皮珠"，它是在胚胎发育过程中，残留的上皮细胞聚集和角质化而形成的，经过吮乳等过程的摩擦，正常情况下2~3个星期内便会自行脱落，一般不需要特殊处理。

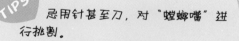 **TIPS1** 忌用针甚至刀，对"螳螂嘴"进行挑割。

 TIPS2 忌用粗布擦拭马牙。

12. 宝宝为何会眼白出血？

头位顺产的新生婴儿，由于娩出的时候受到妈妈产道的挤压，视网膜和眼结膜会发生少量出血，俗称眼白出血，一般一周内恢复正常。

如果宝宝眼睛长时间没有恢复正常，或伴有哭闹反应，应及时就医，查清原因。

13. 宝宝头发稀少怎么办？

人头发的多少、粗细、质地、色泽、曲直与遗传、营养等都有关系，而作为新生儿，一般来说头发都比较稀少，这是正常的生理现象。随着生长发育和年龄的增长，新生儿的头发会发生由稀到密，由细到粗，由黄到黑的变化。

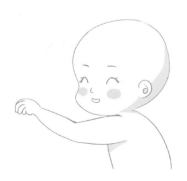

出生时头发稀少不影响今后头发的生长：有的爸爸妈妈担心宝宝出生时胎发少，长大后会不会脱发，影响美观。根据相关资料分析可知，一般情况下，宝宝大约1岁时，甚至更早些，头发便会逐渐长出来，到2岁左右头发就长得相当多了。

改善光头或者头发稀疏的方法：

方法 1 勤洗头，勤梳头

勤洗头、勤梳头可使头皮得到刺激，促进头发生长。特别是注意的是，梳理时要按宝宝头发自然生长的方向梳理，不可强梳到一个方向。

方法 2 营养充足

充足而全面的营养，对宝宝的头发发育非常重要。爸爸妈妈应按月龄让宝宝多摄入蛋白质、维生素A、维生素B、维生素C及富含矿物质的食物，保证肉类、鱼、蛋、水果和各种蔬菜的摄入和搭配，经常食用含碘丰富的紫菜、海带等。

如果宝宝有挑食、偏食的不良饮食习惯，应该赶快纠正，以保证丰富、充足的营养通过血液循环供给毛根，促进头发生发。

方法 3 多晒太阳

经常晒太阳，既可促进宝宝体内钙质的吸收，又可促进宝宝头皮的血液循环，改善发质。但要切记：在阳光强烈时不可让宝宝的头皮暴晒，以防晒伤头皮，反而影响宝宝头发的生长。

方法 3 充足的睡眠

对宝宝的头发生长也很重要，睡眠不足容易导致宝宝食欲不佳、经常性的哭闹、生病，间接地影响头发的生长。

宝宝出生后6～7个月，乳牙会相继萌发，有些宝宝长牙的时间或顺序可能会不一样，提早到3～4个月，或延后到1～12个月才长牙。

 宝宝长牙的不适症状与护理

1 流口水

及时用柔软的棉布帮宝宝擦干口水，动作要轻柔，以免擦伤宝宝的肌肤，引起皮肤感染。

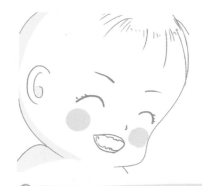

2 牙龈痒

牙龈痒的宝宝可能会咬自己的嘴唇和舌头，影响牙齿的生长，引起跑牙。爸爸妈妈可以买一些牙胶或者磨牙棒之类的产品让宝宝咬着，缓解不适，同时训练咀嚼能力。

3 烦躁

宝宝烦躁时可让宝宝咬磨牙棒，转移注意力，或者给宝宝做脸部按摩，放松脸部肌肉。

 宝宝长牙的口腔清洁

准备好纱布、棉签或海绵棒等清洁工具，坐在椅子上，把宝宝抱在腿上，让宝宝的头稍微往后仰，蘸水轻轻擦拭宝宝的牙龈和长出来的牙齿。每次喂食后都要清洁宝宝口腔或者让宝宝漱口，清洁时要认真仔细，尽可能清洁每个部位。

15. 宝宝为何会脱皮？

在给宝宝洗澡或者换衣服的时候，我们会发现在他们的手指、脚趾和耳后有轻微的皮屑，这个是因为宝宝皮肤最外面的一层表皮角化层，因发育不完善，很薄，所以容易脱落造成的，是正常的生理现象。此外，宝宝连接表皮和真皮的基底膜不发达，使得连接不紧密，也容易造成脱皮。爸爸妈妈们只要注意对宝宝皮肤进行清洁护理，避免外来的感染和损伤就可以了，不必上医院就诊。

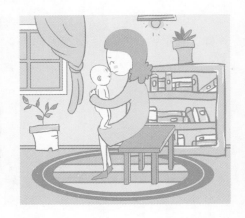

16. 宝宝打嗝怎么办？

宝宝总是打嗝怎么办？宝妈们不要惊慌，由于刚出生的宝宝神经系统发育还不太成熟，所以会经常打嗝，无须过于担心、惊慌。

1 预防打嗝的方法

 方法 1

如果是"胃食道逆流"造成的打嗝及溢奶，可在喂奶后让宝宝直立靠在大人的肩上排气，且半小时内不让其平躺即可。4个月大后可添加米粉或麦粉以增加奶的黏稠度，防止打嗝。

 方法 2

如果宝宝打嗝是因为对牛奶蛋白过敏，可依据医师指示使用特殊配方奶粉。

方法 3

平时喂食宝宝要在安静的状态与环境下，千万不可在宝宝过度饥饿及哭得很凶的时候喂奶。

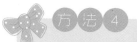

方法 4

喂奶姿势要正确，进食时也要避免太急、太快、过冷、过烫。

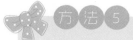

方法 5

在宝宝打嗝时，可用玩具或轻柔的音乐来转移、吸引宝宝的注意力，以减少打嗝的频率。

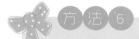

方法 6

让宝宝在喝奶的中间休息一下，直立站在你腿上，轻轻地拍他（她）的背排气，宝宝便可避免打完了饱嗝后连续打嗝。

2. 几种常见的拍打嗝方法

一般说来，妈妈最常用的拍打嗝方式主要有以下三种：直立式、端坐式和侧趴式。

(1) 直立式

尽量把宝宝直立抱在肩膀上，以手部的力量将宝宝轻扣着，再用手掌轻拍宝宝的上背，促使宝宝打嗝。

TIPS

(1) 为了防止宝宝溢奶、吐奶，使用直立式时，妈妈可在自己肩膀上垫上小毛巾，方便清洁。

(2) 由于依靠手部支撑宝宝直立，当宝宝面朝自己的时候，要注意身体不要捂住宝宝的口和鼻，以方便宝宝呼吸。

(3) 如果宝宝在拍打几次之后都没打嗝，可以考虑先抚摸再拍打，也可以换另外的肩膀再拍打。

(2) 端坐式

如果觉得直立式比较辛苦，可以考虑端坐式，妈妈可以坐着，让宝宝侧坐在自己在大腿上，妈妈一只手托着宝宝的身体，另一只手轻拍宝宝的上背部。

（1）为宝宝准备好小毛巾，防止吐奶。

（2）与直立式相同，如果宝宝在拍打几次之后都没打嗝，可以考虑先抚摸再拍打。

（3）侧趴式

妈妈坐好双腿合拢，将宝宝横放，让其侧趴在腿上，宝宝头部略朝下。妈妈以一只手扶住宝宝身体，使保持平衡，另一只手轻拍宝宝上背部即可。

这个姿势比较适合较小的宝宝，为了防止宝宝滑落，要适当用力把宝宝身体固定在妈妈大腿上。

（1）拍打时，五根手指头并拢靠紧，手心弯曲成接水状，确保拍打时不漏气，同时，注意拍打的力度，一般以引起宝宝背部震动，但不让宝宝感到疼痛为宜。

（2）每次拍打嗝，可以伴随着宝宝喝奶过程分2～3次来拍，不必等宝宝全部喝完。这样对宝宝的消化很有帮助，特别是容易胀气、溢奶、吐奶的宝宝，在开始喂食之后不久就要先帮他（她）拍打嗝，这样可有效避免胀气或吐奶。

（3）拍打嗝关键是经常变换位置，拍打嗝的方式因人而异，各位妈妈可以进行多方面的尝试，拍背、抚触、按摩等都可以。但妈妈必须了解一点，经常变换位置、适度给宝宝腹部一些小压力，才是拍打嗝的关键，妈妈们只要多加练习，就会找到适合自己宝宝的拍打嗝的小窍门。

第2节　特殊宝宝生理现象

1. 什么是早产儿?

　　早产儿又称未成熟儿，一般指胎龄小于37周（259天）以前出生的宝宝，其出生体重大部分在2500克以下，头围在33厘米以下。胎龄越短，宝宝体重越小，身长越短。

TIPS: 早产儿特点

①头大，头长为身高的1/3；

②耳壳软，缺乏软骨，耳廓不清楚；

③皮肤鲜薄嫩，水肿发亮，胎毛多；

④指甲软，不超过指端；

⑤胸廓呈圆筒形，肋骨软，肋间肌无力，吸气时胸壁易凹陷，腹壁薄弱，易有脐疝；

⑥足前部见1~2条足纹，足跟光滑；

⑦生殖系统缺陷，男性睾丸未降或未全降。女性大阴唇不能盖住小阴唇。

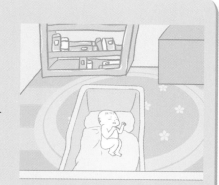

2. 什么是过期产儿?

　　过期产儿又称过熟儿，指胎龄满42足周或以上（≥294天）出生的产儿。胎盘功能良好的产儿过期产儿，临床外观良好，似出生后几天的新生儿。胎盘功能不足的过期产儿胎脂消失，出现进行性缺氧和胎儿子宫内营养不良。

TIPS: 过期产儿的原因

①孕末期孕酮过多和雌激素过少；

②经常卧床休息，活动过少；

③胎位异常和胎儿畸形；

④营养条件好，维生素E过多；

⑤遗传因素和个人体质；

⑥子宫收缩乏力。

3. 什么是巨大儿?

在医学上，出生体重等于或大于 4000 克的新生儿，称为巨大儿。

TIPS: 巨大儿的原因

①孕妇体内营养过剩；

②妊娠期糖尿病。

特殊宝宝的出现主要与妈妈身体情况有很大的关系，妈妈应注意好产前检查，同时配合医生的建议，对宝宝做好护理和治疗。

第10章 父母应该了解的喂养知识

第1节 催乳小知识

1. 乳汁是如何分泌的?

乳汁的产生包括泌乳和排乳两个过程。当胎儿娩出,胎盘剥离后,孕妇体内雌激素和孕激素水平骤然下降,脑下垂体开始分泌泌乳素,促使腺泡分泌乳汁。但乳汁不会自动排出,当婴儿出生后第一次吸吮乳头时,吸吮刺激一部分传至脑下垂体后叶,使之分泌催产素,另一部分传至脑下垂体前叶,使之分泌泌乳素,同时刺激腺泡继续分泌乳汁。

如果产后不及时给宝宝哺乳,妈妈的乳头得不到吮吸刺激,那么乳汁的产生也会受阻,因此,宝宝的吮吸乳头的刺激是促使乳汁产生的关键,吮吸刺激越多,乳汁产生得越多。

2. 妈妈如何合理进补催乳食品?

妈妈的乳汁来源于吃进的食物,所以哺乳期间不可偏食。此外,妈妈们要避免分娩后立刻进食猪蹄汤、鲫鱼汤等高蛋白、高脂肪的食品,这样会使乳汁过分浓稠,引起排乳不畅,最好在产后第3天开始进补催乳汤。

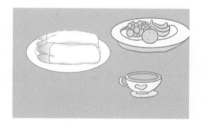

1.花生猪蹄汤

材料:猪蹄两只(重约500克),花生、盐适量。

做法:将猪蹄洗净,用刀划口,加花生末、食盐、再加适量水,先旺火烧开,撇去浮沫,用小火炖至熟烂,至骨能脱掉时即可,分顿连续吃肉喝汤。该道菜适合乳少或停乳的产妇食用。

材料：活鲫鱼1条、通草6克。

做法：先把鲫鱼洗净、去鳞、去内脏，然后加入通草一同煮成鲫鱼汤。

食用时吃鱼喝汤，每天喝2次，连喝3～5天，汤淡一些为宜。通草可通气下乳，利于产妇身体复原。

3 木瓜花生大枣汤

材料：木瓜750克，花生150克，大枣5粒，片糖3/2块。

做法：木瓜去皮、去核、切块，与花生、大枣和适量的水放入煲内，放入片糖，待水滚后改用文火煲2小时即可饮用。该汤可以补充多种人体必需的氨基酸，增强机体的抗病能力。

3. 还有那些方式帮助产后催乳？

方法 1 催乳健美操

靠墙边站立，举起两臂尽量往上伸长，注意脚跟不可举起，然后轻轻放下手臂。

双手握成拳头，左右手轮流往前击出，当一只手往后拉回的刹那间，乳房一带会感到特别紧迫，这种反应有助于乳汁的顺畅。

两臂向左右平举与肩成一条线，力求固定不可摇动，然后摆动手，脖子关节。

左右手弯曲，左手放在前腰，右手放在后腰，左手举起手臂向后挥，再右手举起过头向后，反复做。

方法 2 乳房勤按摩

每次哺乳前，将热毛巾覆盖在乳房上，两手掌分别按住两侧乳房的乳头及乳晕，顺时针或者逆时针方向轻轻按揉15分钟，或者找一个非常钝的梳子，从乳房的根部梳到乳头，促进乳房的血液循环，两种按摩方法都有助于乳汁的分泌。

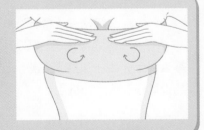

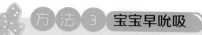
方法 3　宝宝早吮吸

宝宝出生后半小时后就应该让他（她）吸吮妈妈的乳头。让宝宝早日刺激妈妈的乳头，有利于妈妈尽早建立泌乳反射和排乳反射，使乳汁分泌得又早又多。

方法 4　愉悦好心情

精神因素对产后泌乳有一定影响。过度紧张、犹豫、愤怒、惊恐等不良精神状态会引起乳汁分泌减少。妈妈们要保持精神愉悦，注意劳逸结合，保证足够的睡眠和休息，保持心情的舒畅。

4. 新妈妈如何呵护乳房？

① 正确佩戴乳罩

从哺乳期开始，每天坚持戴乳罩。佩戴乳罩可以促进血液循环通畅，对促进乳汁的分泌和提高乳房的抗病能力都有好处。妈妈们应选择大小合适，宽松的全棉材质乳罩。选择型号时可考虑留出乳垫的位置，吸收外溢的奶水，这样可使乳房得到科学的保护与清洁。另外，要根据哺乳期乳房的变化，准备几个不同型号的乳罩。

② 双乳交替喂养

在给宝宝哺乳时，左右两侧应该交替进行，先让宝宝吮吸一侧，吸空后再吸另一侧，反复轮换，这样可以使两个乳房都得到均匀哺乳，有助于断奶后的乳房等大、健美。

③ 产后健胸操

第一节：两脚开立，两臂屈肘侧举，手指放松置肩前，然后两臂沿肩轴，向前平举，两肘向前，向上，向后，向下绕环，绕至开始姿势，重复练习 10 次。

第二节：直立，双腿并拢，两手按在胸下部两侧，憋气，用力压乳房两侧，然后两手臂向上举，重复练习 10 次。

第三节：两脚开立与肩同宽，成直立姿势，张口深呼吸，头后仰，同时臂沿身侧提至胸前平举，肩臂后展，挺胸，掌心向上，然后还原成直立姿势，重复练习 10~15 次。

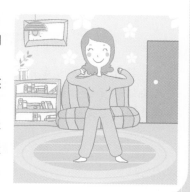

第四节：膝着地，手掌向前方着地，手指向内，身躯垂直下降，然后再推起，重复练习6～8次。

第五节：右脚支撑，右手握住左脚后上举，挺胸，抬头，上体尽量舒展，左右交换做5次。

第六节：直立做两手臂快速交叉运动，也可手握哑铃等器械练习，注意双臂向外扩张时应憋气，交叉、扩张为1次，练习5～10次。

4.及时断奶

婴儿在出生10～12个月的时候，肠胃消化功能基本完善，妈妈要及时给宝宝断奶，以免妈妈因乳腺分泌减少而造成断奶后乳房变得干瘪的现象。

断奶以春秋两季为佳，6～7月时梅雨季节，这个时候潮湿和高温会使食物失去新鲜度，宝宝容易出现食欲下降或者消化不良，这时断奶会引起宝宝饮食不足，营养不良。

TIPS

8 步科学断奶法

① 逐渐减少喂奶次数
② 先减白天再减夜晚
③ 先做体检再断奶
④ 宝宝生病时不要断奶
⑤ 多花时间陪宝宝
⑥ 爸爸帮宝宝渡过断奶期
⑦ 残酷的断奶法会伤害宝宝身心
⑧ 断奶过程要果断，不拖延

5.催乳需警惕哪3大误区？

误区 1 奶水不好找催乳师

乳汁和很多因素有关，如精神因素、遗传因素、个人体质等等。一般情况下只要妈妈坚持母乳喂养，宝宝的吮吸就能直接刺激乳腺，奶水会越吃越多。一些催乳师没有受过专业培训，如果按摩不当，很容易诱发别的乳腺疾病。

误区 2 **吃不完的奶水要排完**

排奶在一定程度上会刺激乳腺管，过度排奶不但不会让奶水增多，而且会诱发其他乳房疾病。

误区 3 **中药催奶对宝宝不好**

一般情况下，在医生指导下使用的药物是安全的，催奶的中药完全可以服用的，不会对宝宝的健康造成影响。

6.喂奶的正确姿势是什么?

有人形象的把哺乳宝宝的姿势形容为"三贴"，即宝宝的嘴及下颌部紧贴妈妈乳房；妈妈与宝宝胸部紧贴胸部；腹部紧贴腹部。

喂奶的四种正确姿势:

1.摇篮抱法

在有扶手的椅子上坐直，将宝宝抱在怀里，用前臂和手掌托着宝宝的身体和头部。喂右侧时用左手托，喂左侧时用右手托。放在乳房下的手呈U形，不要弯腰，也不要探身，而是让宝宝贴近你的乳房。这是早期喂奶的理想方式。

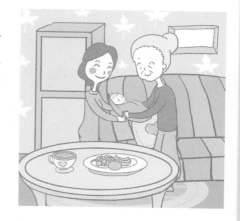

2.交叉摇篮抱法

与第一种类似，但喂右侧时应用右手托，喂左侧时用左手托。

3.足球抱法

如果妈妈是剖腹产，或者乳房较大，这种方式比较合适。将宝宝抱在身体一侧，胳膊肘弯曲，手掌伸开，托住宝宝的头，让宝宝面对乳房，让宝宝的后背靠着你的前臂。

4 侧卧抱法

疲倦时可躺着喂奶。身体侧卧，让宝宝面对妈妈的乳房，用一只手揽着宝宝的身体，另一只手将奶头送到宝宝嘴里。这种方式适合于早期喂奶，也适合剖腹产的妈妈。

7. 新妈妈乳房会有哪些变化？

变化 1 乳房肿胀

引起乳房肿胀主要原因是乳腺管畸形和乳汁未排空，可采取的方法：冷敷乳房；及时排空乳房；热敷后挤出乳汁。

变化 2 乳房下垂

产后喂奶使得乳房增大，皮肤松弛，导致乳房没有有效支撑力而下垂，可采取方法：坚持戴适合自己的乳罩；不要单侧睡；做扩胸运动和健胸操。

变化 3 乳头奶水溢出

新妈妈乳汁较丰富，乳房胀满乳汁发生溢奶，可采取方法：定时排空乳汁，多喂奶；保持乳房清洁；使用防溢乳垫。

变化 4 乳头皲裂

宝宝吃奶姿势不正确，乳房清洁不当都会造成乳头皲裂。可采取方法：矫正宝宝的含接姿势；坚持哺乳，短时多次；清洁乳头，做好防护工作。

第2节 母乳喂养

1. 什么是纯母乳喂养?

世界卫生组织把纯母乳喂养定义为只吃妈妈的奶,不吃其他的食品、饮料和水,宝宝在吮吸的时候不用奶瓶奶头或者安慰奶头。

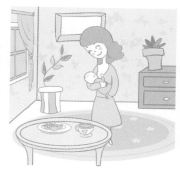

2. 母乳喂养有何优点?

1. 对妈妈的好处

好处 1 培养良好的亲子关系,利于母婴间感情交流。

好处 2 有助于推迟再一次妊娠,达到自然避孕的效果。

好处 3 减少患卵巢癌、乳腺癌的危险,保护妈妈健康。

好处 4 有助于妈妈产后康复,减少子宫出血。

好处 5 有效地消耗怀孕时累积的脂肪,可促进身材的恢复,并避免产后的肥胖。

2. 对宝宝的好处

好处 1 母乳含有婴儿所需的全部营养,有助于宝宝发育。

好处 2 非常容易消化、吸收,可被宝宝机体有效利用。

好处3 有足够的氨基酸与乳糖等物质，对宝宝脑发育有促进作用。

好处4 可提高婴儿的免疫能力，保护宝宝免于感染，预防腹泻、呼吸道感染，更能降低婴儿的过敏体质。

3. 什么是初乳？

产后，妈妈体内的激素水平发生变化，乳房开始分泌乳汁。但泌乳有一个逐渐的质与量的变化，一般把生后4～5天以内的乳汁称作初乳。

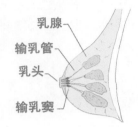

乳腺
输乳管
乳头
输乳窦

4. 初乳有哪些成分及优点？

1. 初乳的成分

初乳干物质含量很高，含有丰富的球蛋白、清蛋白、酶、维生素、溶菌素等，但乳糖的量较少，酪蛋白的相对比例较少。其中蛋白质能直接被吸收，增强宝宝的抗病能力。初乳中的维生素A和维生素C比常乳中高10倍，维生素D比常乳中高3倍。初乳中含有较高的无机质，特别富含镁盐，能促进消化管蠕动，有利于消化活动。

初乳中的蛋白质含量远远高出常乳。特别是乳清蛋白质含量高。初乳内含比正常奶汁多5倍的蛋白质，尤其是其中含有比常乳更丰富的免疫球蛋白、乳铁蛋白、生长因子、巨噬细胞、中性粒细胞和淋巴细胞。这些物质都有防止感染和增强免疫的功能。

初乳中的维生素含量也显著高于常乳。维生素B2在初乳中有时较常乳中含量高出3～4倍，尼克酸在初乳中含量也比常乳高。

初乳中乳糖含量低，灰分高，特别是钠和氯含量高。微量元素铜、铁、锌等矿物质的含量显著高于常乳，口感微咸。初乳中含铁量约为常乳的3～5倍，铜含量约为常乳的6倍。

另外，初乳中还含大量的生长因子，尤其是上皮生长因子，可以促进新生儿胃肠道上皮细胞生长，促进肝脏及其他组织的上皮细胞迅速发育，还参与调节胃液的酸碱度。

初乳较成熟乳中的蛋白质含量高而脂肪与乳糖较低，适合于新生儿消化特点。初乳除具有很高的营养价值外，还含有大量为宝宝迫切需要的各种活性成分，如含有大量的免疫球蛋白，尤其是分泌型IgA，具有防止消化道．呼吸道微生物感染的作用。母乳中

234

乳糖成分有利于钙的吸收，乳铁蛋白含量虽然不高但其吸收率为50%，故母乳喂养儿患贫血者少。总的来看，母乳中营养成分最适宜宝宝消化吸收并促进宝宝生长发育，母乳蛋白质易吸收，必需脂肪酸较多，乳中核苷酸对合成代谢与生长有利。母乳中脂肪酶有利于脂肪吸收，所含胆固醇可促进神经组织形成。

❤️ 2. 初乳优点

（1）促进宝宝完美的一口

妈妈在分娩后7天之内分泌的乳汁叫初乳。初乳中含有宝宝所需要的所有的营养成分，因此，即使新妈妈们因为种种原因无法喂养母乳，也要把这宝贵的初乳喂养给宝宝哦。初乳不仅量少，而且只在分娩后的几天内有，可以说是母体专为新生宝宝准备的绝无仅有的特别营养食物。

（2）促进宝宝生长的第一份营养

宝宝在妈妈腹中时是通过脐带吸收营养成分的，出生后也迫切需要补充营养。此时，初乳对于宝宝来说特别重要。这是因为初乳中含有帮助宝宝生长发育的所有的营养成分。其中的TFG-β不仅可以让软硬骨组织持续形成，促进细胞增殖，还能有效预防皮肤过敏；IGF是初乳中含有的脑细胞成分，可以促进新生儿大脑发育，促进细胞成长和分化。EFG则是表皮细胞的生长因子，可以促进皮肤表皮细胞再生，治愈伤口。

（3）让母乳喂养成为现实

小儿科医生建议在分娩30分钟内就让宝宝吮吸母乳。因为刚出生的宝宝吮吸能力最强，如果在此时让宝宝吸奶，不仅可以让宝宝吃到含有多种营养成分的初乳，还可以使母乳喂养变得容易实现。除此之外，妈妈的乳腺也会得到刺激，将会更好地制造奶水。

（4）提高宝宝的免疫力

初乳中含有能增进免疫力。促进细胞分裂等多种营养成分，最重要的是含有人体不可缺少的免疫球蛋白。占据初乳免疫成分80%的免疫球蛋白，是对抗各种病原性细菌和病毒的自然抗体。由于新生儿的免疫系统还不成熟（新生儿的免疫力系统在出生5个月之后开始形成），自身免疫能力低下，所以，最初只能靠初乳来获得免疫功能。

（5）预防黄疸

有60%的足月婴儿，80%的早产儿会在产后第1周内出现黄疸症状。新生儿的黄疸症状是由血液中的胆红素增加而产生的疾病，它会使婴儿的皮肤呈黄色或橙色。宝宝在妈妈腹中时，由母体帮助代谢胆红素，但新生儿的自身代谢功能　却不足。初乳中含有帮助代谢胆红素的成分。因此，通过喂养初乳就可以有效预防黄疸症状。

5. 什么是开奶?

新生儿出生后开始的第一次喂奶即开奶。

1 早开奶的原因

医生会在新妈妈产后半小时到1小时左右就让妈妈给宝宝喂奶,最晚一般也不要超过6小时,这样对刺激乳房尽早分泌乳汁、加速子宫收缩的复原、帮助宝宝尽快排胎便、避免出现新生儿黄疸等,都是非常有好处的。

同时,哺乳的行为可刺激大脑,大脑发出信号增加乳汁的分泌,所以必须要尽早哺乳,形成神经反射,增加乳汁的分泌。

开奶早些好还是晚些好,近年来有不同的看法以往人们为了让产妇和婴儿能得到充分的休息,主张开奶晚些好,一般要产后24~48小时才给宝宝喂奶;对早产儿甚至更晚一些。但近年来,国外一些学者认为,早开奶对妈妈和宝宝都有好处。我国产科和儿科学者也持同样的看法。如果生宝宝后不早些喂奶,垂体得不到刺激,泌乳素就不分泌,

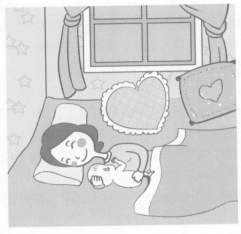

时间长了,即使婴儿再吮乳头,垂体也就没反应了,或者奶量很少。有些妈妈很想给宝宝喂奶,但就是因为开奶太晚,以致回了奶,想喂也不成了,这是很可惜的。此外,吮吸乳头也可以使子宫收缩,减少产妇产后出血,促进子宫恢复,可以防止或减少新生儿生理性体重下降,还可以促进母子感情。

2 开奶的方法

(1) 注意"食"效

新手妈妈应当保持每日喝牛奶的良好习惯,多吃新鲜蔬菜水果。总之吃得"好"不是所谓的大补,传统的猪蹄、鸡汤、鲫鱼汤中的高脂肪不仅会堵塞乳腺管,不利母乳分泌,还会让妈妈发胖,所以主要是吃得对,既能让自己奶量充足,又能修复元气且营养均衡不发胖,这才是新手妈妈希望达到的月子"食"效。

(2) 两边的乳房都要喂

如果一次只喂一边,乳房受的刺激减少,自然泌乳也少。两边的乳房都要让宝宝吮吸到。有些宝宝食量比较小,吃一只乳房的奶就够了,这时不妨先用吸奶器把前部分比较稀薄的奶水吸掉,让宝宝吃到比较浓稠、更富营养的奶水。

（3）多多吮吸

妈妈的奶水越少，越要增加宝宝吮吸的次数；由于宝宝吮吸的力量较大，正好可借助宝宝的嘴巴来按摩乳晕。喂得越多，奶水分泌得就越多。

（4）吸空乳房

妈妈要多与宝宝的肌肤接触，宝宝对乳头的吸吮是母乳分泌的最佳刺激。每次哺乳后要让宝宝充分吸空乳房，这有利于乳汁的再产生。

（5）补充水分

哺乳妈妈常会在喂奶时感到口渴，这是正常的现象。妈妈在喂奶时要注意补充水分，或是多喝豆浆、杏仁粉茶（此方为国际母乳会推荐）、果汁、原味蔬菜汤等。水分补充适度即可，这样乳汁的供给才会既充足又富营养。

（6）充分休息

夜里因为要起身喂奶好几次，晚上睡不好觉。睡眠不足当然会使奶水量减少。哺乳妈妈要注意抓紧时间休息，白天可以让丈夫或者家人帮忙照看一下宝宝，自己抓紧时间睡个午觉。还要学会如何在晚间喂奶的同时不影响自己的睡眠。

（7）按摩刺激

按摩乳房能刺激乳房分泌乳汁，妈妈用干净的毛巾蘸些温开水，由乳头中心往乳晕方向成环形擦拭，两侧轮流热敷，每侧各15分钟，同时还可配合下列按摩方式：环形按摩双手置于乳房的上、下方，以环形方向按摩整个乳房；螺旋按摩一手托住乳房，另一手食指和中指以螺旋形向乳头方向按摩；指压式按摩双手张开置于乳房两侧，由乳房向乳头挤压。

（8）避免乳头受伤

如果妈妈的乳头受伤、破皮、皲裂或流血并导致发炎，就会影响乳汁分泌。为避免乳头受伤，建议妈妈们采用正确的喂奶姿势，控制好单侧的吮吸时间，否则容易反复受伤。

（9）保持好心情

母乳是否充足与新妈妈的心理因素及情绪情感关系极为密切。所以，妈妈在任何情况下都要不急不躁，以平和、愉快的心态面对生活中的一切。

6. 何时开奶时间最佳？

顺产妈妈的最佳开奶时间是生产后半小时，以后可以每隔3～4小时喂1次奶，每次15～20分钟。

剖腹产的妈妈可以稍微推迟开奶时间。一般情况，在输尿管撤离后，应该在1~2小时内开奶。

难产的新生儿和早产儿，可以酌情推迟开奶时间。

7. 开奶前让宝宝吃什么？

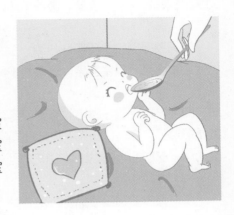

很多新妈妈会有这样的担忧，我还没奶水，宝宝会不会饿着，如果喂奶粉给宝宝，他（她）以后会不吃我的奶吗？其实这些都不用担心，在未下奶前可以给宝宝适当喂一些水和奶粉，这里要注意必需用勺子给宝宝喂食。以免宝宝造成乳头混淆，拒绝吮吸妈妈的乳房。多给宝宝吮吸妈妈的乳房可以促进乳汁分泌，使宝宝早点喝上母乳。

8. 开奶与催奶的区别是什么？

"开奶"并不等同于"催奶"，开奶是产后泌乳，以便让宝宝吃到母乳。催乳是使用各种方法使母乳增多，满足宝宝对母乳的需求量。

TIPS: 开奶小技巧

①树立母乳喂养信心。
②尽早吸吮，勤喂奶。
③避免乳头受伤。
④畅通乳管，经常排空、防止奶涨。
⑤母婴同室、按需哺乳。

9. 给宝宝喂奶为何别勤擦乳头？

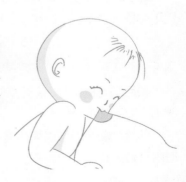

妈妈生育前，乳头和乳头周围皮肤上积存了一些人体有益的正常细菌，通过母乳喂养，宝宝可以接受这些正常的菌群，有利于宝宝肠道菌群的建立和肠道健康。所以不建议妈妈在喂奶前反复擦洗乳头并挤掉一些乳汁，这样会影响宝宝的健康成长。

10. 宝宝咬到新妈妈的乳头怎么办?

一个吃奶正香的宝宝是不会咬乳头的,当宝宝开始咬乳头时,代表宝宝已经吃饱了,所以宝妈们在喂奶过程中要注意观察,及时拔出乳头,防止被咬。

被咬时,可以将宝宝的头轻轻地扣向你的乳房,堵住他的鼻子。宝宝会本能地松开嘴,如此几次,宝宝会明白咬妈妈导致自己不舒服,这样就不会再咬妈妈的乳头了。

如果妈妈的乳头已经被宝宝咬破,可以用过氧化氢清洗乳头破损处。过氧化氢十分安全,消毒后的分解物是氧气和水,对宝宝喝妈妈都没有刺激。

11. 宝宝为何总吃吃停停?

宝宝每次吃奶的时间一般是10~15分钟,如果时间过长很容易导致宝宝疲劳。

宝宝吃奶的姿势不正确,或者周围的环境杂乱,使得宝宝不能很好的吃奶。纠正抱姿,给宝宝喂奶时,要选择安静舒适的地方,这样宝宝可以专注的吃奶。

妈妈乳量不够,宝宝容易吃吃睡睡,睡睡吃吃。如果发现宝宝大便少,或者有饥饿性绿便,则需适当给宝宝喂养奶粉。

口腔或鼻腔有问题导致宝宝吃奶困难,这样的宝宝吃奶时会哭闹。妈妈发现宝宝经常在吃奶时哭啼,应该及时带宝宝去医院就诊。

12. 宝宝为何边吃边睡?

新生儿由于大脑发育尚不完善,大脑皮层和神经细胞兴奋性低,耐劳力差,容易疲劳。宝宝的睡眠时间和次数与宝宝的年龄呈反比,年龄越小,睡觉时间越长,所以宝宝在吃奶的时候也会睡着了。

要想宝宝吃奶不睡着,奶嘴孔的大小要适中。奶嘴孔小的,宝宝吃奶的时候会很费劲,累坏了就睡着了,这样会影响宝宝食欲,不利宝宝健康成长。

TIPS

将奶瓶倒过来乳汁一滴接一滴从奶嘴孔里流出,这样是适中的奶嘴孔。

13. 宝宝为何吐奶?

宝宝吐奶分生理性和病理性吐奶。

喂养不当,宝宝吃得过多、过快而造成的呕吐,以及宝宝口唇、舌与妈妈乳头不能紧密结合,宝宝吮吸进空气造成的呕吐都是生理性吐奶。

当宝宝消化道感染或者有小儿肺炎都会伴有呕吐症状,如发现宝宝面色苍白、体温升高或者四肢发凉,要及时就医,这是宝宝的病理性吐奶的表现。

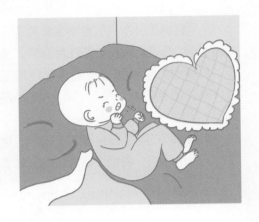

14. 如何护理吐奶的宝宝?

 上身要保持比下身高的状态

呕吐物如果进入气管会导致窒息。在宝宝吐奶后躺着时,必须用东西垫高上身。如果是躺着吐奶的宝宝,可以将宝宝的脸侧一边。

 呕吐后 30 分钟给宝宝喝水

宝宝吐奶后,不能立即喂水,这样会导致宝宝再次呕吐。应该在吐后30分钟左右再给宝宝喝水。

 呕吐后,喂奶量要减半

等宝宝精神好转的时候,可以继续喂奶,喂奶的次数可以增加,量要减半,少食多餐是最好的。

15. 如何避免宝宝吐奶?

 适量喂奶,切勿过多,应少食多餐。新生宝宝每次30~60毫升,1个月大按需喂奶,2个月每次80~100毫升,3个月每次约150毫升。

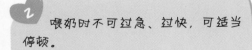 喂奶时不可过急、过快,可适当停顿。

3

奶嘴孔大小要适中。孔小的奶嘴宝宝吃奶时会很费劲，容易使宝宝吸进空气，导致吐奶；孔大的奶嘴宝宝会被呛着引起咳嗽。

4

喂完奶后，不要让宝宝平躺。最好的方法使让宝宝竖立 20~30 分钟，轻轻拍其背部，帮助宝宝拍嗝。

16. 如何发现宝宝是因病吐奶？

病理性吐奶是因身体疾病引起的吐奶，宝宝的肠胃不好、上呼吸道感染、脑部疾病都会导致吐奶，那么我们怎么辨别宝宝是否是病理性吐奶呢？

首先，病理性吐奶的宝宝在吐奶时呈喷射状，一般都会把胃里的奶吐光，还会吐出胃液。如果是喂奶间隔时间长的吐奶，会吐出奶块、果酸唯的半消化奶液。

消化不良，患有肠炎的宝宝，表现为一天多次喷射状吐奶，伴随恶心，总是伸舌头、食欲不佳，小便少，大便混有泡沫，舌苔可看见较厚的白层。

先天性肥厚性幽门狭窄的宝宝，表现为每次吃完后都喷射性吐奶，伴有奶块，体重减轻，精神越来越差。

病毒性感冒的宝宝，表现为咳嗽时吐奶，伴有流鼻涕和发热的现象。

脑部疾病的宝宝，表现为剧烈喷射性呕吐，宝宝前囟门突起，伴随尖声呜咽或嗜睡，不喜欢被人触摸，有皮肤过敏的现象。

爸爸妈妈们可根据自家宝宝吐奶的表现判断宝宝的吐奶原因，如有以上症状，应该立即送医。

17. 宝宝每次吃奶多长时间为宜？

宝宝吮吸妈妈一侧的乳房需要 10 分钟，20 分钟可以完成整个吃奶过程，一侧乳房在最初的 2 分钟内吸奶量最多，所以宝宝用 4 分钟完成了吸奶量的 80%~90%，剩下的 16 分钟内，宝宝的吸奶量很少，主要是通过吮吸动作与妈妈交流，可以促进促乳素的释放，为妈妈下一次哺乳时保证乳汁充足。

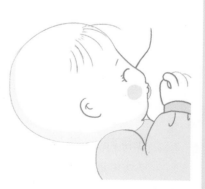

如果是人工喂奶的宝宝，应该也控制宝宝的吃奶时间保持在 15~20 分钟内。喂奶中宝宝可能会有几次间歇，妈妈可以尝试用手动一动宝宝的脸蛋，使他继续吃奶，避免养成宝宝边吃边睡或含着乳头睡觉的习惯。

18. 宝宝吃奶时间越长越好吗?

宝宝吃奶时间越长越好,这样的观点是不正确的。

喂奶时间过长,宝宝会吸入较多的空气,还会摄入过多脂肪,容易引起吐奶、腹胀等不适。

宝宝长时间吮吸妈妈的乳头,吮吸动作不再成为促进催乳素释放的动力,从而导致乳汁的质量和数量下降。

长时间吮吸乳头的宝宝,还会养成吮吸手指、啃东西、脾气暴躁等不良习惯。

19. 宝宝呛奶怎么办?

宝宝呛奶是咽喉活塞,即会厌失灵造成,新生儿神经系统发育不完善,容易造成会厌失灵,宝宝表现为呛奶。

呛奶窒息的婴儿会出现颜面青紫、全身抽动、呼吸不规则、吐出奶液或者泡沫,甚至鲜血、黑水等。

宝宝发生呛奶时,需迅速将宝宝侧身,轻轻拍背。将手帕或者纱布缠在手指伸入口腔中,甚至咽喉,将吐、溢出的奶水食物快

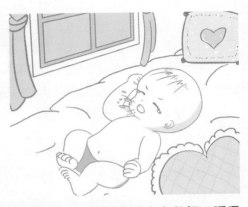

速清理出来,保持呼吸道顺畅,最后用小棉花棒清理鼻孔。如果发现宝宝憋气不呼吸或者脸上变暗,呕吐物很可能进入气管,应将其俯卧在大人膝上或床上,用力拍打背部4～5次,使其咳出。以上方法都无效时,需要夹或者捏来刺激脚底板,使宝宝因疼痛而哭,让她吸入氧气,并立刻送往医院检查。

20. 该不该限制哺乳频率?

一般来说,新生儿按需哺乳是最好的,随着宝宝月龄的增加可以过渡到按时哺乳,有研究表明按需哺乳的宝宝比按时哺乳的宝宝体重、身高都增长得快。所以不该限制哺乳的频率,妈妈们应该按需哺乳。

按需哺乳的好处:

可以促进妈妈乳汁的分泌量。婴儿通过吮吸乳头,可刺激催乳素分泌,使婴儿体重增长快,身高增长快。还可增加母子感情。按需哺乳可以使妈妈在情绪上得到满足,同时也增强了婴儿对妈妈的依赖和情感。

21. 如何判断母乳是否充足？

很多新妈妈都会担心自己的母乳不足，不能够满足宝宝的需要。其实，调查显示真正母乳不足的发生率约为 5% 以下。

母乳不足可从以下几方面来判断：

1 宝宝尿少且浓，每天少于 6 次。

 体重增长不良，6 个月内宝宝每个月的增长不足 500 克。

3 乳房瘪软，挤不出奶汁。宝宝吃奶频率过快，吃空奶后含着奶头不放，哺乳后宝宝哭闹，难以入睡，睡醒又出现觅食反射。

4 宝宝大便少或呈绿色的稀便。

22. 让母乳增多的方法有哪些？

保证饮食多样化，保持心情舒畅，充足睡眠，勤喂宝宝，忌酒，多喝催乳汤等，是保证乳汁充足的重要方法。

哺乳期间的妈妈必须保证营养充足，饮食多样化。多吃新鲜水果、肉、蛋、奶、鱼和坚果等营养成分不同的天然食物。

妈妈精神紧张、焦虑会抑制催乳素的产生，新妈妈们要树立哺乳信心，保持心情愉悦，多和宝宝接触。

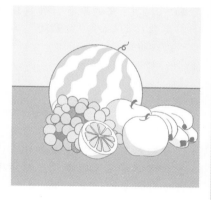

有了充分的休息和睡眠，乳汁的分泌量也会增加，新妈妈们要学会适当调整，宝宝睡觉时，也跟着宝宝一起睡觉，保证每天充足的睡眠时间。

宝宝的吮吸刺激能很好的刺激催乳素的分泌，两侧乳房轮流喂奶，可保证宝宝吮吸足够的乳汁，刺激两侧乳房乳汁分泌。

催乳汤，相信妈妈们坐月子的时候都会喝，选择合适的催乳汤非常重要，像猪蹄金针菜汤、通草鲫鱼催乳汤和丝瓜鲢鱼催乳汤，这些汤不但可以有效的调理奶水不足，还有利于产妇身体恢复。

23. 夜间如何哺乳?

宝宝在夜间对于母乳的需求在一天中所需营养中也是相当的。晚上,妈妈体内泌乳素的产生量是白天的 50 倍。所以,夜间喂养宝宝是一件辛苦又非常必要的事情。

母婴同床是解决夜间哺乳问题的好方法,不仅有利于哺乳的方便、有利于母婴双方睡眠,还可以增进母子感情联络和交流。

夜间起来喂宝宝时,灯光要暗,将互动减到最低程度,尽量不要刺激宝宝,这样可以保证母子充足的睡眠,还可以慢慢改变宝宝夜间吃奶的习惯。

宝宝不足 5 千克之前,一次睡眠不能超过 5 小时,醒来马上需要吃东西。如果宝宝超过这个体重则可以试着把喂奶的时间间隔延迟至 6 小时,让宝宝形成自己的生活规律。

24. 如何在公众场合哺乳?

很多妈妈都会面临这样的尴尬,出门逛街、上医院或去车站等公共场所时宝宝随时可能哭着要吃奶,妈妈不忍心宝宝饿着,只得当众解衣喂奶。对于这种尴尬的场面,妈妈们需要使用一些小技巧。

1 新妈妈们要端正心态。给宝宝喂奶是一件正常的事,在公共场合喂奶也是会得到他人的理解的,不要有太大的心理负担。

2 出门时多带一条小毛巾。喂奶时可以将身体背对他人,用小毛巾适当挡一下,待宝宝完全含住乳头时,即可转身拿掉小毛巾。

3 穿着哺乳服外出。穿着哺乳服给宝宝喂奶时只需拉开胸部一点点的位置就可以给宝宝喂奶了,这样便减少身体裸露面积,减少喂奶的尴尬。

4 有些宝宝喜欢在吃奶时推高妈妈的衣服,这种情况下,妈妈只需在喂奶时握住宝宝的小手,不让他(她)捣蛋就可以了。

25. 宝宝拒绝吸乳怎么办？

宝宝不吃奶的原因有多种，一般分为生理性厌奶和病理性厌奶，爸爸妈妈们要对症下药。

4～5个月的宝宝，吃奶时会吃吃停停，只要周围有声响或者有人走动就会停止吸奶，医学上称这种暂时的厌奶状况为生理性厌奶期。这阶段虽然宝宝吃得少，但是能维持成长所需营养。妈妈们可在喂奶时间将宝宝抱至光线较暗且安静的地方进行哺乳，采用少量多餐的喂养方式。一个月之后，宝宝自然就恢复食欲了。

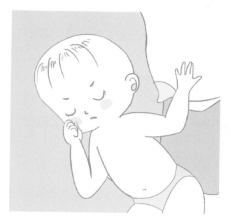

病理性厌奶是指除了厌奶，还会出现其他相应的异常表现，如睡不安、精神差、易哭闹等日常规律的改变，以及出现发热、呕吐、腹泻等疾病症状。如急性咽喉炎、鹅口疮等疾病造成宝宝口腔疼痛时，会使宝宝食量突然变少；急性呼吸道感染，可导致鼻塞，宝宝吸奶时无法换气，也会厌奶，而败血症的婴儿因为免疫系统不成熟，极易引发全身性的感染，也会出现严重的厌奶状况；另外，先天性心脏病、代谢性疾病及肿瘤等慢性疾病的患儿，长期消耗较多热量，却因贫血或血氧不足而食欲减低，也会出现厌奶的情况。如果您的宝宝时属于病理性厌奶期，那么需要立刻送医，请医生诊断，确保宝宝健康成长。

26. 宝宝衔不住乳头怎么办？

很多妈妈在喂奶时都会遇到宝宝衔不住乳头的问题。这种情况下该怎么办呢？

首先，妈妈要检查自己的喂奶姿势，可以让有经验的妈妈们指点正确的喂奶姿势。

其次可能是因为妈妈的乳头过小、过短，造成宝宝衔不住乳头的现象。妈妈们可以尝试以下种方法来解决宝宝衔不住乳头的问题。

（1）每天用食指、中指、拇指3个手指捏起乳头，向外牵拉，每一下至少坚持拉1秒，每次拉30下左右，每天拉至少4次，在喂奶前拉效果会更好；

（2）用吸奶器吸引乳头，每次吸住奶头约30秒，连续5～10次，每天至少重复2遍；

（3）让大一点的宝宝帮助吸吮乳头，也可让爱人帮助；

（4）喂奶时用中指和食指轻轻夹住乳晕上方，使乳头尽量突出，既有助于宝宝咬住乳头，又防止乳房堵住宝宝鼻孔。

调查显示,国内外大多数产科医生和肝病专家是反对乙肝妈妈母乳喂养的。到底乙肝妈妈能不能给宝宝喂奶呢?

有权威机构研究得出明确结果:乙肝妈妈,无论其传染性如何,均可对已常规接种过乙肝疫苗的宝宝进行母乳喂养。

对于未感染乙肝的宝宝来说,接种乙肝疫苗后可以帮助他们获得对乙肝病毒的免疫力,母乳喂养不但不会感染,还可以刺激宝宝增加其免疫力。当然,患乙肝的新妈妈喂养宝宝时还是应谨慎,喂养之前最好用肥皂水洗净双手,减少接触传播的机会。如果乳头有破溃出血,则应立即停止喂奶。

28. 挤奶的信号有哪些?

(1) 当新妈妈乳房太胀影响宝宝吸吮乳头时,可以先挤出一些奶,使乳晕变软,以方便宝宝正确地吸吮乳头。

(2) 新妈妈乳头疼痛暂时不能哺乳时,要将奶水挤出来,这样既可用挤出的奶喂养宝宝,缓解了乳头疼痛,还能防止了因宝宝未吸吮而造成乳汁分泌减少的情况。

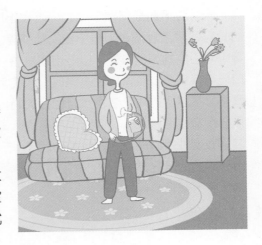

(3) 宝宝刚出生不久,吸吮力不是太强的时候要挤奶。如果妈妈的乳头内陷,宝宝一时还没有学会吸吮这种乳头,这时候就要挤奶喂宝宝以保持乳汁的分泌。

(4) 宝宝出生体重过轻或宝宝生病吸吮力降低时,应挤奶喂养宝宝。

(5) 宝宝出生几天,食量比较小,吃不完的奶水需要及时挤出,以便正常泌乳。

29. 挤奶的方式有哪些?

1. 手工挤奶法

将手彻底洗干净,放松身心,轻柔地按摩乳房或在乳房上敷上一条温热的毛巾。双手靠近乳房,拇指在上,其余4指在下面托住乳房,握成一个C型。将拇指和食指及中指放在乳头后方约2.5~4厘米处。挤压的区域是以乳头为中心,半径约3厘米的区域。一挤一放,指腹向乳头方向滑动,同时将手指的压力从中指移动到食指,将乳汁推出。挤压时避免用力过度,且不能挤压乳头。

每边乳房每次挤乳 3～5 分钟，直到奶流量变慢，换另一侧继续。反复数次，直到乳汁不再流出。

2. 吸奶器挤奶法

手动吸奶器可以通过挤压吸奶器后半部的橡皮球，使吸奶器呈负压，将吸奶器的广口罩在乳头周围的皮肤上，不让其漏气，放松橡皮球，乳汁慢慢地流入吸奶器容器内。待没有压力时，再重复挤压橡皮球。当吸奶器挤器中的奶较多时，应将奶倒入准备好的容器内。用挤奶器奶前，要先对乳房进行按摩，按摩时以小圈圈之旋转从乳房的外围向乳头方向按摩，然后以拇指及食指轻轻地揉乳头。吸奶器每次使用前都要将吸奶器消毒。

3. 热瓶挤奶法

乳房肿胀疼痛严重的妈妈，手动挤奶很困难，建议采用热瓶挤奶法。取一个容量为 1 升的大瓶口，在瓶中装满开水，数分钟后将水倒掉。然后，用毛巾包住，拿起瓶子，将瓶口在冷水中冷却一下。接着将瓶口套在乳头上，记住不要漏气。瓶内会逐渐形成负压，乳头被吸进瓶内，慢慢地将奶吸进瓶中。待乳汁停止流出轻轻压迫瓶子周围的皮肤，瓶子就可取下了。

30. 乳汁如何保存？

挤压出来的母乳可以在室温下放置 6～10 个小时，冰箱里保存 24 个小时。

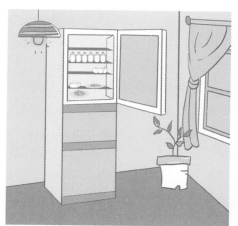

刚挤出的母乳可以先按宝宝一次所需奶量分袋装好，放凉后置于冰箱保存。装了母乳的袋子应放在冰箱内层，避免放在冰箱门上，以免冰箱门温度不稳定使乳汁变坏。

食用前可放在室温下解冻，解冻后应将乳汁轻轻摇晃，让乳汁和脂肪混合均匀。用流动的温水可以加速母乳的回温速度，但切记不要用微波炉或者煮沸来加热母乳，不然会造成乳汁的营养成分丧失。解冻后的母乳不可再次冷冻，以免变质。

　　纯母乳喂养的宝宝,在 4 个月内未添加辅食之前不需要喂水。我们知道母乳内含有婴儿所需的蛋白质、脂肪、乳糖以及足量的维生素、铁、钙、磷等微量元素。可是母乳的主要成分还是水,在母乳足够的情况下是不用再另外喂水的。

　　夏季宝宝出汗多,需要喂温开水补充体内流失的水分。如宝宝因发热、腹泻等发生脱水现象时,需要给宝宝喂水。

　　如果宝宝一天的排尿次数达到 6 次以上,那么就表示水分摄取量足够,妈妈不需要再额外补充水分。妈妈们还可通过宝宝尿液的颜色来辨别宝宝是否缺水,当你发现宝宝尿液颜色偏黄,这是宝宝水分不足的征兆,建议妈妈将母乳稀释,再用奶瓶喂食,或者直接用小勺给宝宝喂取温水。

　　妈妈们也要注意自己的水分获取。平时多喝汤,及时补充水分,以保证母乳的水分充足,让宝宝在吸吮母乳时,一次满足水分和营养的需求。

　　按需哺乳的重点是准确地判断宝宝是否真的饿了。有的妈妈一见宝宝哭就给宝宝喂奶,其实并不是按需哺乳的方式。宝宝哭有很多种原因,尿急、过热、过冷、困乏,都有可导致宝宝哭啼不止。当宝宝哭闹时,妈妈应先检查一下宝宝的小手是否过凉或过热,纸尿裤是否渗尿,宝宝的衣服是否勒得过紧。如果确实是饥饿引起的,妈妈就真是要给宝宝吃东西了。

　　按需哺乳讲究的是少食多餐。胃排空时间根据食物种类的不同而不同,水排空时间为 1～1.5 小时,母乳 2～3 小时,牛奶 3～4 小时,母乳中所含的营养物质最适合消化,所以母乳喂养的宝宝饿得快。当你抱宝宝的时候觉得左侧乳房或者右侧乳房有涨的感觉,这是宝宝

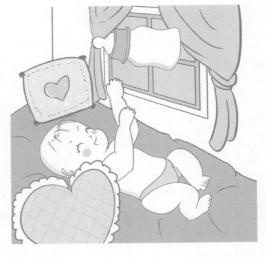

饿了的信号,按时间判断,大概 2～3 小时要喂一次奶,妈妈的乳房涨奶也是一种信号。宝宝大便或者小便过后也代表宝宝应该饿了。要确认宝宝是否饿了,妈妈们还可以尝试用奶嘴或者食指去碰宝宝的嘴巴,如果宝宝有吮吸的动作,宝宝是在告诉妈妈,我饿了。

吃奶粉的宝宝可以根据宝宝一次的吃奶量来判断，小于 1 个月的宝宝每次 60～90 毫升，大于 1 个月的宝宝每次 90～150 毫升。准备奶粉时，应该超过宝宝要吃的量，可以判断宝宝吃了多少，还能满足宝宝的食欲。

母乳喂养的宝宝可以从以下几个方面来判断宝宝是否吃饱。

1. 妈妈乳房感觉

哺乳后的妈妈会感觉乳房松软，有轻微下垂的现象。

2. 宝宝吃奶的声音

宝宝专心吃奶时，妈妈可以听见宝宝咕噜咕噜的吞咽声音，4～5 分钟之后宝宝就已经吃得差不多了，这时候宝宝的吸吮力度会慢慢变小，吃奶时间大概是 15～20 分钟，宝宝含着乳头入睡，说明宝宝已经吃饱，如果超过 30 分钟宝宝还是含着乳头吮吸不放松，那么宝宝是在提醒妈妈自己还没有吃饱。

3. 宝宝的满足感

吃饱后的宝宝会有一种满足感，安静地睡上 2～4 个小时的宝宝，说明他吃的很满足。如果宝宝一直哭闹，或者睡了 1～2 小时就醒了，那么宝宝还没吃饱，妈妈需要适当增加奶量。

4. 宝宝的大小便次数

母乳喂养的宝宝，大便呈金黄色。奶粉喂养的宝宝，大便呈淡黄色，比较干燥。吃母乳的宝宝每天小便 6 次以上，代表宝宝吃饱了，如果大便呈绿色，量少，且有大量黏液，则说明宝宝还没吃饱。

5. 宝宝的体重增长

足月宝宝第 1 个月增加 720～750 克，第 2 个月增加 600 克。6 个月以内的宝宝，每月平均增加体重 600 克左右。如果宝宝体重增加较多，代表宝宝吃饱了。反之，则表示奶量不够，妈妈需要增加宝宝的奶量。

很多妈妈感冒后,用奶粉来替代母乳,担心自己的感冒会传染给宝宝,其实这种做法是错误的。在妈妈的感冒发作前,宝宝就已经解除到感冒病毒,母乳中宝宝所需的病毒抗体,所以妈妈们在感冒的时候应该继续哺乳。哺乳时,避免和宝宝过度接触,可以戴口罩,以防病毒通过空气传染。

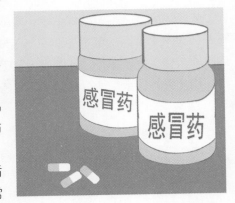

感冒可以吃药吗?这里建议妈妈在感冒后尽量不要吃药,虽然渗透到母乳里的药量非常小,一般不会对宝宝造成很大的影响,但是吃药前还是要咨询一下医生,以免影响宝宝健康成长。

感冒初期,新妈妈可以尝试饮食疗法。

糯米葱粥:糯米 100 克洗淘后,加水适量煮粥,将熟时,加入葱白数根煮至熟,空腹食用。

梨枣鸡蛋汤:梨 1 个洗净切块,红枣、生姜、冰糖适量,然后加水煮沸,最后再打个鸡蛋下去。早、晚各 1 次,服后休息。

白菜萝卜汤:白菜心 250 克,白萝卜 60 克,加水适量,煎好后放入红糖 15 克左右,趁热喝汤吃菜。

生姜红糖茶:橘皮、生姜各 10 克切细丝,加水煎至半碗,服用时加入红糖适量,趁热服用。服后盖被睡觉,有助于退烧,缓解头痛。

如果病情加重,妈妈需要在医生的指导下进行治疗和恢复。

妈妈们经常会遇到这样的情况,乳房又涨又硬,宝宝吮吸困难,吃不到奶爱哭。为了帮助宝宝适应这一情况,早点吃上母乳,妈妈们可以尝试以下几个方法。

(1)宝宝吃奶前,用温毛巾在乳房上敷几分钟,使乳房变软,或者用温水淋乳房。

(2)用手轻轻按摩乳房,或者让大宝宝和丈夫帮着吮吸乳头,挤出一些乳汁,减轻胀痛感。帮助宝宝把乳头放入口中。

(3)当宝宝吃奶时,轻轻将乳房往上推,使乳头突出,方便宝宝含住乳晕,吮吸乳汁。

36.什么时候服用鱼肝油最好?

鱼肝油是无毒海鱼肝脏中提出的一种脂肪油,主要成分是维生素 A 和维生素 D。维生素 A 的主要功能是维持肌体正常生长、生殖、视觉、上皮组织健全及抗感染免疫功能。缺乏维 A 的宝宝会导致骨骼发育迟缓,牙齿不健全,上皮组织结构受损,还会引起呼吸道、消化道、泌尿道的各种感染。维生素 D 的主要功能是促进小肠黏膜对钙、磷的吸收,促进肾小管对钙、磷的重吸收。缺乏维 D 的宝宝会导致骨样组织钙化障碍、佝偻病等,多表现为易惊、多汗、烦躁、骨骼改变。

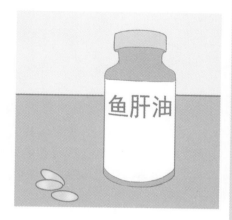

母乳和牛奶中的维生素 D 含量较低,无论是母乳喂养还是人工喂养的宝宝,都需要额外补充。正常情况下,宝宝在出生后 2~3 周起就应该补充鱼肝油,每日补充 400 单位,不可超过 800 单位。

妈妈们千万要记住,不能滥服鱼肝油!有的妈妈认为鱼肝油是维生素 A、维生素 D,多吃点没坏处,如果维生素 A 或维生素 D 过量会导致宝宝维生素 A、维生素 D 急性中毒,表现为颅内压增高、头痛、恶心、呕吐、烦躁、精神不振、前囟突起,很容易被误认为宝宝患有脑膜炎。

经常晒太阳可以补充维生素 D,但是不可隔着玻璃晒,这样紫外线是照射不到宝宝身上的。经常做户外活动的宝宝可以适当减少鱼肝油的摄入量。

第❸节 人工喂养

1. 什么是人工喂养？

如果妈妈完全没有乳汁，要给予牛奶替代，这称为人工喂养。人工喂养通常采用配方奶或者牛乳、羊乳等，比母乳喂养要复杂。

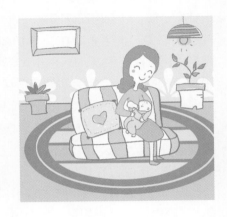

1. 人工喂养的好处

（1）可以让其他人代劳，不一定是妈妈喂，无论是爸爸、奶奶或者其他人，都可喂养。

（2）方便掌握宝宝的吃奶量，控制宝宝每天的食量。

2. 人工喂养的弊端

1 缺乏宝宝成长所需的抗体，配方奶中没有母乳中所含的抗体。

2 费用高，配方奶、牛奶和羊奶的费用与母乳相比价格相对昂贵。

3 不能保证完全消毒，宝宝喝了可能含有传染细菌的牛奶后会导致腹泻、引起胃部不适。

4 营养不全面，配方奶、牛奶中所含的蛋白质、脂肪和糖的质量比母乳差，其中蛋白质以酪蛋为主，不易消化吸收，维生素和微量元素含量少，不能满足宝宝成长所需营养。

2. 什么情况需要人工喂养？

母乳是宝宝最理想的食品和饮料，母乳喂养不仅可以增强母子关系，还能让宝宝身心发育健全，母乳喂养是宝宝喂养的最佳方式，可是遇到什么情况时，宝宝需要人工喂养呢？

当妈妈身体出现疾病时，需要人工喂养。如妈妈患有活动性结核、肝炎和艾滋病等，病毒可通过乳汁传播引起宝宝感染时；当妈妈患有严重乳头皲裂或者乳腺炎等乳腺疾病时；当妈妈患有严重心脏病、慢性肾炎、肺炎时，都需要暂停哺乳，用人工喂养来代替母乳喂养。

母乳不足，或母乳稀薄无营养时，需要适当给宝宝喂奶粉，以满足宝宝日常所需奶量。

宝宝患病时，需要人工喂养。当宝宝患有持续黄疸，经医生诊断排出各种原因。考虑母乳性黄疸时，应减少母乳的喂养量，增加配方奶的喂养，等黄疸消退后再进行母乳喂养。宝宝患有代谢性疾病，比如半乳糖血症或苯丙酮尿症，母乳喂养反而会加重疾病时，需要人工喂养奶粉。患有严重唇腭裂的宝宝，使其吮吸困难的宝宝也需要人工喂养。

3. 选购奶粉需要注意什么？

什么样的奶粉才是好奶粉，我们家宝宝吃了才会健健康康的成长呢？很多妈妈都会为选购奶粉而烦恼。

首先
要根据宝宝的不同生长阶段来选购不同的产品。宝宝在不同生长阶段所需的营养成分也有所不同，宝妈们在选购奶粉的时候一定要看清包装上注明的适用现阶段宝宝成长的提示再买。

其次
要选择品牌信用有保障的奶粉。婴儿奶粉的研发需要雄厚的能力和资金，一般奶粉研发费用在几百万到几千万，小公司承受不住。知名的品牌，在产品质量保障上有优势，技术含量比普通奶粉高，生产工艺要求也更严格。

最后
要检查奶粉的制造日期和保质期限，挤压奶粉包装是否漏气。确保奶粉安全、无质量问题。

1. 越贵的奶粉越好

中国家长的理念"再苦也不能苦宝宝"，在选购奶粉的时候通常都会有这样的心理——越贵的奶粉越好。其实从奶粉的配方角度来说，低价格的营养成分都是符合婴幼儿奶粉标准的。很多奶粉制造企业利用爸爸妈妈这种错误的消费心态，故意炒作价格，所以购买奶粉时需擦亮眼睛。

2. 营养成分越多的奶粉越好

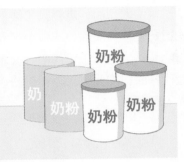

这里提示家长们，要购买适合自己宝宝的奶粉，而不是盲目追求那些增加的营养成分，即使真的有那么多营养成分，宝宝也不一定能照盘全收。有些品牌的奶粉中强化了某些营养成分，对宝宝来说，那些增加的营养成分并没有起到真正实用的效果。

3. 越黄的奶粉，奶的含量越充足

牛奶在不同季节产奶会有差别。春夏季节，吃的青草，奶会白。秋冬季节吃的干草，奶会偏黄。很多爸爸妈妈都会认为黄色的奶粉对宝宝好，其实不然，一些劣质产家利用人们这种心理，通过添加天然色素让奶粉看上去比较黄，这样让爸爸妈妈们很难识别奶粉的真正颜色，所以爸爸妈妈们不能靠颜色来辨识奶粉好坏。

5. 怎样为宝宝选择代乳品？

婴儿代乳品是指代替母乳的婴儿食品。如果不能用母乳喂养宝宝，那么爸爸妈妈就要为宝宝寻找合适的代乳品，目前代乳品有以下几种：

婴儿配方乳粉

在营养成分上把牛奶尽量改得和母乳相似的配方奶粉，也叫母乳化奶粉。配方奶粉调整了蛋白质和脂肪结构、钙磷比例，又添加了一些维生素、微量元素、核苷酸、多不饱和脂肪酸等宝宝生长发育必需的成分，所以它是代乳品的首选。

鲜牛乳

这也是常用的代乳品，牛乳中的营养成分不及母乳，蛋白质含量高于母乳，脂肪球大，不易消化。因此，在选择牛乳喂养婴儿的时候要适当调整，加水稀释，使其更容易被宝宝吸收，牛乳和水的比例可以为2:1，1~2周后调整为3:1，再慢慢增加。

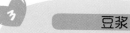

豆浆

大豆含优质蛋白质，含铁量高，脂肪、糖和钙含量低，适合3~4个月以上宝宝的代乳品，还应补充所缺成分的其他食品来满足宝宝成长所需营养。可以在每500克豆浆中加入食盐0.5克，乳酸钙1.5克，淀粉10克，糖30克。这是喂养宝宝较好的代乳品。

6. 宝宝的嘴一碰就动是饿的表现吗？

有很多妈妈存在这样的误区，每次用手碰宝宝的嘴巴，宝宝的嘴马上动起来，这是宝宝饿了的表现，其实不然，这是宝宝的一种先天反射动作，医学上称为觅食反射。宝宝有这种反射并不代表他饿了，但是宝宝饿得时候这种反射会更强烈。妈妈们要掌握宝宝的喂奶时间，根据宝宝自身的状况来确定宝宝是否需要喂奶，不能依靠这种反射方法来确定宝宝的饥饿。

7. 奶粉可以放在冰箱保存吗？

奶粉开盖后，最好是在1个月内用完，超过1个月的应该丢弃不用。不适宜存放于冰箱，冰箱内外的温度差异，很容易导致奶粉潮解、结块和变质。开封后的奶粉每次使用后夹紧袋口或者盖好盖子，存放在室温、避光、干燥、阴凉处即可。如果是混合喂养的宝宝，建议每次购买奶粉时尽量选择小包装奶粉。

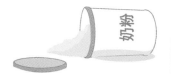

8. 宝宝需要补充钙剂和维生素吗？

宝宝补钙需要根据宝宝的具体情况和妈妈孕期情况而定。如果妈妈在孕后期没有腿抽筋等缺钙的表现，哺乳期膳食平衡，那么母乳喂养的宝宝在4~6个月时是不需要给宝宝补钙的，母乳和牛乳中所含的钙比例恰当，能够满足宝宝的钙需求，额外添加钙剂可能影响宝宝自身钙代谢过程。如果宝宝有明显的缺钙现象，如易怒、烦躁、睡眠不安、易惊、夜啼、多汗、枕秃等症状，爸爸妈妈们应该带宝宝去医院检查一下微量元素，在医生的指导下用药。

宝宝体内的维生素是出生前妈妈帮他储备好的，通常，前2个月的宝宝不需要额外补充维生素。如果妈妈孕期不注意补充复合维生素，导致宝宝储备不足，或者宝宝早产，宝宝可能会出现维生素缺乏的现象。

1. 宝宝缺乏维生素的症状

（1）缺乏维生素 A

皮肤干燥、粗糙，身上长有小疙瘩，头发稀疏、缺乏光泽，指甲变脆、易变形，免疫功能差。

（2）缺乏维生素 B_1

食欲不振、消化不良、体重减轻、发育缓慢。

（3）缺乏维生素 B_2

脸部皮肤微红、油腻、有鳞屑，易患毛囊炎，舌头、嘴唇及阴囊处发炎。

（4）缺乏维生素 C

食量减少，贫血，牙龈、鼻黏膜及皮肤出血，智力发育缓慢。

（5）缺乏维生素 K

全身各处出血，皮肤被碰撞后发乌，重者口腔、鼻黏膜、胃、肠道以及泌尿道等处自发性出血。

（6）缺乏维生素 D

患有小儿佝偻病，表现为枕秃、多汗、囟门迟闭、烦躁不安。

（7）缺乏维生素 E

皮肤粗糙干燥、缺乏光泽、容易脱屑、生长发育迟缓。

2. 富含维生素的食物

（1）维生素 A

动物的肝脏、鱼类、海产品、奶油、鸡蛋等动物性食物。

（2）维生素 B_1

菠菜、苋菜、动物肝脏、小麦、花生、葵花籽、木耳和杏仁等。

（3）维生素 B_2

动物肝脏、猪肉、鳝鱼、蘑菇、海带、紫菜、黄豆、绿叶菜和玉米等。

（4）维生素 C

新鲜的蔬菜和水果，比如芹菜、花菜、西红柿、大蒜、马铃薯、荷兰豆、葡萄、草莓、柿子、金橘、猕猴桃和酸枣等。

（5）维生素 K

牛肝、鱼肝油、蛋黄、乳酪、优酪乳、优格、海藻、紫花苜蓿、菠菜、甘蓝菜、莴苣、花椰菜、豌豆、香菜、大豆油、藕等。

（6）维生素 D

鱼卵、动物肝脏、蛋黄、奶油和奶酪，多进行日光浴可以促进体内维生素 D 合成。

各种油料种子及植物油，比如麦胚油、玉米油、花生油、芝麻油，豆类，粗粮，坚果等。

9、人工喂养的宝宝需要补充水分吗？

人工喂养的宝宝要注意及时补充宝宝的水分。牛奶中的蛋白质 80% 以上是酪蛋白，分子量大，难消化，牛奶中的乳糖含量比母乳中的含量少，容易导致宝宝便秘，宝宝需要补充水分来防止便秘的产生。牛奶中还含有较多的钙磷等矿物质盐，喝水可以帮助矿物质盐和蛋白质的代谢产物从肾脏排出。

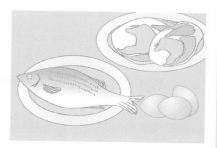

什么时候给宝宝喂水好呢？这里建议在两次喂奶之间给宝宝适当喂水是最佳的，夜间最好不要喂水，以免影响宝宝的睡眠质量。

很多爸爸妈妈用果汁代替白开水给宝宝解渴，其实这都是不妥当的。果汁中含有大量的糖分，太过强烈的果汁味道会破坏宝宝的味蕾，很多宝宝在尝到果汁的美味后就不愿意喝白开水了，宝宝的消化系统还不太健全，摄取过多的糖分会影响宝宝的消化吸收功能，抑制宝宝的食欲，容易发胖。白开水是最好的饮料，不但可以补充宝宝体内所需的水分，还可以促进肠道蠕动，帮助排毒，所以爸爸妈妈们要及时给宝宝喂水。

宝宝每天所需水分

出生第 1 星期为 30 毫升；第 2 星期为 45 毫升；1 个月后为 50~60 毫升；每次的喂水量是喂奶量的一半。

10. 人工喂养的宝宝对奶粉过敏怎么办？

要判断宝宝是否对奶粉过敏，首先要了解宝宝对奶粉过敏会产生哪些症状。过敏反应分为速发型和迟发型食物过敏。速发型一般在进食后2小时内发作，症状严重，迟发型一般在进食数小时或数天后发作，症状相对较轻。

宝宝奶粉过敏会有哪些症状呢？首先宝宝的唇周或者脸眼部会水肿、伴有湿疹和荨麻疹等皮肤问题，宝宝如果有拒奶、呕吐、腹泻、粪便中带血等现象家长们也要考虑宝宝是否对奶粉过敏了。严重的过敏症状还可能引起呼吸困难、频繁咳嗽流涕、血压降低等危及生命的表现。

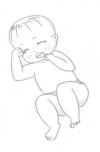

人工喂养的宝宝对奶粉过敏，爸爸妈妈该怎么办？

发现宝宝有过敏症状时，要停喂过敏的奶粉或者减少过敏奶粉的摄入量，如果确认为牛奶蛋白过敏的宝宝可以选择防过敏奶粉，等宝宝长大一些，可以用米汤稀释牛奶，或者将牛奶加入米糊，让宝宝正常接受。

11. 什么是防过敏奶粉？

防过敏奶粉时通过添加某种特定的防过敏配方，可以有效预防或者避免牛奶蛋白的过敏的一种奶粉。由于奶粉过敏通常是因为蛋白质不被吸收而引起的，所以防过敏奶粉的作用机制就是水解蛋白质。

防过敏奶粉按照对蛋白质水解的程度可以分为三类：氨基酸奶粉（AAF）、高度水解配方奶粉（eHF）和部分水解奶粉（pHF）。氨基酸奶粉（AAF）和高度水解配方奶粉（eHF）对牛奶蛋白过敏有治疗作用部分水解奶粉，pHF 对牛奶过敏有预防作用。

氨基酸奶粉（AAF）中的蛋白质被完全水解为氨基酸，对宝宝肠胃没有刺激，无致敏性。适合对蛋白质过敏、肠胃弱的宝宝选择。市面上氨基酸奶粉（AAF）的奶粉品牌少，购买不方便，代表产品是美赞臣安婴乐婴儿配方奶粉。

高度水解配方奶粉（eHF）是指将大分子的牛奶蛋白变成短肽及氨基酸结构，无致敏性。蛋白质水解后其蛋白的分子量小于 1500(1.5KDa)，让宝宝更容易吸收，用于奶粉过敏治疗和预防。高度水解的配方奶具有苦味，宝宝不容易接受，而且价格相对较高。代表产品有美素防过敏配方奶粉、荷兰牛栏牛乳蛋白过敏宝宝配方奶粉、明治无糖低敏奶粉、美乐宝 HA 防过敏、雀巢能恩超级金盾婴儿配方奶粉。

部分水解奶粉（pHF）蛋白质水解后其蛋白的分子量大于 3500（3.5KDa），不适用于奶粉过敏的治疗，与普通奶粉相比不容易导致奶粉过敏，可以作为预防奶粉过敏适用，市面推广范围大，产品选择多。

12. 用奶瓶喂养的宝宝需要注意什么？

奶瓶喂养的宝宝相对母乳喂养的宝宝较麻烦，奶瓶的消毒对宝宝的健康至关重要，宝宝喝了不卫生的奶粉会导致腹泻等一系列问题，妈妈们要做好奶瓶的清洁和消毒工作，确保宝宝喝上无污染的健康奶粉。

选择合适的奶瓶需要妈妈费心，奶嘴孔要适中，太大会呛着宝宝，太小又会影响宝宝吮吸奶粉。将奶瓶倒置，水一滴一滴流出的奶嘴是适中的。

正确的喂奶姿势对宝宝喂养很重要，喂奶时应抱起宝宝，使其头略高身体，将奶瓶后部始终略高于前部，使奶水一直充满奶嘴，减少宝宝吸入空气。

及时更换奶瓶，让宝宝安全吃奶。一般情况下2～3个月更换一次奶嘴，爸爸妈妈要经常检查宝宝用的奶瓶，如果发现奶瓶内层洗不干净，总有白色残留物，出现裂痕的情况需及时更换奶瓶。

正确冲泡奶粉。宝宝的奶粉应该用50℃～60℃的温开水冲泡，过热的水会破坏奶粉的营养成分，爸爸妈妈们可以按照说明书的要求配制奶粉与水的比例。先将温开水倒入奶瓶，再加入奶粉搅拌均匀即可。

13. 怎样为宝宝选购奶瓶?

1. 看材质

婴儿奶瓶按原料可分为：PC 奶瓶、PP 奶瓶、玻璃奶瓶、全硅胶奶瓶。PP 奶瓶轻巧耐摔，易清洗；PC 奶瓶含双酚 A 成分，2011 年 9 月 1 日起已经禁止此类材质的奶瓶；玻璃奶瓶透明度高，易清洗，没有有毒物质，易碎。全硅胶奶瓶手感优良，价格昂贵。爸爸妈妈们可根据宝宝不同的年龄段来选择奶瓶，初生宝宝以玻璃奶瓶为主，等宝宝长大了可以自己拿奶瓶时，可以选择塑料奶瓶。

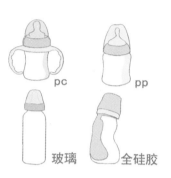

2. 看容量

奶瓶有四种容量，分别是 120 毫升、160 毫升、200 毫升和 240 毫升。推荐选择200 毫升的奶瓶，能满足宝宝对奶粉和水的需求量。

3. 看外观

选购奶瓶时，要选择透明度高的奶瓶，这样方面看见奶容量和状态，瓶身不能有太多图案和色彩。用手捏瓶身硬度高的奶瓶好，太软的奶瓶遇到高温时容易变形。

4. 看奶嘴

奶嘴质地越接近妈妈乳房的奶嘴越好，宝宝吮吸奶嘴时就像是在吮吸妈妈的乳头。奶嘴孔要适中，不大不小的奶嘴可以让宝宝更舒适的吮吸奶粉。

5. 看功能

有特别为"兔唇"宝宝、早产儿设计的功能性奶瓶；方便外出使用的抛弃式奶瓶、扁平身奶瓶；方面宝宝吸食的瓶身弯曲 45°的奶瓶。

习惯了妈妈乳头的宝宝,突然让他去吮吸硬硬的塑胶奶嘴,宝宝有抗拒心情也是情理之中,那么如果你的宝宝不肯用奶瓶吃奶,可以从以下几个方面来努力,让宝宝爱上奶瓶。

喂奶时机很关键。家长们可以选择在宝宝很饿的时候用奶嘴给宝宝喂食,喂食之前至少有2~3小时不进食,宝宝饥饿的时候就顾不上是奶嘴还是乳头了,有吃的才是硬道理。

喂奶姿势要正确。一个正确舒适的喂奶姿势,会使得宝宝喂养容易得多。如果喂养的姿势不对,让宝宝感觉不舒服,宝宝就不愿意吃奶。正确姿势为,宝宝45°斜卧,奶瓶与宝宝的头呈45°。一只手把宝宝抱在怀里,让宝宝上身靠在肘弯,用手臂托住宝宝的臀部,另一只手拿奶瓶轻轻触碰宝宝口唇。

奶嘴材质和大小要合适。奶嘴材质一般分为硅胶和硒胶,硅胶便宜,长时间使用会容易发硬;硒胶奶嘴相对较贵,时间长也不会变硬。奶嘴柔软度要适合宝宝吮吸,在喂奶前可以用温水冲泡奶嘴,使其柔软接近妈妈乳头温度。奶嘴孔不能太大也不能太小,适中最好。

奶瓶是宝宝所需成长离不开的,奶瓶的消毒会有助于宝宝的健康,食用不干净的奶粉会导致宝宝呕吐、腹泻,患有鹅口疮等疾病。下面介绍几种奶瓶的消毒方法,家长们可根据自己的实际情况选择不同的消毒方法。

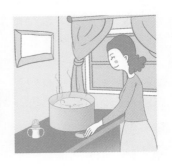

方法 1　煮沸消毒法

准备一个装满冷水的不锈钢锅,锅中的水要盖过用具,待水烧开后将已经清洗过的喂奶用具放入锅中,盖上锅盖继续煮5分钟后熄火,等水稍凉后,用夹子取出喂奶用具,放于干净通风处,倒扣沥干水分。

方法 2　蒸汽锅消毒法

爸爸妈妈们可以根据自己的需要来选择市面上各种功能和品牌的电动蒸汽锅,遵照说明书操作,将喂奶用具在洗净后进行消毒工作,消毒完成后放置干净通风处沥干水分。

方法 3 **微波消毒法**

将奶瓶清洗干净后，装满水放入微波炉中，高火 10 分钟即可达到消毒效果，不可将奶头和连接盖放入微波炉中。

 方法 4 **淘米水冲洗法**

将淘米水放入奶瓶中，用力摇动或冲刷，可以去除残留的奶汁。

 16. 如何判断宝宝的营养摄入是否充足?

宝宝营养摄入不够会导致宝宝营养不良，那么如何判断宝宝是否营养不良呢。人们通常把消瘦、发育迟缓乃至贫血、缺钙等营养缺乏性疾病作为判断宝宝营养不良的的标准。爸爸妈妈们要注意观察宝宝平日动态，不可等到宝宝营养不良时再做挽救，宝宝营养不良会有哪些信号呢?

当宝宝情绪变化异常时，爸爸妈妈们需警惕。宝宝经常不开心、反应迟钝、表情木讷表示体内缺乏蛋白质和铁质，应该及时给宝宝补充水产品、肉类、奶制品等富含铁和蛋白质的食物;宝宝易惊、睡眠质量差，表明体内缺乏维生素 B，应该适当给宝宝补充豆类、动物肝脏、核桃仁、土豆等 B 族维生素丰富的食物;宝宝情绪多变、爱生气可能是甜食过度引起，需要给宝宝减少糖分摄入量，多吃 B 族维生素食品。

当宝宝有反常行为时，爸爸妈妈们需警惕。夜间磨牙、手脚抽动、易惊醒等是缺钙的信号，应给宝宝增加绿色蔬菜、奶制品、鱼肉、虾皮等食物;动作笨拙、不爱与人接触的宝宝可能是缺乏维生素 C 引起的，多食新鲜果蔬，有助于宝宝补充维生素 C。

当宝宝异常肥胖时，爸爸妈妈们需警惕。有些宝宝肥胖是因为营养过剩，还有一部分肥胖过度的宝宝是由于营养不良而造成的，偏食、挑食等不良习惯引起宝宝微量营养素摄取不足，导致体内的脂肪不能正常代谢，存于腹部与皮下，宝宝就会显得异常肥胖了，此时应该合理搭配宝宝的饮食，改掉挑食、偏食的坏习惯。

17. 宝宝可以喝牛初乳吗?

牛初乳是母牛产犊后 3 天内头 6 次分泌的乳汁，营养价值高，除了含有丰富的优质蛋白质、维生素和矿物质等营养成分外，还富含天然免疫因子及成长因子等活性功能组合，能攻击侵入人体的致病原，抑制病菌繁殖，是一种能增强人体免疫力、促进组织生长的健康功能性食品。

2012 年 4 月，我国颁布了牛初乳禁令，婴幼儿配方食品中不得添加牛初乳以及牛初乳为原料生产的乳制品，于 2012 年 9 月 1 日起执行。很多家长会疑惑，为什么牛初乳这样健康功能性的食品会禁止在婴儿配方食品中添加呢，那宝宝到底能不能吃牛初乳呢？

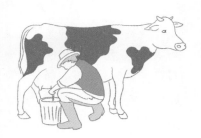

近年来，为了提高宝宝的免疫力，爸爸妈妈们都热衷于给宝宝使用牛初乳产品，而牛初乳是一种生理异常乳，物理性、成分与常乳有很大的差别，产量低，工业化收集困难，质量不稳定，导致牛初乳食品安全问题重重，基于宝宝食品健康问题，我国颁布了牛初乳禁令。

我们建议宝宝年龄在 6 个月以上的可以适当添加一些质量达标的优质牛初乳，此时的宝宝需要提高免疫力，服用牛初乳可以减少宝宝腹泻和呼吸道感染的发病频率。

如何辨别 100% 牛初乳粉和添加奶粉的牛初乳，需要尝一尝、闻一闻。100% 的牛初乳带腥涩味，直接倒入口中比较难吃。添加奶粉的牛初乳则有奶粉的香甜味道，这其实是有些生产厂家为了减低生产成本欺骗消费者的一种做法，消费者在购买时应注意区别，以免上当。

何如正确食用牛初乳粉？为了确保牛初乳中的营养成分不被破坏，冲泡牛初乳粉时要用低于 50℃的温开水搅拌均匀，然后兑入牛奶和米糊等流质食物食用。

18. 宝宝喝的奶粉品牌要不要常常换？

有资料表明，经常更换奶粉容易导致宝宝产生过敏体质，婴幼儿处于初步发育阶段，身体的各项机能不完善，消化系统功能弱，如果经常更换宝宝的奶粉，会增加宝宝的身体负担，造成宝宝拉肚子、便秘、哭闹、过敏的症状。

如果宝宝不适应前一种奶粉，需要更换奶粉，我们将其叫做转奶。转奶需要循序渐进，不能操之过急。新老奶粉混合是最好的转奶方法，就是将新奶粉和之前的奶粉按比例混合，慢慢适当地适当增加比例，让宝宝有一个适应的过程。比如先在老的奶粉里添加 1/4 的新奶粉，这样吃了两三天没什么不适后，再老的、新的奶粉各 1/2 吃两三天，再老的 1/3、新的 2/3 吃两三天，最后过渡到完全用新的奶粉取代老的奶粉。

19. 奶粉是罐装好还是袋装好？

罐装奶粉和袋装奶粉在包装上面，分别是 900 克／罐及 400 克／袋。我们可以从宝宝的喝奶量来决定买袋装奶粉还是罐装奶粉。如果宝宝的喝奶量很大，那么建议您买袋装奶粉，这样经济实惠。

罐装奶粉里面充有氮气，可以有效防止空气中的氧气氧化奶粉，方便奶粉保存，一般保质日期为2～3年，开罐后要求在1个月内吃完。袋装的保质日期一般是1年，开袋后要求在2周内吃完。

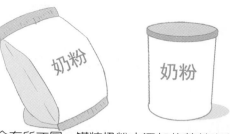

有些品牌的奶粉，在袋装和罐装的成分上会有所不同，罐装奶粉中添加的营养素种类比袋装的要多。

罐装奶粉的生产成本相对高，所以价格比袋装奶粉高。爸爸妈妈们可根据自己的需要来选择购买罐装奶粉和袋装奶粉。

20. 冲调后的奶粉每次都喝不完怎么办？

一般情况下，冲调好的奶粉在常温下存放不能超过2小时，冲调好喝不完的奶粉应该在2小时内喝完，超过2小时应该丢弃。宝宝喝了存放过久的奶粉容易导致身体不适，建议妈妈按照宝宝的喝奶量来冲泡奶粉，可以适当增加一点，以满足宝宝对奶粉的需求量。

一些妈妈喜欢将宝宝未喝完的奶粉放入冰箱保存，这样虽然可以减少奶粉的浪费，但是很容易让宝宝喝到被污染的奶粉，

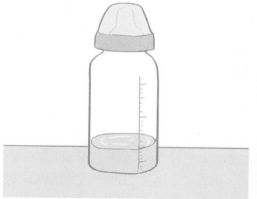

冰箱是个细菌滋生的地方，奶粉冲开后很容易变质感染细菌。如果宝宝实在不愿意喝，留下很多奶粉，建议密封好，放入冰箱保存，最好让宝宝喝新鲜的奶粉。

第4节 喂养中的特殊问题

1. 喂牛奶也会过敏吗?

牛奶过敏是宝宝出生后第一年最常发生的,大约有2.5%的宝宝会出现牛奶过敏,主要是对牛奶中的蛋白质过敏。

患有牛奶蛋白过敏症的表现:停用牛奶后,原有的过敏症状消失;继续试用牛奶,48小时内又出现症状;经过3次停用或试用牛奶,其症状发生和持续时间及临床表现类似。

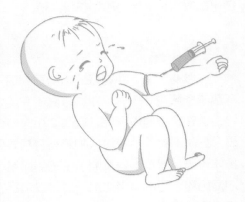

如何确定宝宝是否牛奶过敏,爸爸妈妈们需要带宝宝去医院做婴儿牛奶过敏的专门检查。检测婴儿牛奶过敏的方法主要有皮肤试验、血液检查、排除–激发试验。

皮肤试验是一种快速的试验,通过在宝宝的前臂皮肤上做点刺、划痕或注射,将少量日常生活中最常见的过敏原导入宝宝的皮肤内,然后观察宝宝皮肤有什么变化。如果宝宝皮肤出现红肿,说明这种过敏原试验的结果为阳性,表明宝宝对这种物质过敏。

血液检查是通过抽取宝宝的血液,做血清化验来确定是否存在过敏。

排除–激发试验是将牛奶从宝宝的饮食中排除,然后在医生的监管下再次加入牛奶,这样医生可以通过宝宝的身体反应确认宝宝是否牛奶蛋白质过敏。

为了减少宝宝牛奶蛋白过敏的现象,建议家长至少母乳喂养宝宝至4~6个月,母乳中的蛋白质易消化,过敏性低;母乳中的双歧杆菌可以帮助宝宝建立健康肠道菌群,训练宝宝免疫系统,达到降低过敏的风险。如果不能母乳喂养,应该给宝宝喂养深度水解蛋白配方奶粉,降低宝宝患牛奶蛋白过敏的风险。

2. 如何用脱敏法治疗牛奶过敏症?

牛奶脱敏法:先停用牛奶2周,2周过后,先用10毫升牛奶喂1次观察反应,即使有些过敏反应,只要不会影响宝宝的健康,再隔3天后继续喂牛奶15毫升,然后每隔3天喂20~30毫升。如果随着喂奶量的增加,临床症状也减轻,这说明脱敏有效,可以逐渐增加喂奶量，同时缩短进食时间，直至完全恢复正常的喂奶量。

3. 怎么区别宝宝溢奶与呕吐？

　　溢奶是婴儿的一种正常的生理现象，因为婴儿的胃呈水平位，像倒着放的口袋，口袋口（医学术语称贲门）肌肉发育不良，很松弛，所以很容易导致胃里的食物通过口袋口返流到食道而吐出。一般在宝宝喂奶后随即有1～2口奶溢出，或者在进食后一段时间因妈妈给宝宝换尿布而溢奶。每天可溢奶1次或多次。溢奶不会影响婴儿的生长发育，不需要治疗，随着宝宝的不断成长，溢奶将会逐渐减少，在6～8个月会完全消失。

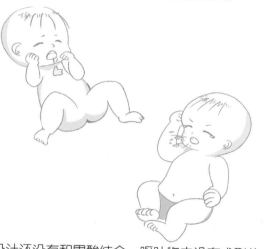

　　吐奶又称为喷奶，也是婴儿时期常见的现象。吐奶和溢奶是不一样的，它是新生儿疾病的一种临床表现，引起新生儿呕吐的疾病众多，有一些是严重的先天性消化道畸性，需要及时做手术治疗。因此，正确区别新生儿生理性溢奶和病理性呕吐是很有必要的。

　　首先，先天性消化道畸形导致的呕吐情况比较严重，呕吐量大，一般呈喷射状，次数频繁，呕吐物中除奶汁外，还会含有胆汁，或者呕吐物呈粪样液；食管锁闭的呕吐特点是呕吐发生在每次喂奶后，因为奶汁还没有和胃酸结合，呕吐物中没有成形的奶块；肠道或者肛门锁闭引起的呕吐则是因为宝宝出生后不能排出胎便，所以出生24小时后宝宝会出现频繁的呕吐，呕吐物中含有胆汁或粪便，宝宝还会伴有上腹部胀气。

　　其次，肠胃道疾病导致的呕吐情况也比较多。先天性幽门肥厚狭窄引起宝宝呕吐的一种肠道疾病。患这种疾病的宝宝出生后并无症状，且喂奶和大小便正常，2～3周后便开始出现呕吐，而且症状逐渐加重，每次喂奶后呕吐，多为喷射状吐奶；巨肠结的表现症状是出生后不排胎便或量少，1～2天后出现肠梗阻症状，频繁呕吐，呕吐物中含有胆汁或呕吐物为粪样液，腹胀明显，腹壁发亮，有扩张静脉，经直肠指检或灌肠后排出大量大便。

　　第三，小儿内科性疾病和其他感染导致的吐奶较为剧烈和频繁并带有其他症状。如婴儿窒息所致的脑水肿和颅内出血除呕吐症状外，还伴有呻吟、发绀、抽搐、惊厥、昏迷等症状；败血症和脑膜炎表现为反应差、精神不振、拒食、黄疸等；呼吸道感染会有发热、流涕、鼻塞、咳嗽等症状；小儿肺炎常表现为发热、呼吸急促、口吐泡沫、发绀等症状。

当宝宝吐奶时，爸爸妈妈们应该对宝宝采取侧卧或者头偏向一侧的姿势，以免导致呕吐物吸入气管或肺内发生窒息，同时要仔细观察宝宝每天吐奶的次数，大小便情况，精神状况或者吐奶伴随的其他症状，区分溢奶和吐奶。如果发现是病理性呕吐，应及时带宝宝去医院就诊，以免耽误治疗和手术机会。

4. 有什么好方法防宝宝溢奶？

虽说宝宝溢奶是一种正常的生理现象，但是我们只要掌握好了方法也是可以有效避免或减少宝宝溢奶的。如何防止宝宝溢奶，具体该怎么做，下面让我们一起来学习一下吧！

1 喂奶姿势要注意

一个正确的喂奶姿势，不但可以让宝宝安心舒适地喝奶，而且也可以减轻妈妈们喂奶的压力。母乳喂养的宝宝，妈妈不能躺着喂奶，面对面侧卧哺乳的姿势会增加婴儿吐奶的机会。喂奶时，应该将宝宝斜抱在怀中，让宝宝身体处于45°左右的倾斜状态，这样既方便胃里的奶液流入小肠，又能减少吐奶的发生。

2 人工喂养的宝宝奶瓶和奶粉冲泡要讲究

首先，妈妈们应为宝宝选择一个合适的奶瓶，奶嘴孔要适中，奶头软硬适度，让宝宝吮吸奶粉时就像是吮吸妈妈的乳头一样。其次奶粉的温度不可过热或过冷，以将冲泡好的奶粉滴在妈妈的手腕部不觉得烫为宜。

3 营造安静的喂奶环境

喂奶时最好找一个相对安静的环境，减少喂奶时周围的噪音，影响宝宝专心吃奶。如果宝宝在吃奶的时候分心，吃吃停停，会在吃奶时吞进空气，造成溢奶的现象。

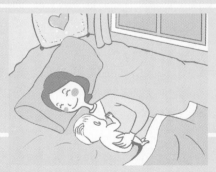

4 喂奶时间要掌握

乳汁在胃里排空的时间约为2～3小时，妈妈们要在按需哺乳的情况下，掌握好宝宝的喂奶时间。一般来说，每隔2～3小时喂奶是较合理的，如果过度频繁，会造成宝宝胃的负担，引起胃部饱胀，导致溢奶。

5. 喂奶后及时拍嗝

宝宝喝完奶后，不能立即放到床上，妈妈应先将宝宝竖直抱起，让宝宝趴在妈妈肩头，然后用手轻拍宝宝背部，帮助宝宝打嗝，把喝奶时吸入的空气排出。如果妈妈听到奶嗝，那么再抱 5 分钟后便可放宝宝躺下；如果没有听到，就抱着宝宝轻拍半小时再让宝宝躺在床上。

5. 早产儿的母乳喂养?

母乳对宝宝来说是最好的营养品，对早产儿来说更是如此。用母乳喂养早产儿能增强早产儿的抗病能力，有利于他们的身体器官尽快发育。研究发现，早产儿妈妈的乳汁中蛋白质要比足月分娩妈妈的乳汁高出 80%，早产儿母乳所含的维生素 A、维生素 C、维生素 E、微量元素铁、锌、钙都很丰富，而且特别易于吸收，这样就可以弥补早产儿过早离开母体而造成的营养不良。特别是维生素 E，能有效地稳定细胞膜，从而减少因长期机械通气后的支气管、肺发育不良等疾病。那么，应该如何对早产儿进行母乳喂养呢?

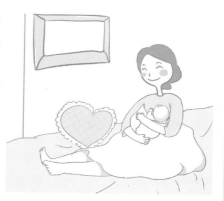

首先，妈妈应该树立信心，相信只有自己的乳汁才能满足宝宝的营养需要，是最有利于宝宝健康成长的。

其次，要尽早地与早产儿接触。如果有母婴同室的病房，妈妈一定要陪伴宝宝住母婴同室病房，多亲近宝宝有助于返家后直接转换为母乳喂养。此外，还有一种"袋鼠式照顾"方式，这也是加强爸爸妈妈与宝宝亲密关系的一种方法，有助于早产宝宝病情的稳定和健康生长。在宝宝的病情稳定后，经新生儿加护中心的工作人员的同意，爸爸妈妈就可以给宝宝做"袋鼠式照顾"了，最好保持一次 30 分钟以上。

TIPS

袋鼠式照顾是于 1979 年由两位波哥大的新生儿博士针对早产儿研发设计出来的。是由父亲或者妈妈将宝宝抱在胸前提供皮肤对皮肤的接触，让早产儿在拥抱中成长。袋鼠式照顾可以稳定宝宝心跳速率、呼吸较规律、改善并稳定血液浓度，以提供温暖的环境使宝宝有被包围感，减少氧气及热量的消耗，并增加提早出院的可能性。

袋鼠式照顾需要在安全、隐蔽、温暖的空间下进行，爸爸或者妈妈洗净双手和身体后，穿着宽松、柔软的衣服，将衣服敞开，宝宝穿好内裤趴在爸爸或妈妈的胸前，让宝宝感受爸爸或妈妈的心跳和呼吸。

最后，对不能吮吸或者吮吸能力弱的宝宝，妈妈要按时挤奶（至少每3小时挤奶1次），用挤出的母乳喂养宝宝。早产儿的吮吸能力在34周才能发育完全，很多早产宝宝的吮吸能力不足，每次摄取的奶量不够，需要家长用滴管或者小匙给宝宝喂养母乳，妈妈应该勤挤奶，早挤奶。

6. 科学的喂奶方法包括哪些方面?

1 早期吮吸

早期吮吸可以刺激妈妈催乳素的产生，进而提高乳汁分泌量。对于胎龄大于32周、体重在1500克以上、有协调地吮吸和吞咽能力、没有其他的并发症的宝宝，可以直接地、尽早地吮吸妈妈的乳头，首次哺乳时间越早越好，出生半小时内即可哺乳。

4 喂养的姿势

早期吮吸可以刺激妈妈催乳素的产生，进而提高乳汁分泌量。对于胎龄大于32周、体重在1500克以上、有协调地吮吸和吞咽能力、没有其他的并发症的宝宝，可以直接地、尽早地吮吸妈妈的乳头，首次哺乳时间越早越好，出生半小时内即可哺乳。

2 增加哺乳次数

增加哺乳次数可以刺激乳汁分泌。

3 按需哺乳

早产宝宝的胃容量较小，需勤哺乳，每天至少哺乳8~12次；早产宝宝的吮吸能力差，每次进食量不能满足营养所需，妈妈应该在宝宝吮吸后挤出剩余奶量，储藏备用。

5 其他

母乳喂养的早产宝宝需要在母乳之外再补充一些维生素和矿物质，以保证宝宝的正常发育。

营养素	开始补充时间	推荐量
维生素 A、D 及钙剂	出生后 2～3 周	每日补充维生素 D800～1200 单位，服用鱼肝油时维生素 A 的剂量不能超过每日 1000 单位，每日补充钙剂 100 毫克
铁	出生后 6～8 周	每天每千克体重 2 毫克
维生素 E	出生后 10 天	每日补充 15 毫克
叶酸	出生后 2 周	每日补充 20～50 微克
锌	出生后 4 周	每日 3 毫克
维生素 B	出生后即可补充	每日补充 65 毫克

TIPS

这里的"单位"即指"国际单位"。因为当维生素等物质化学成分未弄清楚之前，往往无法用化学或物理方法加以测定，不能很好地表达这些物质的量和功效，所以必须通过生物实验，检验出这种生物制品活动性的高低，即所谓"效价"，把具有一定生物效能的最小效价定为一个国际单位。例如维生素 A 通常以其乙酸酯作为测定效价的标准，纯维生素 A 的生物效价为 334×104 国际单位／克，即 1 国际单位约相当于 0.3 微克的维生素 A。维生素 D 的效价为 1 毫克的 D_2 或 D_3 相当于 40000 国际单位，即 1 国际单位相当于 0.025 微克的 D_2 或 D_3。

7. 早产儿的人工喂养是怎样的？

人工喂养是指除母乳喂养外的其他喂养方法。早产宝宝的人工喂养方式多样，我们需要根据宝宝的出生体重及吮吸、吞咽能力来选择何种喂养方式，以保证早产宝宝获取充足的营养。目前医院或者家庭中普遍采取以下几种喂养方法。

方法 1　经口喂养

纠正胎龄大于 34 周，体重达到 2000～2500 克，吞咽、吮吸反射协调好的早产宝宝可以选择经口喂养，通常采用小勺、奶瓶或者滴管进行喂养。没有接触到妈妈乳头的宝宝，先暂时不用奶瓶喂养，这样会造成宝宝的乳头错觉，导致宝宝不愿意吸妈妈的乳头，从而影响以后的母乳喂养。

方法 2 　间歇胃管喂养

　　纠正胎龄小于 34 周，体重为 1500~2000 克，吸吮和吞咽功能未发育成熟，不能协调的早产宝宝可以选择间歇胃管喂养，通常通过口腔或者鼻腔插入胃管的方式喂养。这种喂养方式会影响宝宝的通气，导致周期性呼吸和呼吸暂停的发生。如果选择这种喂养方式，需要加长喂奶的间隔时间，一般 2~3 小时 1 次，借助重力作用让奶汁从 20~30 厘米高度流入宝宝的胃中。当宝宝的吮吸和吞咽协调能力成熟后，应尽快改为经口喂养，在拔管前便可以先试喂 1~2 次。

方法 3 　持续胃管喂养

　　体重在 1500 克以下、反应能力较差、无吞咽和吮吸能力，或者采用间歇胃管喂养时经常出现呼吸困难的早产宝宝需要采用持续胃管喂养方式。用注射器取宝宝需要的奶量，再连接到输液泵上，将奶汁滴入，隔 3 小时换 1 次奶汁，24 小时换 1 次输液器。当宝宝情况好转时，可更换为间歇胃管喂养。

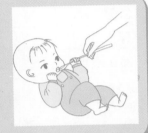

方法 4 　肠内微量喂养

　　这种喂养方法有助于促进宝宝的肠道功能的成熟，改善对喂养的耐受能力，适合超低出生体重儿和病情较危重的早产儿在转变期的喂养。每天将小于 10~20 毫升／千克的奶量均分成 6~8 次，母乳或早产儿配方奶粉喂养，奶液不必稀释。如果宝宝能耐受则可逐渐增加奶量，约在 5~7 天内加至 20 毫升/（千克/天）。

方法 5 　肠胃道外营养

　　胃肠道外营养也称静脉高营养，就是通过静脉将全部营养素提供给宝宝，这种方法主要针对经消化道喂养的奶汁不能满足早产儿生长发育的需要，需要通过静脉补充宝宝所需要的营养，等宝宝肠胃道功能成熟后，逐渐改为肠胃道喂养。

8. 隆乳后能给宝宝喂奶吗？

　　拥有一个妙曼的身材，是每个女性都渴望的。很多女性都存在这样的困惑，如果我做了隆乳手术，是不是就不能给宝宝喂奶了呢，喂奶会不会对宝宝的健康造成影响？专家指出，一般情况下，隆乳不会影响哺乳，但前提是不能损伤乳腺组织。如果出现意外，波及乳腺，使乳腺出现感染、肿块及纤维化，则有可能影响正常的生理功能，出现哺乳障碍。

隆乳是通过应用质量优良和大小适应的乳房假体植入胸大肌下，以增加乳房体积，改善乳房外形和对称性而改善手感的方法。隆乳术的方法很多，比较常用的方法有假体隆乳和自体脂肪隆乳。假体隆乳是把假体放入乳房内部可选择的2个位置，分别是胸大肌下和乳腺后间隙植入。不论是放在哪个位置，都不会破坏乳腺组织。目前没有科学依据证明假体是一种诱变物质或致畸物质，对组织没有慢性损坏作用，产后妈妈的乳汁分泌是受泌乳激素的影响，泌乳素的分泌是由中枢神经系统和内分泌系统控制的，与假体无关，乳汁的排出也不用经过假体，所以一般情况下，隆乳后不会影响妈妈给宝宝喂奶。

9. 巨大儿该怎么喂养？

出生时体重在4500克以上的宝宝被称作巨大儿，患有糖尿病或体内带有糖尿病原的妈妈，容易生出巨大儿。

一般来说，巨大儿的喂养量是以体重与正常宝宝体重的折中数计算的。如正常宝宝平均的出生体重为3千克，巨大儿的体重为5千克，那么按照4千克体重的喂养量给予

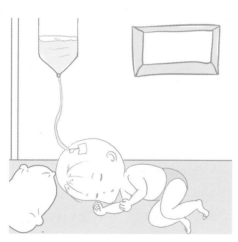

喂养。当然，还应根据实际情况，参照医生建议来确定喂养方案。

巨大儿需要提前喂养，刚出生即可喂养糖水或奶，每隔2小时喂1次，防止宝宝发生低血糖。如果喂养困难，需要静脉滴注5%～10%的葡萄糖液，每分钟滴注计量按每公斤体重2～6毫升计算。母乳喂养是巨大儿喂养的最佳方式，在母乳喂养的过程中，乳量的分泌需要根据宝宝的生长发育情况进行调节，母乳喂养不会造成过度喂养，可以减少宝宝的身体负荷。母乳中有一些特殊的成分，可以有效的起到抑制肥胖的作用，避免宝宝将来发生肥胖的风险。

巨大儿的喂养中，需要在6个月以后再给宝宝添加辅食。过早的添加辅食会导致宝宝的过度喂养，不利于宝宝体重的控制。宝宝添加辅食后，还应继续喂养母乳，如果没有办法继续哺乳，那么需要采取配方奶喂养的方式。家长们在巨大儿的喂养中要采取营养监测，那么如何营养监测呢？最常见的方法是观察宝宝的身长和体重的增长速度。每

个月给宝宝监测身长，看宝宝的身长是否处于一个较好的增长趋势。对于绝大多数巨大个儿来说，身长速度快于体重是比较合适的。身长体重监测图能够让家长们知道宝宝的轨迹生长曲线，避免过度喂养是减少宝宝发生肥胖概率的最好方案，所以爸爸妈妈们要随时注意宝宝的生长发育情况，让宝宝健康成长。

10. 宝宝要不要加辅食？

辅食对成长中的宝宝是很重要的，特别是对于新生宝宝，营养给予更是奠定宝宝一生健康的根基。随着宝宝一天一天的长大，正常宝宝从第4个月开始，母乳或者婴儿配方奶粉已经不能满足宝宝的营养需求，爸爸妈妈们除了喂养母乳或婴儿配方奶之外，还需给宝宝喂食固体食物，也就是我们所说的辅食。

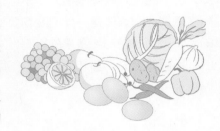

1. 如何判断宝宝是否做好吃辅食的准备

宝宝的体重增加到出生时的2倍左右，通常是4个月大的时候。

这时，你可以仔细观察宝宝的变化。如果宝宝的食欲增强了，每次喂完母乳或配方奶后，仍有咀嚼的动作，或者宝宝的口水流的少了，或者开始长牙了，吞咽食物的能力强大了，宝宝就可以开始吃辅食了。

如果宝宝的头部能够保持竖直、稳定的姿势，还能在有支撑的情况下坐直时，代表宝宝可以顺利的咽下食物，也说明宝宝可以吃辅食了。

2. 如何添加辅食

辅食根据不同的形状，可分为液体食物、泥糊状食物和固体食物三类。辅食应该是按照淀粉（谷物）—— 蔬菜——水果——肉类的顺序来添加。

宝宝添加辅食需要经过一个漫长的过程，一般来说，应该遵循以下几个原则。

从少到多。如添加蛋黄先由1/4个开始，宝宝无不适情况，2～3天后增加到1/3或者1/2个，慢慢增加到吃一整个蛋黄。

由稀到稠。如从米汤开始，慢慢地再过渡到稀粥、米糊、稠粥，最后到软饭。

从细到粗。如吃绿叶菜应该是从菜汁开始，然后是菜泥、碎菜、菜叶片，最后到菜茎。

从植物类食物到肉类性食物。

还需根据宝宝的生长发育需要，按照月龄顺序来增加各类辅食。

4～6个月宝宝，可以从吃蛋黄开始。妈妈之前给宝宝储存的铁质，在这个时候已经被消耗完了，蛋黄中含丰富的铁质，加喂蛋黄可以预防缺铁性贫血。5～6个月的婴儿，唾液腺已成熟，唾液中及胃肠有消化淀粉的淀粉酶，胃肠的消化能力增强了，可以给宝宝添加奶糕、烂粥、面条、饼干等。6个月的宝宝可以添加鱼泥、肉泥和整个蛋。

 注意 宝宝患病时，最好不要添加辅食，以免消化不良。

第11章 别忽视这些日常护理细节

第1节 婴儿房的布置

1. 宝宝需要一张怎样的小床?

1 如何挑选婴儿床

（1）看材质

现代商品琳琅满目，婴儿床也不例外，目前婴儿床的主要材质有三种，分别是金属、塑料和木料。金属的婴儿床结实、稳固，但是过硬过冷，不适合宝宝。塑料的好看，花样繁多，但是容易损坏、变形。木质婴儿床，牢固，温度适宜，木板床可以使宝宝的脊柱处于正常的弯曲状态，不会影响婴儿脊柱的正常发育，适合宝宝选用。

（2）看尺寸

婴儿床的尺度，决定了它的方便性和实用性。护栏高度应在65～70厘米，如果太低，等宝宝可以抓住护栏站立时会有掉下来的危险。如果太高，不方便爸爸妈妈抱或者放下婴儿。床缘栅栏应选择圆柱形，两个栅栏之间的距离不可超过6厘米，防止宝宝把头从中间伸出来。花纹太复杂的栅栏会勾住宝宝的衣物，还有可能划伤宝宝。床面与地面距离不能太矮，通常在60～75厘米，如低于50厘米，

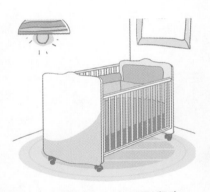

则大人哄抱宝宝时会觉得辛苦，而且贴近地面的空气灰尘多，容易使宝宝受到爬虫、老鼠和宠物的伤害。床体宽度不宜超过75厘米，婴儿床需要在卧室、客厅和餐厅之间移动，如果太宽会影响进出房间。床体长度不宜超过120厘米，一般来说120厘米的床可以供宝宝睡到3岁左右，太长会占用其他家具的功能位置，造成搬移的不方便。

（3）看涂料

宝宝喜欢用嘴咬栏杆，如果涂料中铅超标，则有可能发生铅中毒。很多妈妈觉得无漆婴儿床最安全，但是无漆的实木床表面容易沾染污渍、清洁困难而导致细菌滋长。有油漆的保护可以有效减少因为磕碰引起的小毛刺，易清洗，所以选择婴儿床时要选择环保漆。如何判断是否是环保漆？首先可以闻一下家具的气味，如果刺激性大，绝对不要买；购买时也可仔细向店家询问确认，并看婴儿床的质检报告。

当爸爸妈妈为宝宝挑选婴儿床时，一定要仔细检查，不能忽略以上任何问题，这样才能确保宝宝有一个舒适安稳的小床，让宝宝健康成长。

2. 如何保持宝宝室内温度?

新生宝宝刚到一个新的世界，爸爸妈妈都怕宝宝受冷，常常把宝宝裹得很严实。但新生儿因皮肤调节功能不足，体温常随外界气候冷热和室内温度而变化。在夏季室温高时，把宝宝包得过严过厚，会引起发热；冬季出生的小孩，家长会紧闭门窗导致室温过高，细菌繁殖，反而使宝宝呼吸道易受感染。有关专家建议宝宝房间的温度应控制在18℃～22℃，湿度保持在50%左右。

保持室内温度的方法有很多，使用空调来保持宝宝的室内温度是最常见的一种。空调可以轻松地控制室内温度，但是空调房的空气的较为浑浊，长期在空调房会导致新生宝宝汗腺关闭，影响正常的代谢。如果使用空调，建议不要让宝宝正对着空调，并且适当地开关窗户换取新鲜空气，每天定时开窗2～3次，保持室内空气畅通。

夏季高温时，爸爸妈妈可以采取植物降温法让宝宝房间保持适宜的温度。在居室周围种植爬山虎、葡萄、牵牛花等攀绿植物，可以形成一个绿色的凉棚，既能遮住炎炎烈日，又能吸附尘埃，美化环境，释放水分。

宝宝房间尽量避免电器的使用。电器的使用不但会对宝宝造成辐射，而且还会影响室内正常的温度和空气的流通，不利于宝宝的成长发育。

3. 宝宝的房间要静悄悄吗?

为了让宝宝有一个良好的睡眠环境，在宝宝睡着时，爸爸妈妈经常会轻手轻脚，不敢惊动宝宝。其实宝宝被声音惊哭是宝宝的一种"惊吓反射"，宝宝一般都具有适应外界环境的能力，如果宝宝从小习惯在过分安静的环境中睡眠，那么可能造成宝宝以后对睡眠的环境要求过高，一点小小的响动都会影响其睡眠。

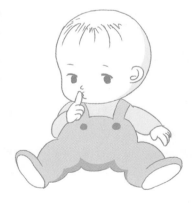

经过试验研究证实，宝宝喜欢柔和、缓慢、醇厚的声音，可能与宝宝在妈妈腹中时天天听见妈妈的心跳有关，这样能给宝宝一种安全感。在宝宝睡觉时，用小音量播放一些轻柔优美的音乐，一方面可以促使宝宝安稳的睡眠，另一方面可以锻炼宝宝在周围有轻微声响时，也能安稳入睡，但给宝宝放歌的时间不宜过长，要有节制。

4. 婴儿房应怎样打扫?

宝宝卧室是其生活的重要场所，一个干净舒适的环境有利于宝宝的健康成长，有效减少患病的概率。

宝宝房间卫生是有讲究的，首先，宝宝房间要经常通风，保持空气流通，避免让宝宝长期生活在空气不新鲜的环境中。打扫灰尘时，为了避免灰尘扬起，应该采用湿地打扫法，如用湿布擦拭家具，地面用半湿半干的拖把清洁，或者先将地面洒水后再清洁。更换床铺时，应该将床单取下拿到阳台或者卫生间中轻轻抖动，避免床铺上的尘埃漂浮在空中，刺激宝宝的口、鼻部黏膜及皮肤引起不适。

5. 如何正确放置婴儿床?

摆放婴儿床看起来是一件很小的事情，但是其中也包含很大的学问呢！下面让我们一起来学习如何正确的摆放婴儿床吧。

首先，在挑选婴儿床摆放的位置时，要避免摆放在靠窗和有固定织物的地方，还要远离有悬挂线圈、电扇、电热器、电视机等有辐射的大功率电器的地方。

有条件的话可以在婴儿床的下面铺上比床面积大的绒毯或者地毯，这样可以避免宝宝跌落时摔伤头部。

婴儿床应该放置在靠墙处，且不能离妈妈的床太远，这样有利于妈妈照看宝宝，及时观察宝宝的各种情况。

避免将婴儿床放置在阳光直射或者灯光直射的地方，这样很容易使宝宝的皮肤和眼睛受到伤害，而且影响宝宝的睡眠质量。

可以适当在婴儿床上摆放一些小玩具，愉悦宝宝，待宝宝睡着后可以将玩具拿走。

6. 宝宝被褥如何选择?

宝宝皮肤娇嫩，直接和宝宝皮肤接触的被褥应该是柔软、通气性强的全棉制品。棉质被褥除了质地柔软外，还有轻盈的特征，不会因为太重而压着宝宝，被褥重量一般以1条500克左右为宜，不然会造成宝宝的呼吸困难。合成纤维或尼龙制品的吸水性、透气性差，易导致宝宝患上汗疱疹或者皮炎，不适合宝宝使用。妈妈们可适当为宝宝多准备一条被褥，便于洗换。

被褥的颜色应该选择浅色系列的，可以方便妈妈检查宝宝床上是否清洁卫生，如果长时间不更换宝宝的床上用品，很容易让细菌滋生，造成各种疾病，浅色系的被褥检查起来一目了然。

宝宝的床垫也非常重要，不能过于松软。宝宝的骨骼处于发育阶段，没有完全钙化，弹簧床或者海绵垫这种床垫太软，不利于宝宝活动，还会影响宝宝的骨骼、肌肉的发育。

第2节　宝宝睡觉小常识

1. 宝宝睡多长时间合适?

睡眠对宝宝的生长发育很重要。宝宝的生长激素分泌在睡眠时间是平常的2倍之多。不同宝宝因个体差异，睡眠时间会有所不同，根据2006年中国小儿睡眠调查来看，由于地区差异，我国小儿平均睡眠时间比国外少2个小时。新生宝宝一天的累计睡眠时间大约在18～22个小时。随着宝宝年龄的增长，睡眠时间会逐渐缩短。2～5个月的宝宝睡眠睡觉大约是15～18小时，6～12个月的宝宝睡眠时间大约是14～16个小时，1～3岁的宝宝睡眠时间约为10～12个小时。

如果你发现宝宝睡眠质量不高，总是不能很好的睡觉，你可以从以下几个原因来对照，解决宝宝的睡眠问题。

饮食不当。吃得过多或者过少都会影响宝宝的睡眠，很多爸爸妈妈总是担心宝宝吃不饱，睡觉前还给宝宝喂很多食物，导致宝宝的肠道负担过重，夜间睡不安稳，出现哭闹不安的状况。

建议家长根据宝宝的需求来喂养母乳或者配方奶，不可因为想让宝宝晚上减少吃奶次数而给宝宝过度喂食，这样会影响宝宝的睡眠质量。

宝宝没有安全感。大部分宝宝对爸爸妈妈都有很强的依赖感，宝宝刚睡着后不久或真正醒来之前有时候会翻身坐起来，看不到大人就哭，一般爸爸妈妈抚慰后都能接着睡觉，这就是依赖感的表现。如果在一个陌生的环境睡觉，这种寻求安全感的需要尤其迫切。

建议不要经常更换宝宝的居室，让宝宝固定在一个地方睡觉。要时刻关注宝宝的动态，不要在宝宝睡觉时离开太远，或者去忙别的事，宝宝容易醒来，如果怎么哭都不见爸爸妈妈的身影，就会给宝宝造成心理阴影，影响宝宝的正常睡眠。

宝宝含住乳头睡觉。很多妈妈都会让宝宝含住乳头睡觉，这样宝宝会感到很安全，比较容易睡着，但是含住乳头睡觉让宝宝养成了没有规律的进食方式，一醒来就会吮吸乳汁，容易导致宝宝肠胃功能紊乱而消化不良。含住乳头睡觉的宝宝呼吸也会不顺畅，还会增加宝宝窒息的危险。

建议妈妈在临睡前抱着宝宝喂奶，喂完后放在床上，如果宝宝哭闹不要拿乳头哄，轻拍宝宝，让他（她）慢慢进入睡眠。如果宝宝持续哭泣，妈妈可以适当给宝宝使用安抚奶嘴，但安抚奶嘴容易导致宝宝嘴边起湿疹，要注意使用方法和时间。

2. 宝宝睡眠不安怎么办？

宝宝睡眠不安，首先要注意发生的时间。有的宝宝白天睡得很香，一到晚上就哭闹，这是所谓的"夜哭郎"，这样的宝宝应适当减少白天的睡眠时间，晚上疲劳了自然也就睡好了。宝宝晚上哭闹睡不安稳还有一个常见的原因是患有佝偻病。患佝偻病的宝宝夜间经常会烦躁不安，或者突然惊醒。建议带宝宝做相关检查，平时注意多晒太阳，补充鱼肝油。导致宝宝睡眠不安的原因有很多，爸爸妈妈们要找出宝宝不安稳的原因，然后再采取相应的措施。

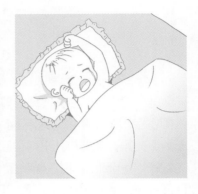

爸爸妈妈们可以从以下几个方面寻找原因：

原 因 1 天气太热或者太冷

看看室内温度是否过高，或者宝宝被包裹的太多，如果宝宝鼻尖渗有汗珠，身上潮湿，那么需要适当给宝宝降温，减少宝宝穿着的衣物；如果宝宝小手小脚冰凉，那么宝宝则是保暖不足而睡不着，可给宝宝加盖被褥，或者采用相关取暖措施，给宝宝使用热水袋。

原 因 2 大小便使尿布浸湿

宝宝哭闹，不好好睡觉，很多时候是宝宝大小便了，宝宝感觉不舒服，所以睡觉也不踏实，爸爸妈妈需要及时给宝宝更换尿布。

原 因 3 吃得过饱或者母乳不足

宝宝睡前吃得过饱，或者喂养太频繁，会导致宝宝胃部积食，消化不良，影响宝宝睡眠。建议在宝宝睡前2~3小时喂养，睡前再适当喝一点奶。如果宝宝是因为母乳不足而导致睡眠不安，则需要妈妈适当喂养配方奶，让宝宝有充足的奶源。

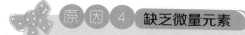

原因 4 **缺乏微量元素**

如果是因血钙降低引起大脑及植物性神经兴奋导致宝宝晚上睡不安稳，则需要给宝宝补充钙和维生素D。缺钙宝宝的表现通常是囟门闭合得不好；缺锌的宝宝嘴角会溃烂。

原因 5 **小儿肠道寄生虫病**

如小儿饶虫病，每晚饶虫会爬出肛门，宝宝一到晚上就痒得厉害，且宝宝肛门处有白色线头一样的小点。这种情况，爸爸妈妈需要给宝宝吃阿苯达唑。

3. 培养宝宝良好的睡眠习惯注意哪些要点？

1 给宝宝创造良好的睡眠环境，室内温度应适宜、安静，光线不可过于强烈，被褥应舒适干燥。

2 培养宝宝独立睡觉的习惯，尽量减少宝宝一哭妈妈就哄的次数，宝宝哭时先检查有无睡眠不适状态，如果没有，轻轻安抚宝宝，使之再次入睡。

3 睡前不要让宝宝太兴奋，睡前宝宝玩得太兴奋或爸爸妈妈过分的逗弄宝宝，会让宝宝睡前很难平复心情，无法入睡。

4 培养宝宝固定的睡眠时间和次数，晚上睡觉时不要轻易惊动宝宝，白天不要让宝宝睡得过多，一般宝宝白天睡觉次数3~4次，每次2~3小时即可。

4. 宝宝枕头怎么挑选？

成人睡觉需要用枕头，可以支撑颈椎让颈部肌肉放松，那宝宝睡觉的时候需要枕头吗？刚出生的宝宝，脊柱还没有形成生理弯曲，处于平直状态，平躺时背和后脑勺与身体在同一平面，不会使颈部肌肉紧绷，侧睡的时候，由于新生儿的头比例大，与肩膀同宽，也不会感到不适。如果枕头垫高了，反而容易使脖颈弯曲，有的还会引起呼吸困难，以致影响正常的生长发育。所以新生儿睡觉时不需要用枕头。但是为了防止宝宝吐奶，必要时可以把宝宝的上半身垫高。

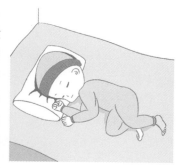

3个月后的宝宝，颈部颈椎开始逐渐向前弯曲，这时可用1厘米高的枕头；7～8个月的宝宝开始学着坐立，胸部的脊柱开始向后弯曲，肩部逐渐变宽，枕头高度要增加到3厘米。宝宝的健康睡眠和身体发育都离不开一个正确高度的枕头，所以爸爸妈妈们对宝宝的不可轻心。

挑选宝宝枕头的学问

1. 宝宝枕头软硬度适中

很多妈妈觉得稍微硬一点的枕头可以让宝宝的骨头长得结实，头型好看，这样做并不正确，质地过硬的枕头，容易造成宝宝颈部肌肉疲劳而落枕。宝宝的颅骨较软，囟门和颅骨线未完全闭合，长期使用硬质枕头会造成头颅变形或大小脸，影响外形美观。而太软的枕头则不能很好地支撑颈椎，如果宝宝头皮与枕头接触面过大，就不利于血液循环，甚至影响呼吸，宝宝发热时切忌使用过软的枕头。爸爸妈妈可购买荞麦皮、油菜籽、茶叶、菊花等绿色材料作为充填物的枕芯。

2. 高度和长宽适宜

随着宝宝月龄的增长，枕头的高度和宽度也要随之改变，3个月的宝宝适合高度是1厘米，7～8个月的宝宝适合高度是3～4厘米。宝宝枕头的长度应与肩膀相等或者稍宽，宽度和宝宝的头长差不多或者稍宽。

3. 枕套材质要舒适

枕套是直接和宝宝面部肌肤接触的，所以要选择浅色、柔软、透气的竹纤维枕套。因为宝宝的头部出汗较多，睡觉时容易浸湿枕头，汗液和头皮屑混合，易使一些病原微生物及螨虫、尘埃等过敏源黏附在枕面上，不仅散发臭味，还容易诱发支气管哮喘症或导致皮肤感染性疾病。因此，宝宝的枕套、枕芯要经常洗涤和晾晒。枕芯不需要清洗，可每周晒1次，以保持枕芯内的充填物松软、均匀。

5. 宝宝能趴着睡吗?

宝宝的睡眠姿势也和大人一样多种多样，可分为仰卧、俯卧和侧卧3种。宝宝睡眠的姿势不宜固定一种，有些爸爸妈妈喜欢让宝宝固定睡在一个位置，一个姿势，这样容易形成扁平头。宝宝的骨骼发育不完全，很嫩软，容易受到外力而变形，如果宝宝长时间脸朝一个方向睡觉，头部的重量势必对接触床面的部分头骨产生压力，致使那部分

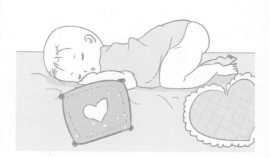

头骨渐渐下陷，最后形成扁平头。不同睡觉姿势各有利弊。一般来说，宝宝睡觉都是仰卧的，但是有时候，当宝宝成长到6～7个月时，会有仰卧转为俯卧，这时候的宝宝可以翻身了，他懂得选取自己最舒服的睡觉姿势。为了提高睡眠质量，国外科学家对80名健康宝宝进行了睡眠姿势的研究，40名宝宝采取仰卧，另外40名宝宝采取俯卧。结果发现，趴着睡觉的宝宝睡眠质量较高，觉醒次数和时间更是少。可见，宝宝趴着睡觉是有益的。

趴着睡觉的好处

1 提高呼吸功能

从人体生理解剖角度说，宝宝的胸廓、肺的后侧部较长，俯卧时肺受挤压程度最轻，呼吸时最符合自然规律。有资料表明，宝宝趴着睡时，呼吸效率较高，血红蛋白含氧量与仰卧睡时相比，增加了5%～10%，可见，婴儿趴着睡有其解剖生理上的合理性。

2 预防呕吐

宝宝胃的容量很小，弯曲度不够，加上贲门部收缩力弱，所以婴儿吐乳是极为常见的现象。贲门靠近胃部中间，人体趴着时贲门部被抬高，可以预防吐奶。而且即使发生吐奶，由于脸朝下，宝宝也不至于因呕吐物吸入气管而造成窒息。

3 强健体魄

宝宝趴着睡，胸廓受压，床的反作用力可促进心肺的发育。宝宝2个月时就已能抬头，随着宝宝四肢的发育，他们开始能独立、随意的进行肢体运动。趴着睡更有利于肢体锻炼。从开始的抬头到两腕支撑抬头，可以增强腕、臂和项背等肌肉的力量。同时宝宝从小通过自己的努力做各种力所能及的事情，有利于培养独立、自强的精神。

4 有安全感

胎儿在妈妈子宫里就是腹面部朝内，背部朝外的蜷曲姿势。因为人体的腹面部相对于背部来说，缺少骨骼的保护，容易受到外界伤害，且比较敏感。这种姿势是最自然的自我保护姿势。而许多宝宝好像天生就爱趴着睡，也是基于上述原理，把身体最脆弱的部分保护起来，睡觉时更有安全感，容易睡得熟，从而减少哭闹，有利于神经系统的发育。

趴着睡觉也有它的坏处，让我们来看看趴着睡觉的缺点吧。首先，趴着睡觉如果姿势不当容易引起窒息。因为宝宝的头较重，而颈部力量不足，当宝宝还不会自如地转头或翻身时，口鼻易被枕头、毛巾等堵住，就会造成窒息，甚至危及生命；其次，趴着睡觉不利于散热。趴睡时胸腹部紧贴床铺，不利于散热，容易引起体温升高，或者由于汗液积于胸腹而产生湿疹。再次，趴着睡觉时，宝宝脸部朝下，不利于观察他的面部表情和身体状况，不能第一时间了解宝宝的需要。最后，趴着睡觉会压迫宝宝的手脚，造成宝宝四肢活动不便。习惯让宝宝趴睡的爸爸妈妈，切记一定要避免使用软床，也不要使用中央有凹陷的枕头，并应将其头脸部周围的环境清理干净，以防有东西掩住脸部口鼻。另外，最好让宝宝两手曲肘置于胸侧（切勿伸直放于腹侧），如此可减少胸部的压迫，呼吸会顺畅些。

TIPS：小于 3 个月的宝宝在生病时不宜趴睡

1 为安全起见，3 个月内的小宝宝，宜多采用仰睡。

2 宝宝（3～4 个月）趴睡时，大人一定要在旁边随时观察，可一边工作一边观察宝宝的神态及呼吸动作；当有事须离开时，一定要将宝宝转为仰睡的姿势。

3 4 个月后的宝宝，待其头部可自由转动时，采用趴睡无妨。

4 当宝宝生病（如感冒、发热、鼻塞）时，体力肌肉会变弱，最好还是采取仰睡姿势。

6. 怎样培养宝宝的自然睡眠习惯？

宝宝的一天中 2/3～1/2 的时间是在睡眠中度过的，通过睡眠，宝宝的身体可以得到休息和调整，让宝宝养成良好的睡眠习惯不但可以使宝宝受益终身，而且还可以减少爸爸妈妈每次为宝宝睡觉花费的时间和精力。

宝宝出生 3 个月后就可以循序建立自然入睡的习惯，但是这种习惯的养成方式不可过于激进，不能放任宝宝一个人哭泣，应满足宝宝的生理需要，如睡饱奶等；到 6 个月大的时候，宝宝可以自行入睡了，这时白茫茫的帮助要越少越好，如果宝宝总是要在爸爸妈妈的拍、哄、抱、摇中入睡，那么一旦宝宝感觉不到安抚就会醒来，严重影响宝宝和爸爸妈妈们的睡眠质量。

帮助宝宝一觉睡至天亮的秘诀，最首要的是要

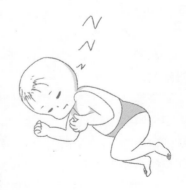

了解宝宝的天生气质以及睡眠特性，并逐步建立一套符合宝宝生理时钟与家庭作息的睡眠模式，才能培养宝宝自然入睡的习惯。

1 轻松帮助宝宝睡眠5大方法

（1）观察睡意暗示行为

当宝宝产生睡意时会发出暗示讯息，如：揉眼睛、打呵欠，爸爸妈妈可连续观察1～2周，了解宝宝的生理作息后，再来制定适宜的睡眠时间表。在宝宝容易感到睡意的时间培养自行入睡的习惯，可以更快地获得成效，也可免除爸爸妈妈的挫折感。

（2）营造舒适睡眠情境

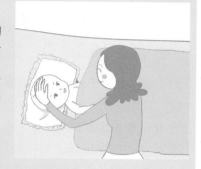

光线的强弱。爸爸妈妈可以利用明亮与昏暗的光线帮助宝宝辨别醒着与入睡的环境差异，白天可拉上窗帘减少光照度，夜晚则可关掉室内灯光，仅保留一盏小夜灯供夜间探视使用，宝宝半夜醒来也不易感到惊恐。

适宜的温度。室温保持25℃左右是最舒适的温度，不要给宝宝穿着过多衣物，流汗过多衣服湿湿的一点也不舒服，还会影响睡眠的。

睡眠气氛。睡前1小时尽量保持居家宁静的气氛，若爸爸妈妈未一同入睡，应尽量减少杂音扰乱宝宝睡眠。当然也不需要在宝宝睡眠时刻意保持绝对安静的环境，反而养成宝宝对杂音更加敏感的习惯。

床上用品。轻柔的床上用品可提供舒适的触觉感受，对于帮助宝宝入睡具有正面效果，但须注意床的四周不可放置容易造成窒息的厚重棉被或绳索，以免在爸爸妈妈离开时发生意外。

（3）温柔抚触

不抱不摇，不代表完全不给予安抚，毕竟这个阶段的宝宝还是很需要爸爸妈妈的关爱带来的安全感的。亲密的亲子关系对于宝宝的心理发展有正面帮助，在宝宝入睡前或睡眠中醒来时，爸爸妈妈可利用缓慢且轻柔的方式轻拍或是按摩宝宝的身体，帮助宝宝稳定情绪快速入睡。

（4）轻柔音乐

宝宝的听觉反应特别灵敏，爸爸妈妈在宝宝睡前可播放轻柔的音乐，如：水晶音乐、海潮声，制造愉快的睡眠氛围。

（5）和缓语调

大多数宝宝都很喜欢聆听妈妈的声音，睡前不妨为宝宝吟唱摇篮曲或是在耳边轻语，让宝宝在充满安全感的情境中进入睡眠。

2. 哄睡大三禁忌

（1）摇睡

当宝宝哭闹或睡不安稳时，有些爸爸妈妈习惯将宝宝抱在怀中或放在摇篮内摇晃直到入睡。虽然这样的动作可以提供安抚作用，却可能对宝宝尚未发育成熟的脑部造成损伤。摇晃的动作会使宝宝脆弱的大脑不停撞击较硬的颅骨，一旦造成脑部组织表面微血管破裂，轻则发生癫痫、脑震荡，重则引发智力低下、颅内出血、脑水肿，爸爸妈妈们应尽量避免采取摇睡方式哄宝宝入睡。

（2）搂睡

有些爸爸妈妈们喜欢一整晚搂着宝宝睡觉。当宝宝被紧紧拥抱时，往往反复吸入狭小空间内的污浊气体，脑部缺乏新鲜空气将影响生长发育，也可能增加窒息意外发生的概率。搂睡会造成宝宝肢体受到限制，影响正常血液循环，且容易因为爸爸妈妈的小动作影响睡眠质量；习惯被搂睡的宝宝可能会变得更加敏感，一旦爸爸妈妈离开便会立即惊醒，反而更容易缺乏安全感。

（3）奶睡

喝奶其实是一项耗费体力的活动，但宝宝经常会在吸奶时进入睡眠状态。如果奶瓶或乳头一直放在宝宝口腔内，可能造成宝宝在睡眠过程中反复发生吸奶行为，将影响肠胃消化功能，并且可能引发蛀牙以及齿列生长异常，所以妈妈们应在宝宝入睡后立即将奶瓶或乳头抽出，切勿养成宝宝依赖奶睡的习惯。

7. 宝宝为何惊跳？

细心的爸爸妈妈不难发现，新生儿在睡眠时，常常出现惊跳，新手爸爸妈妈都是很担心。宝宝在入睡或清醒时，在听到响声后肢体会快速地抖动几下，出现"惊跳"现象，这属于正常的生理现象。因为刚出生的宝宝大脑皮质功能发育还不完善，神经纤维周围的绝缘组织即神经髓鞘还没有形成，外界响声从听神经传入大脑神经中枢时，神经冲动可同时波及大脑控

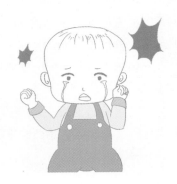

制四肢肌肉的神经纤维上，引起四肢肌肉的抖动。这种现象随着宝宝长大会逐渐减少、消失。如果妈妈做一下试验，轻轻碰碰宝宝任何一个部位，宝宝的反应几乎都是一样的：四肢伸开，并很快向躯体屈曲。还有些爸爸或妈妈认为出现"惊跳"现象是因为抽筋或缺钙，事实并非如此，因为当宝宝肢体抖动时，如果轻轻压住肢体，可以使肢体停止活动，而抽筋时轻轻按压并不能停止肢体抖动。

TIPS

如果发现新生儿有两眼凝视、震颤，或不断眨眼、口部反复地作咀嚼、吸吮动作，呼吸不规则并伴有皮肤青紫、面部肌肉抽动，这些是新生儿惊厥的表现。新生儿惊跳和惊厥是两回事，惊厥提示宝宝患有某种疾病，要及时请医生诊断治疗。

8. 抱着宝宝睡好不好？

新生儿初到人间，肌肤渴望爸爸妈妈的爱抚，躺在爸爸妈妈的怀中会让宝宝感到温暖、安定，这是宝宝的正常心理需求，是培养亲子关系的好方式，爸爸妈妈应尽量满足。但是，爸爸妈妈不能总是爱不释手，尤其在晚上，常常抱到宝宝睡熟后才把他（她）放在床上。时间长了，宝宝就有了过分依赖的心理，最后养成了只有抱着才肯睡觉的坏习惯。

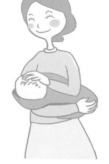

抱着睡觉弊大于利。首先，抱着宝宝睡觉，宝宝往往会睡得不深，醒后常常显得无精打采，相反，如果宝宝独自躺在舒适的床上睡觉，就会睡得特别香甜。其次，抱着宝宝睡觉，由于爸爸妈妈怀里的空间比较狭小，宝宝的身体得不到舒张，身体上四肢的活动受到限制，不灵活、不自由，全身肌肉也得不到休息；而宝宝独自睡呢，以上的问题就都不会出现了，这样更有利于心肺、骨骼的发育和抵抗力的增强。最后，抱着睡觉也不利于宝宝吸进新鲜空气，影响宝宝的新陈代谢。

怎么改变宝宝抱睡的坏习惯呢，具体的方法爸爸妈妈们可以参照上文中培养宝宝自然入睡的好习惯中的建议。

9. 宝宝与爸爸妈妈同睡一个被窝好吗？

很多爸爸妈妈都喜欢和宝宝睡一张床上，一来可以方便照看宝宝，二来在寒冷冬天可以给宝宝带来温暖。可实际上这会给宝宝带来不利的影响。和宝宝一起睡觉会让宝宝吸氧不足。人脑组织的耗氧量最大，一个成人脑组织的耗氧量占全身耗氧量的1/5，而宝宝愈小，脑耗氧量占全身耗氧量的比例也愈大，婴幼儿可高达1/2。如果爸爸妈妈和宝宝睡觉，爸爸妈妈的呼吸会使周围空气中的二氧化碳含量增高，睡眠中的宝宝感到呼吸困难，脑供氧不足，因而引起睡不稳、易做噩梦和半夜哭闹，睡在爸爸妈妈中间的宝宝会更甚。宝宝长期在这种缺氧的环境中睡眠，会影响脑组织的新陈代谢，严重时还会影响宝宝的正常发育。

人体的代谢产物有400多种，包括二氧化碳、一氧化碳、烃、丙酮、苯、醛等，在空气流通的情况下，这些污染物会迅速扩散，不会造成污染。房间里，特别是在被窝里，这些污染物的浓度已经到了不容忽视的程度，如果宝宝长期受到这些污染物的污染，对宝宝健康发育是极不利的。

宝宝和爸爸妈妈睡觉还容易发生压伤、窒息等意外，因这种意外而死亡的宝宝已不乏其例。和宝宝一起睡觉，大人宝宝都得不到舒适、自由的休息，不利于疲劳恢复和自由活动。一旦爸爸妈妈患了流感或皮肤病，由于宝宝的免疫力和抵抗力低弱，就容易通过呼吸、皮肤接触传染给宝宝。

为了宝宝的健康，宝宝还是与爸爸妈妈分床睡好，让宝宝单独地睡在可以灵活搬动的小床上，大人睡觉时，把小床搬到大床边，方便夜里照顾。

TIPS　　宝宝年龄在 15 周之前可以母婴同床。这时候的宝宝需要经常喂奶，母婴同床可以保证宝宝奶量充足，同时还能及时掌握宝宝的生理反应，妈妈也能有更多的睡眠时间。宝宝在妈妈身边睡，晚上平均约 1.5 小时要喝 1 次奶。母婴同眠，彼此在生理与行为上是互相影响的。虽然醒来的次数都较多，但对宝宝来说，可能就是这样降低了呼吸中止发生的概率；对妈妈来说，虽然睡眠一直中断，可是总的算起来，妈妈会感觉远比密营分眠的情况"睡得好"和"睡得饱"

10. 宝宝夜间不睡白天睡如何处理？

看着日夜颠倒睡眠的宝宝，很多爸爸妈妈肯定也和宝宝一样变成了夜猫子，宝宝为什么会变成这样呢？一般可能是环境不适应造成的，爸爸妈妈们白天上班的时候，宝宝在家睡得正香，当爸爸妈妈晚上回家休息了，宝宝就开始了"工作"。还有的宝宝午睡时间安排的不合理，早上不起来，午后 2~3 点才睡午觉，或者午睡时间过早，晚上提前入睡，半夜反而清醒。那么怎样才能让"夜猫子"宝宝拥有一个正常的睡眠时间呢？

首先，要训练宝宝晚上定时入睡。对于晚起的宝宝，到了早上要早些叫醒他（她），并对午睡的时间和长短也进行适当地调整。

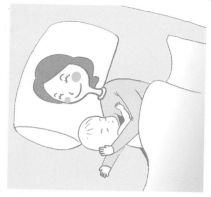

其次，白天的时候，尽量多让宝宝玩耍。天气好的时候，多抱着宝宝到户外散步，在家的时候可做被动操，和宝宝多说话交流，让宝宝多活动，适度疲劳。

最后，让宝宝夜间安稳入睡少打扰。当宝宝入睡之后，卧室内要保持安静、舒适、光线暗的睡眠环境，以帮助宝宝区别日夜。从宝宝满月开始，除喂奶以外，要尽量少打扰宝贝睡眠，有时候宝宝会翻身、呓语，有时候还会微笑、哭泣，当家长看见这样的情况时，不要第一时间去关注宝宝，更不要打开灯，这样会打扰宝宝的"美梦"，影响宝宝正常的睡眠状态。

11. 宝宝睡软床好吗?

医学专家对婴儿睡各种床的实验和调查表明，婴儿长期睡软床，脊柱畸形的发生率占60%左右，而睡在木板床上的婴儿，发生脊柱畸形的可能性很小。脊柱的生理弯曲是在生长发育的过程中逐渐形成的。新生宝宝的脊柱几乎没有弯曲，随着年龄的增长，运动机能的发展，会逐渐出现生理弯曲。出生后3个月的宝宝能独立支撑头部时，形成颈曲，6个月能独立坐时，形成胸曲，到1岁开始行走时形成腰曲，但这些弯曲尚未固定，卧床时即消失，一般到7岁后上述弯曲才被韧带固定。宝宝脊柱椎骨之间的软骨层特别发达，所以，当宝宝体位不正或长时间一侧紧张等都会引起脊柱变形。当宝宝仰卧睡时，因身体躯干部较重，压迫弹簧向下凹陷，会增加脊柱的生理弯曲度，脊柱呈弧形状态，使脊柱附近的韧带和关节负担过重。久之，易引起驼背。当宝宝侧睡时，很容易造成脊柱侧弯畸形，从而引起胸廓畸形，同时对宝宝的肺、心发育都不利。

12. 宝宝能睡电热毯吗?

冬天的时候，很多家长觉得宝宝的被窝里面凉凉的，怕宝宝睡觉会冻着，给宝宝使用上了电热毯，其实，电热毯对宝宝来说存在着很多安全隐患。在使用电热毯时，使用者会感应到电压，虽然这个电流很小，但是对年幼的有潜在的威胁。宝宝的身体活力大，俗语说"小孩屁股上三盆火"，所以宝宝是不怕凉被窝的，如果习惯了电热毯的温度，会降低宝宝对寒冷的抵抗力，降低免疫力，影响生长发育。建议冬季给宝宝采用热水袋取暖，或者是睡前加热电热毯预热，睡觉时关掉，最好是不用。

宝宝使用电热毯的危害

1. 容易发生脱水，引起过敏性皮炎

宝宝的大脑处于不断的发育完善中，体温调节中枢尚不发达，对体温缺乏应有的调节能力。电热毯加热速度较快，随着被窝内温度的急剧升高，宝宝的体温也骤然升高，体内的大量水分经皮肤和呼吸道散发，时间一长，极易引起脱水，脱水后又使体温进一步升高，造成恶性循环。而过敏性皮炎的发生，一方面是使用电热毯时持续性散热，使人体皮肤水分被蒸发干燥；另一方面是由于热原体本身对皮肤的刺激，使某些人的皮肤过敏，或身上出现大小不等的小丘疹，抓破后可出血、结痂、脱屑。这种症状大多先从人体背部开始，然后逐渐遍及全身。它往往使人瘙痒难忍，严重影响宝宝睡眠。

2. 易引发漏电事故

电热毯使用时间长的时候，如果维护不好可能会发生漏电的现象。宝宝尿床也容易引发电热毯漏电，严重时会危及宝宝的生命安全。

13. 如何让宝宝有充足的睡眠？

宝宝的大部分时间都花在了睡觉上，那么睡觉对宝宝来说意味着什么呢？有研究证明，睡眠比较好的宝宝智商发育比睡眠差的宝宝好，有助于他们的记忆力、创造力的提升；睡眠还可以很好的促进宝宝的生长发育。70% 左右的生长激素都是夜间深度睡眠的时候分泌的，宝宝睡眠不好超过 3 个月，身高会出现偏离，很大一部分是睡眠障碍、生长激素分泌不足引起的。

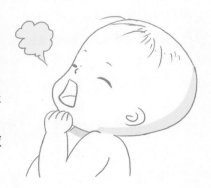

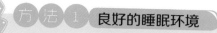

良好的睡眠环境

安静、舒适的睡眠环境不但可以让宝宝快速进入梦乡，而且还能提高宝宝的睡眠质量。

健康的饮食习惯

睡前 2~3 小时喂养宝宝，不宜吃得过饱或过少，少饮水，睡觉时适量喂食，可以减轻宝宝的胃部负担，让宝宝睡得更久更安稳。

舒适单独的小床

宝宝有单独的小床，单独的被褥，呼吸更顺畅，活动更自由，睡眠更踏实。

养成良好的睡眠习惯

（1）睡眠环境必需安静和较暗，室温适当，不过热或过冷；

（2）严格实行入睡、起床时间，加强生理节奏周期的培养；

（3）让宝宝学会自己入睡，不要抱、摇拍着或含着奶头入睡；

（4）睡前 1~2 小时避免剧烈活动或玩得太兴奋；

（5）白天睡眠时间不宜过多；

（6）睡前洗温水澡，帮助宝宝按摩入睡。

第❸节　宝宝的尿布卫生

1. 如何制作尿布？

很多老人都喜欢自制尿布，自家制作的尿布干净、卫生又节省，不含有害的化学物质和凝胶，对宝宝更健康。

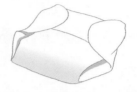

自制尿布步骤

1 选择材料

制作尿布的材料一定要透气性好、吸水性强的布料。老人一般建议使用旧床单、旧衣裳给宝宝做尿布，因为旧布既柔软又能吸水，最适合做尿布。不过由于旧布经多次反复搓洗，布上的绒毛变成了一层毛刺，这些毛刺在旧布干燥状态时很坚硬，容易使宝宝的肛门黏膜受到损伤。建议妈妈去商店购买质地柔软的浅色纯棉纱布，用无刺激性的洗衣液洗净后，再用开水烫两遍，并在太阳下暴晒，以达到消毒的目的，然后叠成大小、厚度适宜的尿布。深颜色的布料容易褪色，可能对宝宝的皮肤产生刺激作用，以致引发尿布皮炎。故尿布的颜色以白、浅黄、浅粉为宜，忌用深色，尤其是蓝、青、紫色的。

2 选择式样和尺寸

尿布式样有三角形和长方形两种。长方形尿布的尺寸一般长约40厘米，宽约16～20厘米，厚度以3～4层棉布为宜。三角形尿布是65厘米的方形布料，对折成三角形，使用时用安全别针固定即可。尿布的尺寸需要随宝宝年龄的增大相应加宽、加长。

3 尿布数量

宝宝尿布数量要充足，因为宝宝大小便的次数较多，每次大小便后爸爸妈妈都要及时更换尿布，以防粪便中的细菌分解尿液中的尿素产生氨类刺激皮肤，引起尿布皮炎。一个宝宝一昼夜约需要20～30块尿布，爸爸妈妈们应该在宝宝出生前准备充足的尿布。

纸尿布的购买,爸爸妈妈们首先要查看生产日期,过期产品或出产时间太长的产品容易被霉菌或细菌污染。

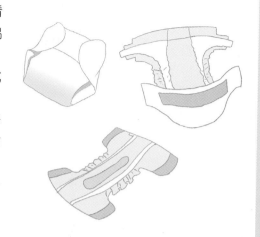

选择正确的型号很重要。纸尿裤过大或过小均会增加尿液渗漏的机会,购买尿布时,爸爸妈妈应该根据宝宝的月龄或者体重选择小、中、大、特大号的纸尿裤,一般在尿布外包装袋上会有详细说明。

防水性、透气性要好。只有防水作用没有透气作用的塑料尿布容易引起尿布疹和其他皮肤问题。排便后尿布内的湿度和温度都会急剧上升,水分需要随体温上升以汗的形式排出才不会影响宝宝皮肤的呼吸。能让水气、空气这样的细小分子通过,而不让水珠等粒子通过的材料防水功能和透气性才好,这样的尿布才不会弄脏宝宝的衣服和卧具。

柔软舒适的棉质面料。宝宝肌肤娇嫩,尿布是与宝宝亲密接触的,如果是网面、粗糙的面料,会很容易伤害宝宝的皮肤,产生红臀。纸尿裤表面一定要柔软舒适,不能有任何刺激性成分,以防止出现皮肤过敏的情况。目前市面上有些产品添加了芦荟、绿茶等护肤成分,可以减少尿便对宝宝皮肤的刺激,也可以帮助除臭消炎。

价格合理,品质有保障。"买贵不买好"这是一种普遍的错误消费心理,总是觉得贵的东西一定是好的。相对来说,价格稍贵的商品质量比普通商品要好,但是有些商家会抓住消费者这一心理,狠提价格,欺骗了广大消费者,所以购买尿布不能只看价格,还要看它的产家和制作工序。性能和价格呈正比的商品才是好商品,光有价格无质量和保障是绝对不行的。建议在选购纸尿布时尽量要到大超市和大商场以及母婴专卖店去购买,尽量挑选一些大企业生产的知名品牌,安全和质量更可靠。在购买的同时应注意观察产品的包装标识,如:生产企业名称、地址、产品的执行标准、生产日期、有效期等。

布尿布的购买,以柔软、舒适、清洁、透气和吸湿性强的纯白棉布为好。市面上有一次性的无纺布尿布,方便在出门时使用,建议爸爸妈妈们自己制作布尿布,安全、卫生又环保。

纸尿裤是以不织布、纸、绒毛浆、高分子吸水树脂等材料制成,最新研发的环保可循环再用的纸尿裤,以玉米纤维、大豆纤维或荞麦纤维提炼的原材料制造。很多人受传统尿布理论的影响，认为棉尿布比纸尿裤要好，通气性、吸湿性强，不易产生尿布疹。随着生产工艺的不断改进，纸尿裤已从最初的放侧漏、吸收尿液的单一功能，改进为既防侧露，又透气，既吸尿又抗菌等多种功能。特别要提出的是，纸尿裤在宝宝睡觉时，能发挥很大的功效。

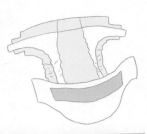

选择纸尿裤的 7 大标准

1. 吸湿力强

纸尿裤含有高分子吸收剂，吸收率可达自身的 100～1000 倍，而且不会再被挤出来。最早的纸尿裤主要是绒毛浆，所以很厚。加入了高分子吸收剂后，纸尿裤越变越薄，更加舒适。吸湿力强表现为：能迅速将尿液吸入底层并锁定，能防止回渗。建议将纸尿裤靠近耳朵，抖动，"听"里面会不会沙沙响，不会沙沙的纸尿裤吸收的水很好固定，吸水后不变形，有效地保持宝宝臀部的干爽清洁。

2. 透气性好

宝宝使用的纸尿裤如果透气性不好，易导致婴儿尿布疹。透气性好的纸尿裤首先是内层材质天然透气，看起来很薄，最关键的是外层使用透气膜，即薄塑料膜上有肉眼看不见的微孔，透气但不透水。妈妈不要只看宣传，要通过实际使用来鉴别。首先妈妈们可以模仿宝宝可能会尿的尿量，倒进一小杯热水在纸尿裤中。放置一会后，翻开纸尿裤，如果纸尿裤下方出现水雾，则证明它的透气性强，一般质量较好的纸尿裤外层会有透气孔，所以会将热气散出而又不会漏尿。

3. 表层干爽，防侧漏

倘若宝宝的臀部总是与潮湿的表层保持接触，很容易患尿布疹。好的产品吸收一定的液体后，表面能保持干爽，有利于保护皮肤干燥。妈妈可以在试用对比后选择表面干爽的产品。防侧露的纸尿裤能防止宝宝排泄物弄脏宝宝的衣物，宝宝的臀部和腰部压着尿裤，腿部及腰部要设有防漏立体护边，但不能因防漏而太紧，四层结构的纸尿裤，就是多加了一层吸水纤维纸，可以有效减少渗透。

4. 内外表面柔软

触觉是人类发展最早的感觉器官，胎儿早在 3 个月时就已经存在，和视觉、听觉一样影响着宝宝潜能的发展，良好的触觉感受，可使宝宝有安全感。纸尿裤与婴儿皮肤接触的面积是很大的,所以要选择超薄、合体、柔软,材质触感好的纸尿裤,给宝宝提供舒适的触觉感受,让宝宝感觉到安全。妈妈们购买时可以用双手触摸的形式感受纸尿裤亲肤层及包边的柔软度,选择柔软度好的纸尿裤,会让宝宝穿戴更舒适。

5. 添加护肤保护层

纸尿裤中添加护肤成份,可以直接借着体温在宝宝的臀部上形成保护层,隔绝刺激,并减少皮肤摩擦,让宝宝拥有更舒服的肌肤接触。妈妈们可以选择添加洋甘菊,维生素 E 和芦荟精华的低过敏配方纸尿裤,让这些精华保护宝宝娇嫩的臀部。

6. 适合宝宝的尺码

不同月龄、体重的宝宝,使用的纸尿裤尺寸不一样。选择尺寸时主要是以宝宝的体重为参数,然后参考包装上的标示购买,因为宝宝生长发育快慢有差别,所以不能简单地以月龄来选购。购买时可以打开样品纸尿裤,拉伸侧腰围及后腰围的弹性,弹性好的纸尿裤不会束缚宝宝的腹部,能适应宝宝腰围的变化,不同体积的宝宝穿戴都可以感受到量身制作的体验。

7. 产品包装标识应齐全

目前,市场上出售的纸尿裤品牌多,价格高低不等。经济条件好的可选择比较高级的进口纸尿裤。而棉尿布和纸尿裤混合使用,则是降低费用的好办法。妈妈们在选购纸尿裤时也不要一味的看重价格,以为越贵的就越好。购买纸尿裤时,产品包装上的生产企业名称、地址、产品的执行标准、生产日期、有效期等也是重要的参考指标,不要忽视了。

4. 宝宝尿布如何清洗、消毒?

棉尿布和纸尿裤混合使用的爸爸妈妈是明智的,纸尿裤毕竟没棉尿布透气,用多了会导致宝宝臀部长尿布疹,但是棉尿布清洗和消毒也是一个值得关注的问题,洗尿布是有一套工序,下面让我们来学习一下怎么样才能将尿布清洗干净吧。

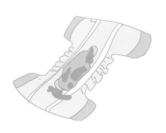

首先,尿布更换的次数多、量大,可以将每次换下来的尿布固定存放在一个盆或桶中,不要随意乱放。

其次，小便尿布和大便尿布的清洗步骤不一样。如果是小便尿布，可以先用热水浸泡一会，清洗2~3遍后拧干，再用开水烫过1次。沾有大便的尿布需要用凉水和刷子冲刷清洗，然后用中性肥皂擦在尿布上放置20~30分钟，再用开水冲烫，待水冷却后搓洗干净，直到尿布上的黄色痕迹消失，最后再用清水冲洗2~3遍，将残留在尿布上的肥皂水冲洗干净方可。

最后，尿布洗净后，需要对其进行消毒。尿布消毒的方法有3种：煮沸、二氧化氯消毒剂和过氧乙酸消毒剂。爸爸妈妈们可以根据自己的需要选择消毒方法。使用消毒剂消毒时，应该准备一个消毒的专用塑料盆或桶，将尿布放入桶内，按照稀释比例倒入相应的消毒液和清水，将尿布在消毒液中浸泡6小时以上。消毒后的尿布需要用清水冲洗干净，不能残留消毒剂，否则会降低尿布的吸收性，还会伤害宝宝的皮肤。洗净后的尿布如果天气情况允许，最好是放在太阳下晒干，暴晒后的尿布会更安全、适合宝宝使用。

5. 纸尿裤会影响男婴的生育能力吗？

有报道称，男宝宝长期使用纸尿裤会使其生殖器官长时间处于高温状态，不利于精子的发育，导致长大后生育能力受影响。爸爸妈妈们大可不必担心，专家们指出，使用纸尿裤导致宝宝局部体温过高是一种误解，人体被包裹的任何地方，其局部体温只是相比其他地方高出1℃。宝宝在妈妈子宫内时，性腺发育已经开始了，胚胎第8周时，睾丸中的间质细胞就已形成并开始分泌雄激素。到出生时，睾丸内负责产生精子的细胞（精原细胞）已经准备就绪，精子的形成不会受到纸尿裤的影响。因此纸尿裤会影响男婴的生育能力一说，并没有科学依据，爸爸妈妈们可放心地给宝宝使用纸尿裤。

6. 使用纸尿裤需要注意什么？

现在越来越多爸爸妈妈选择了给宝宝使用纸尿裤，对于新手爸妈来说，纸尿裤使用起来方便，不需要花费很多时间在给宝宝洗尿布上。但是长期给宝宝使用纸尿裤还是存在一定的副作用和隐患，喜欢纸尿裤的爸爸妈妈们一定要正确合理的使用纸尿裤。

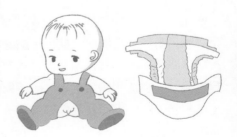

1. 给宝宝购买合适的纸尿裤

纸尿裤的包装上都会有标注适合宝宝体重的型号，但有些纸尿裤型号偏小。选择尺寸的时候不能光看包装上说的适用体重，最好是实际试一下，因为身高和胖瘦都影响体重。尺寸小了，勒得宝宝不舒服，尺寸太大又容易侧漏。另外，该更换尺码的时候要及时更换，如果宝宝的大便老是从屁股后面的尿裤上沿渗出来，那可能就说明该给宝宝换大号纸尿裤了。

2. 让宝宝远离红臀部

宝宝的肌肤娇嫩，每天使用纸尿裤紧紧包裹着，宝宝的臀部得不到与空气和阳光接触的机会，容易得红臀部。建议爸爸妈白天给宝宝使用棉尿布，晚上使用纸尿裤。

3. 防止宝宝过敏

在使用纸尿裤时，如果发现宝宝皮肤有过敏现象，应该立即停止使用，给宝宝换另一种品牌的纸尿裤可能就不过敏了。那么怎么判断宝宝是纸尿裤过敏还是红臀部呢？正常宝宝肛门那块的颜色应该是粉红色，如果颜色变红，爸爸妈妈可以尝试洗干净手后，用手触摸宝宝颜色异常的地方，如果宝宝表现出不舒服的信号，则停用纸尿裤看宝宝是否变好，如果再次使用又恢复原来的样子，则很可能是对那种纸尿裤过敏，妈妈可以选择给宝宝更换一种品牌的纸尿裤。

4. 防止宝宝脐带发炎、皮肤磨损

初生的小宝宝肚子上有还未脱落的湿脐带，因此尽量不要碰触，以免对宝宝造成不必要的伤害。妈妈可以将纸尿裤往内褶或往外翻，以免脐带根部与纸尿裤发生摩擦，造成皮肤磨破、出血，还可以防止脐带沾上尿液而造成脐带发炎。穿纸尿裤时，以前面胶粘上的记号和刻度为准，先进行左右两边的固定；然后再调节腰部和腿部的褶边，以免褶边卡住宝宝柔嫩的皮肤而磨伤皮肤。

5. 及时停用纸尿裤

经过数据研究发现，很多爸爸妈妈都会长期给宝宝使用纸尿裤。育婴专家提醒，宝宝纸尿裤不离身，长大后会造成膀胱储尿功能降低。一般情况下，宝宝尿床后会因为潮湿而感到难受，并因尿床而有紧张感，这样一来宝宝就会自觉锻炼膀胱的储尿功能。但是使用了纸尿裤的宝宝尿床后不会感觉难受，也不会有憋尿的紧张感，这就使得宝宝的储尿功能得不到锻炼，想尿就尿，没有自控能力。关于纸尿裤的使用，

专家建议：1岁前夜晚使用，1岁后最好停止使用。正在学走路的宝宝，应该尽量减少纸尿裤的使用，纸尿裤夹在宝宝两腿之间，不但会磨腿，而且会影响宝宝腿型的发育。

7. 如何更换纸尿裤？

爸爸妈妈们要及时给宝宝更换纸尿裤，一般来说宝宝更换纸尿裤的时间为每次喂奶之前或之后，每次大便之后，宝宝睡觉之前和睡醒之后，以及带宝宝外出前。

下面我们来学习一下更换纸尿裤所需要做的准备和步骤吧！

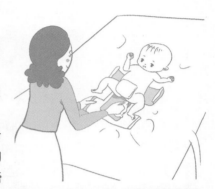

爸爸妈妈在给宝宝更换纸尿裤的时候，应先准备一条干净的纸尿裤、一包湿纸巾、一条宝宝隔尿的床垫、一条软毛巾、一小盆温水、适量是的湿疹膏或凡士林油。每次更换尿裤前爸爸妈妈都需用清水和肥皂洗手，避免手中细菌污染尿裤。

步骤1：让宝宝平躺在床上，将隔尿的床垫垫在宝宝身下。

步骤2：脱去旧的纸尿裤把脏的纸尿裤折叠后压在宝宝的臀下。

步骤3：将宝宝双脚向上抬高固定好，并用湿纸巾由上而下擦拭。如果宝宝是大便则用柔软的小毛巾沾着温水给宝宝轻轻地擦洗。

步骤4：擦干净后，将宝宝臀部抬高，涂上凡士林油或者湿疹膏。

步骤5：把新的纸尿裤轻轻放在宝宝的臀下，注意纸尿裤的贴条不要粘住宝宝娇嫩的肌肤。然后将纸尿裤有胶带的部分拉向宝宝腰部方向，垫在宝宝的臀部下方，将纸尿裤包起来。包上后，爸爸或妈妈将双手食指放入纸尿裤间，测试纸尿裤是否太紧或太松。若宝宝脐带尚未脱落，为避免纸尿裤摩擦脐部，可将纸尿裤上缘向内折，以便露出脐部。最后将双侧胶带粘于纸尿裤不光滑面，方便重复粘贴。

8. 怎样鉴别宝宝哭声是否正常？

在宝宝没有语言表达能力之前，哭是他唯一能和爸爸妈妈交流的方式，医生可以通过宝宝的哭声来分析判断宝宝的健康状况，爸爸妈妈也要学懂宝宝的哭声，以便进一步了解宝宝需要的是什么。

宝宝的哭声分为生理性和病理性。生理性啼哭，是一种本能的反应，通常是宝宝饥饿、口渴、大小便后尿布潮湿、衣着过冷过热、要求大人怀抱、睡眠不足、惊吓时的语言表示。它的特点是比较缓和、均匀、洪亮、有规律，经喂奶、换尿布或抱起婴儿安慰后，啼哭即可停止。生理性啼哭的宝宝面色红润、眼睛有神、脉搏有力、食欲良好。病理性啼哭，是由于宝宝患有某些疾病，导致身体不适或痛苦时发出的啼哭。宝宝在患病的初期，没有明显的病理性体征时，啼哭往往是早期病态的主要表现。对宝宝异常的哭声有所察觉，有助于在早期发现其病患。宝宝的这种啼哭一般只有在病痛得到解除后才会停止。由于所患疾病的不同，患儿啼哭声也有所不同。

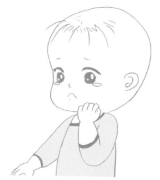

❤1 宝宝生理性哭啼特征和诠释

（1）饥饿性啼哭

哭声特征：哭声带有乞求的感觉，只要妈妈用手指触及面颊或嘴边，宝宝便马上会扭转头，张开小嘴做出找东西吃的样子，并且嘴唇做出吸吮状。如果妈妈没有给喂奶，宝宝就会哭得比先前更加劲，一旦妈妈真的给喂奶，马上就会停止啼哭。

哭声诠释：宝宝在告诉妈妈，他（她）已经饿了，应该赶紧给他（她）喂奶，不然就会睡卧不安。

（2）口渴性啼哭

哭声特征：哭声与饥饿时相似，注意观察的话，可发现宝宝时不时地用小舌头舔嘴唇，并且嘴唇发干，神情显得有些不耐烦。

哭声诠释：宝宝在告诉妈妈，他（她）的身体里缺水了，妈妈应该马上给他（她）喂水。一旦喝了水，宝宝立刻就不哭了，嘴唇也不干了，神情又开始安详起来。

（3）尿湿了啼哭

哭声特征：哭声并不太大，也没有多少眼泪，两条小腿一个劲儿地蹬腿，大多发生在睡醒或吃奶后。

哭声诠释：宝宝在告诉妈妈，他（她）尿湿了衣被等，觉得身上好不舒服。一个劲儿蹬腿，是想让妈妈快给他（她）换掉湿衣被。只要妈妈换掉后，宝宝马上就不再蹬腿，也不再哭了。

（4）身体冷啼哭

哭声特征：宝宝在室温 31℃～32℃时啼哭较少，睡得较多，即使尿布湿了也不一定每次都啼哭。如果湿尿布使身体感到发冷时，宝宝就会啼哭了。哭声不太响，低沉而有节奏，胳膊和腿的活动较少；小手小脚摸上去有些发凉，嘴唇也有些紫。

哭声诠释：宝宝在告诉妈妈，他（她）的身体太冷了，要求妈妈多给他（她）盖点被子。当妈妈给加上被子、衣物，或放到暖和的地方时，宝宝就不再哭泣，很快地入睡了。

（5）身体热啼哭

哭声特征：哭声很大，并且哭闹不止，神情有些烦躁；小胳膊和小腿一个劲儿地舞动，身上摸上去也有些热，皮肤潮红，脖子上出汗，尿少，但其他方面表现都很正常。

哭声诠释：宝宝在告诉妈妈，给他（她）包裹得太厚了，或告诉妈妈室温太高了。要求妈妈快给他（她）少盖点，或让屋里凉爽一些。妈妈应该赶快降温，不然就易引起宝宝身体脱水，使宝宝发生脱水热。通常在妈妈减掉衣被或安放在凉爽处后，宝宝就会马上安静下来。

是指机体（尤其是小儿）在严重脱水后，由于从皮肤蒸发的水分减少，使机体散热受到影响，从而导致体温升高的现象。

（6）困倦性啼哭

哭声特征：表现为身体运动减少；眼睛半闭半睁，目光不灵活，有时眼皮出现闪动；脸上没什么表情，发出一阵一阵不耐烦的号叫声，尤其是在人多嘈杂的地方；时常发生在入睡前。

哭声诠释：宝宝告诉妈妈他（她）很累了，任何刺激都让大脑感到疲乏。妈妈应该把宝宝放在一个舒适、安静的地方，让宝宝安静下来，不然易引起夜里啼哭。

（7）要妈妈抱的啼哭

哭声特征：哭声平和，很有节奏感，头不停地左右转动，一副左顾右盼的样子；或把小脸转向妈妈，手抓住不放，如果妈妈不理睬他（她），就会表现出运动增强，甚至出现自发惊跳；若是妈妈走上前去，宝宝的眼神里会流露出企盼的神色，哭声也会随之变小，但仍然哼哼唧唧地哭着。

哭声诠释：宝宝在告诉妈妈，他（她）想让妈妈抱抱。妈妈应及时满足宝宝的需求，或让小手抚摸着妈妈的身体，这样宝宝就会很快安静下来。

（8）疼痛引起的啼哭

哭声特征：疼痛是引起宝宝啼哭的很明显原因。突出的表现是，本来好好的宝宝，突然发出尖利的哭声。

哭声诠释：宝宝在告诉妈妈，他突然被什么东西扎了或咬了，或有较硬的异物压在身下，想让妈妈赶快去除引起他疼痛的异物。妈妈应该仔细检查宝宝的被褥、衣物及皮肤，有无异物或虫咬伤。

2 宝宝病理性哭啼特征和诠释

(1) 营养性疾病引起的惊哭

哭声特征：宝宝在夜里总醒，哭一会睡一会，很不安宁，如同受了惊吓。哭时闭着眼睛，肢体抖动，并多汗；或宝宝哭声无力，无精打采，易出现烦躁。

哭声诠释：前一种情况是宝宝告诉妈妈，他的体内可能缺钙。妈妈应该赶快带去看医生，进行补钙；后一种情况是宝宝告诉妈妈，他存在着营养不良，需请医生指导喂养。

(2) 肠痉挛性啼哭

哭声特征：人工喂养的宝宝，在吃完奶后哭闹不止，并在哭闹时可听见宝宝的肚子内咕咕作响，待排出稀便后，哭闹即刻停止。

哭声诠释：宝宝在告诉妈妈，他可能对牛奶中的乳糖不耐受，因而引起肠蠕动加快，肠肌痉挛，导致腹部疼痛。改吃低乳糖、无乳糖奶粉或豆浆、米面制品后，症状很快好转。

(3) 阵发性剧哭

哭声特征：突然剧烈地哭闹起来，且非同寻常，一阵一阵的，无论怎样也哄不住；哭闹时面色苍白，表情痛苦，呈屈腿卧位；过一会，宝宝可能玩耍或安静入睡，但间隔一段时间又再次剧哭。

哭声诠释：宝宝在告诉妈妈，他（她）的肠管套迭在了一起。妈妈注意观察，上腹部是否可摸到有压痛的香蕉。妈妈应该赶快带宝宝去医院就诊。

(4) 突发尖叫啼哭

哭声特征：宝宝的哭声尖叫般的哭声，同时伴有一阵阵的青紫、脸上及四肢肌肉抖动，多在出生时有窒息史或产伤。

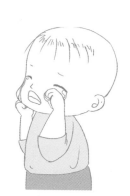

哭声诠释：宝宝告诉妈妈，他（她）的颅内压力过高，因此头很胀、很疼。可能发生了脑出血或缺血性脑病，赶快去医院就医，否则病情很危险。

(5) 啼哭伴抓耳挠腮

哭声特征：宝宝哭声大而高，尤其是在夜间。哭时总晃动着头，或一碰到耳朵就哭，耳朵里有脓性物流出。

哭声诠释：宝宝告诉妈妈，他（她）的耳朵里很疼，可能患了中耳炎，需要马上找医生治疗。

(6) 疝气嵌顿性啼哭

哭声特征：以往患有疝气的宝宝突然哭闹起来，哭声为持续性的。出现疝气嵌顿时，宝宝会剧烈哭闹，且很难止住，如果嵌顿时间较久，还可能出现呕吐、便血等。

哭声诠释：宝宝在告诉妈妈，疝气又犯了，还可能发生了疝气嵌顿。这时，应赶紧观察阴囊肿块，是否平卧时也不会消失？有无压痛感？赶紧带宝宝到外科就医。

宝宝开始哭泣时，妈妈应该仔细聆听，辨别哭啼的含义，找出原因来安抚宝宝，不能一味地给宝宝喂奶。让我们成为一个会与宝宝通过哭声交流，并及时满足宝宝需要的好妈妈！

9. 如何判断宝宝的大便是否正常？

宝宝的大便与健康有着很紧密的关系。宝宝大便的次数和质地常常反映其消化功能的状况。爸爸妈妈若能解读宝宝大便中的健康讯息，有助于早期发现宝宝的疾病苗头。宝宝大便是否正常与很多因素有关，比如宝宝有多大、是母乳喂养还是喝配方奶，以及是否添加了辅食等。从出生到1岁这段时间，宝宝大便经常会发生变化。到底什么样的大便才是正常的呢，很多爸爸妈妈都想知道，下面让我们一起来学习一下关于宝宝大便的知识。

吃母乳的宝宝，每天排便3～5次，为黄色均匀的膏状，或夹带细小颗粒，有酸味但不臭，偶尔稍稀薄，可以带少量绿色。如果奶中所含的碳水化合物较多，即我们平时所说的糖类较多，在肠道中发酵，使得大便柔软，并且含有很多的泡沫，可以使大便的次数增多。大便发绿是因为胆汁所含的胆红素遇到酸性环境，受氧化细菌作用而变成胆绿素。母乳喂养时婴儿大便发绿俗称"火奶"。往往因为妈妈睡眠不宁或情绪波动，泌乳减少而致。妈妈自己也感到在宝宝吮吸时，另一侧乳房流出的奶汁减少。前奶是水分较多的部分，哺乳时另一侧流出的是前奶。后奶是蛋白质和脂肪较多的部分。妈妈临时泌乳减少主要是减少前奶，宝宝吮吸富含水分的前奶减少，即相当于吸足水分较少的后奶。由于脂肪含量丰富，消化液中的胆汁增多，大量的胆红素转变为胆绿素会使大便发绿。此时妈妈应多饮汤水，调整情绪和增加睡眠，泌乳即可增多，绿便会自然消除。

喝配方奶粉的宝宝，通常呈糊状或条状软便，大便的颜色有黄色、黄棕色或墨绿色。因为有蛋白分解，臭味较难闻，而且大便中的白色颗粒较大，次数由一天2～3次不等。然而有一些宝宝胃肠的蠕动对饮食的反应程度不太一样，所以大便的次数差异会较大，只要大便的形状不是水水稀稀的，或是干干硬硬的，都是正常的。

一般来说，每一个宝宝的大便情况都不太一样，只要宝宝的饮食、生活起居正常，生长发育一直很好，爸爸妈妈不必为宝宝排便的次数、形状及颜色太操心。

宝宝的非正常便便：

便秘

便秘可分为器质性便秘及功能性便秘。器质性便秘如先天性巨肠症、肠阻塞、肛门阻塞、肛门狭窄是因外伤脊神经受损造成的。但是婴幼儿的便秘有80%～90%为功能性便秘，可能是本身大肠蠕动较差或是大肠吸收水分能力太强引起的。

便秘的原因：

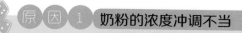 **原因 1 奶粉的浓度冲调不当**

有些爸爸妈妈因为育婴知识不正确，或是未按照奶粉罐上的说明冲泡，以至于浓度太大而造成便秘。

原因 2 宝宝饮食的改变

有时候宝宝由喝母乳改为喝配方奶粉，或是更换奶粉的品牌时，都有可能会发生便秘的现象；或者在开始添加辅食时，体内水分的摄取量改变，排便的规律也可能有些不正常，而有一些便秘的现象出现。但大部分都属于暂时性的，如果在两餐间喂宝宝喝一点开水，等宝宝慢慢适应新的饮食后，排便自然渐渐正常了♥

原因 3 使用不适当奶粉

如食用全脂牛奶或高蛋白奶粉。因为其成分不适当的关系，例如：奶粉中的钙、磷比例不平衡，即使奶粉中含有很高的钙，但是钙、磷的比例不均衡，还是无法被吸收。血液中的钙离子不够时，严重的会引起宝宝抽筋。而大便中的钙含量太多，也容易使大便变硬。

原因 4 宝宝饮食的改变

婴儿的活动量及气温的改变：宝宝慢慢长大时，活动量也会愈来愈多，而且在天气炎热的时候，水分经皮肤的蒸发、出汗及呼吸中排出会增多，此时若宝宝奶吃得少或没有补充足够的水分，也会使得肠道因水分减少而造成便秘。

2 腹泻

一般来说，未满月宝宝的肠道功能并不十分成熟，对脂肪及乳糖的消化能力很差，所以不论喂何种奶水，其大便多为糊状。吃母乳的宝宝，大便多呈现松软、量多，且次数多的情况，几乎每次喝奶或每隔1小时就排便1次。但大便颜色正常、略带酸味，且宝宝食欲佳，体重稳定增加，这样的现象则不是腹泻。若发现

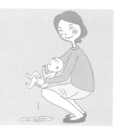

大便的水分突然增多了、颜色改变或带有黏液，大便次数增加，而体重并没有增加，甚至减轻，那宝宝可能是拉肚子了。

原因 1 感染细菌、病毒、寄生虫等病原体的感染。

原因 2 与饮食有关的问题，如食物或牛奶过敏、乳糖耐受不良、食物中毒、饮食过量等。

原因 3 肠道本身的炎症疾病。

原因 4 情绪及功能的异常，如激燥性大肠症候群。

原因 5 服用药物如抗生素。

原因 6 肠道本身有功能或机械性异常，如开刀后的肠段短小症候群等。

原因 7 感冒或泌尿道发炎也会引起腹泻。

原因 8 肠道外分泌腺的异常，如胆道闭锁、慢性胰脏炎等。

原因 9 营养不良、免疫机能障碍、重金属中毒、药物中毒、肿瘤等。

?. 蛋花汤样

黄色，水分多、粪质少，每天大便 5～10 次，含有较多未消化的奶块，一般无黏液。这可能表示宝宝有病毒性肠炎了，多发于 4 个月后的宝宝。4 个月内母乳喂养的宝宝便便水分也很多，妈妈很难判断是否是蛋花汤样大便。那就看宝宝的其他情况。如果食欲正常、体重增长良好，那没有问题。如果本来大便就变少，添加辅食后突然变成蛋花汤，那就要及时就医。

应对措施：这种情况多见于吃牛奶或奶粉的宝宝，可在奶粉里多加一些水将奶配稀些，还可适当喂些含糖盐水，也可适当减少每次的喂奶量而增加喂奶次数。如果 2～3 天大便仍不正常，则应请医生诊治。

4. 豆腐渣样

粪便为黄绿色带黏液的稀便，有时呈豆腐渣样，这表示宝宝有霉菌性肠炎了。

应对措施：患有霉菌性肠炎的宝宝同时还会患有鹅口疮，如果宝宝有上述的症状，需到医院就诊。

5 绿色稀便

粪便量少，次数多，呈绿色黏液状。

应对措施：这种情况往往是因为喂养不足引起的，这种大便也称"饥饿性大便" —也就是说你的宝宝没吃饱，这时只要给足营养，大便就可以转为正常。

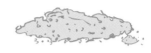

6. 泡沫状便

大便稀，有大量泡沫，带有明显酸味。

应对措施：未添加辅食前的婴儿出现黄色泡沫便，应适当减少糖量，增加奶量。已经开始添加辅食的宝宝出现棕色泡沫便，则是食物中淀粉类过多所致，如米糊、乳儿糕等，对食物中的糖类不消化所引起的，减少或停止这些食物即可。

7. 臭鸡蛋便

大便闻起来像臭鸡蛋一样。

应对措施：这是提示宝宝蛋白质摄入过量，或蛋白质消化不良。应注意配奶浓度是否过高，进食是否过量，可适当稀释奶液或限制奶量1～2天。如果已经给宝宝添加蛋黄、鱼肉等辅食，可以考虑暂时停止添加此类辅食，等宝宝大便恢复正常后再逐步添加，还可以给宝宝喂食多种维生素制剂，以帮助消化。

8. 油性大便

粪便呈淡黄色，液状，量多，像油一样发亮，在尿布上或便盆中如油珠一样可以滑动。

应对措施：这表示食物中脂肪过多，多见于人工喂养的婴儿，需要适当增加糖分或暂时改服低脂奶等（但要注意，低脂奶不能作为正常饮食长期吃）。

9. 水便分离

粪便中水分增多，呈汤样，水与粪便分离，而且排便的次数和量有所增多。

应对措施：这是病态的表现，多见于肠炎、秋季腹泻等疾病。丢失大量的水分和电解质会引起宝宝脱水或电解质紊乱，应该立即带宝宝到医院就诊，并应注意宝宝用具的消毒。

10 血便

血便的表现形式多种多样，通常大便呈红色或黑褐色，或者夹带有血丝、血块、血黏膜等。

应对措施：排便时宝宝哭闹不安，应该考虑是不是因为细菌性痢疾或其他病原菌而引起的感染性腹泻，应该及时到医院就诊。如果大便呈赤豆汤样，颜色为暗红色并伴有恶臭，可能为出血性坏死性肠炎。如果大便呈果酱色可能为肠套叠。如果大便呈柏油样黑，可能是上消化道出血。

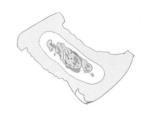

如果是鲜红色血便，大多表明血液来源于直肠或肛门。总之，血便不容忽视，以上状况均需立即到医院诊治。

10. 如何判断宝宝的小便是否正常?

正常情况下，宝宝的尿色大多呈现出无色、透明或浅黄色，存放片刻后底层稍有沉淀。但尿色的深浅与喝水量及出汗有关，喝水多、出汗少的宝宝则尿量多而色浅，喝水少、出汗多的宝宝则尿量少而色深；通常早上第1次排出的尿液，颜色要比白天深。如果天气较冷，有些宝宝的尿液颜色会发白，带有白色沉淀，这是由于宝宝的肾脏还没发育完全。如果食用菠菜、苋菜、香蕉、苹果、橘子和柿子等含磷酸盐、草酸盐和碳酸钙较多的食物，就会在排出体外后遇冷形成结晶，使尿液出现沉淀。如果在尿液中加入醋后或把尿液加热，均能使尿液变得澄清，并不是异常现象。

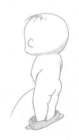

宝宝的新鲜尿液无气味，放置时间长了，尿中的尿素就会分解出氨，发出氨气味。如果刚排出的尿液就有异味，那么宝宝可能存在疾病，需要带医院检查。

宝宝的异常尿液分析：

(1) 尿色发黄

刚出生的宝宝尿色发黄，通常是由于新生儿黄疸疾病所致，除此表现外，同时伴有皮肤、巩膜（白眼球）等处的发黄；较大的宝贝尿色深黄，同时伴有发热、乏力、食欲明显减退、恶心、呕吐等不适，并在腹部肝区的部位有触痛，则可能是患了黄疸性肝炎。

(2) 尿色发红

血尿是许多疾病的信号，可因泌尿道自身的疾病所致，如各种肾炎、尿路感染、尿路结石、尿路损伤、尿道畸形、肾血管病及肾肿瘤等，也可由全身疾病引起，如休克、心力衰竭、出血性疾病及维生素C、维生素K缺乏，也可能是服药或邻近器官疾病导致血尿。

(3) 尿频

宝宝排尿频繁，如果没伴有尿量增加，可能是病理性的，应该及早带宝宝去医院做进一步的诊察。因此，妈妈要观察宝贝是否伴有尿量的增加，如果尿量也同时增加，往往是生理性原因所致。此外，妈妈还要注意排除精神因素引起的尿频，这种情况下宝宝的尿量并未增加，待去除引起尿频的精神因素，症状马上消失。

第 **4** 节　给宝宝洗个健康澡

1. 怎样给宝宝洗脸洗手？

随着宝宝一天一天长大，宝宝懂的动作也多了，除了哭啼，宝宝慢慢地会吃拳头了，爱抓自己的脸。那么爸爸妈妈们要掌握好给宝宝清洗手和脸的方法。让宝宝有一个健康干净的成长环境。

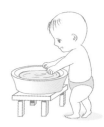

给宝宝洗脸、洗手时动作要轻柔。宝宝皮下血管丰富，而且皮肤细嫩，所以妈妈在给宝宝洗脸、洗手时，动作一定要轻柔，否则容易使宝宝的皮肤受到损伤甚至发炎。

具体步骤：

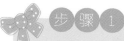

步骤 1

准备好宝宝专用的脸盆和毛巾。

步骤 2

倒好洗脸水，水温以温热为宜，大概38℃~40℃，可以用你的手背或手腕试一下温度，感觉温热就可以了。洗脸水不要太热，如果你按平时一样用手试一下觉得不烫的话，那对宝宝来说就烫了。

步骤 3

用毛巾弄湿后，轻轻地给宝宝洗脸，特别是要注意眼角、鼻孔、上下唇、耳郭、耳朵后面、上下颌部位的清洁。这些部位容易弄脏，也容易被粗心的大人忽视。

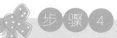

步骤 4

洗完后，将宝宝的脸擦干。

给宝宝洗手，因为宝宝喜欢紧握拳头，所以这个时候爸爸妈妈应该将宝宝的手轻轻扒开，手心手背都要洗，很多宝宝的小手肥嘟嘟的，还需将手腕、手掌中肉肉堆积起来的小缝里清洁干净。最后用毛巾将其小手擦干净。

TIPS 宝宝肌肤娇嫩，建议妈妈不要用香皂给宝宝洗脸，婴儿用品虽然化学成分对皮肤的刺激小，但是还是会对宝宝的皮肤产生刺激，所以用清水是最好的。

2. 怎样给宝宝清洁臀部？

宝宝的皮肤十分娇嫩，对汗液和尿液都非常敏感，且臀部皮肤还经常被尿液浸泡，所以很容易发生湿疹或尿布疹和红臀。如果大便污染尿道口，还会发生尿路感染，因此，爸爸妈妈们要学会帮宝宝清洁宝宝臀部。

首先，要给宝宝准备好洗臀部用的水，一般保持在36℃～37℃，可用手背试温度，不能烫手。不要放任何清洁用剂，清水就可以。其次，要准备一条质地柔软的棉质毛巾或纱布，每次洗后要搓洗干净，放在阳光下晾干。最后，男女宝宝清洗臀部的方法不一样，下面我们一起来学习一下男宝宝和女宝宝清洁臀部的方法吧。

1. 男宝宝臀部清洗法

（1）把小毛巾叠成小方块，用沾湿的毛巾折叠的边缘横着擦拭大腿根部及外阴茎部的皮肤皱褶，由里往外顺着擦试。当你清洁睾丸下面时，用你的手指轻轻将睾丸往上托起。

（2）接着擦拭宝宝睾丸各处，包括阴茎下面，因为那里可能有尿渍或大便。如果必要的话，可以用手指轻轻拿着他的阴茎，但应小心，不要拉扯阴茎皮肤。

（3）清洁宝宝的阴茎，顺着离开他身体的方向擦拭：不要把包皮往上推，去清洁包皮下面，只是清洁阴茎本身。在男宝宝半岁前都不必刻意清洗包皮，因为男宝宝大约4岁左右包皮才和阴茎完全长在一起，过早地翻动柔嫩的包皮会伤害宝宝的生殖器。

（4）举起宝宝的双腿，清洁他的肛门及臀部，你的一只手指放在他两踝中间。他大腿根部的背面也要清洗。

（5）最后，在阴茎以上部位（而不是阴茎上面），睾丸附近及肛门、臀部上广泛擦上护臀膏。

2.女宝宝臀部清洗法

（1）女宝宝和男宝宝不同，清洗时要遵循从上到下，从前到后的顺序。

（2）用沾湿后的毛巾轻轻清洗尿道口、阴道口外部和肛门周围，千万不要洗阴道口里面。洗后要及时擦干水分，让外阴保持干爽。

（3）用消毒棉签蘸水或用湿软的细纱布，轻轻将小阴唇周围的脏东西擦掉，肛门皱褶里残留的粪渣也要特别清洗干净。

（4）最后用毛巾将宝宝臀部擦干，在外阴部四周、阴唇及肛门，臀部处擦上护臀膏。

TIPS

女宝宝不建议用爽身粉，女性的盆腔与外界是相通的，外界环境中的粉尘、颗粒都能通过外阴、阴道、宫颈、宫腔、开放的输卵管进入到腹腔，并附着在卵巢的表面，这会刺激卵巢上皮细胞的增生，进而诱发卵巢癌。

3.给宝宝洗澡有哪些准备?

给宝宝洗澡要确定洗澡的时间，准备好洗澡需要的用品，还需保证一个舒适安全的洗澡环境。

洗澡时间：每天上午 9～10 点，吃奶前 1 个半小时或者吃奶后 1～2 小时，避免引起宝宝呕吐。

洗澡环境：要有光线，不能在暗处，最好是在有太阳的地方；如果是夏天洗澡，风扇要关闭，避免在有对流风的地方，室内洗澡要关好门窗。保证室温达到 24 摄氏度以上。

洗澡用品：

大浴巾 1 条：宝宝洗澡后可以用来包住宝宝的身体，并将水擦干。

毛巾 2 条：供宝宝擦身和洗脸的时候使用。

浴盆 1 个：0～6 个月的宝宝可以选择定型浴盆，这种浴盆应用人体工学设计，能使宝宝非常舒适地躺在或坐在浴盆理想的位置，而且避免宝宝滑入水中。浴盆宽 40 厘米、长 50 厘米左右，椭圆形的最为适当，深度以能让宝宝充分洗浴的为宜。

洗澡椅或浴网一个：将浴网安装在浴盆上，宝宝可以舒适地躺在浴盆里，这样可方便爸爸妈妈给宝宝擦洗身体。洗澡的时候再也不用手忙脚乱了。

水温计：保持宝宝洗澡的水温在 37℃～38℃，如果单靠手来感觉水温，经常会出现误差，凉水热水都会造成宝宝身体不适，洗澡前先用水温计测水温，以免烫伤宝宝。

沐浴露：选择适合宝宝使用的，无刺激性的产品。

4. 如何给宝宝洗澡?

洗澡前先抱着宝宝,让宝宝仰躺在妈妈的大腿上,帮宝宝擦脸、擦耳朵,动作要轻柔,不能用力搓。注意,耳朵可以用棉球清理外廓,里面弄不到的不要掏。一般要先给宝宝洗头发,妈妈可一只手托着后颈部,另一只手把小方巾打湿,微微擦洗一下整个脑袋,注意耳朵不要进水。然后,把宝宝头发擦干。

然后开始给宝宝脱衣服。可先脱下宝宝的裤子,试着给宝宝把尿,以防宝宝在浴盆里小便,弄脏洗澡水。

慢慢地把宝宝放进澡盆里,用一只手托住宝宝的头颈部。要抓牢宝宝,因为弄湿后宝宝会很滑。在洗澡过程中,不时撩水到宝宝身上,让宝宝不会感到太冷。

宝宝打湿身子后,擦一点婴幼儿专用沐浴乳,一周使用2~3次,其他时间用清水即可。

洗澡的时候,用左臂夹住宝宝的身体并托稳宝宝头部,使宝宝觉得安全舒适,用食指和拇指轻轻将宝宝耳朵向内盖住,防止水流入宝宝耳朵。

洗澡的顺序为从脖子到手臂,上身到屁屁,大腿到小脚丫。宝宝的手掌抓得很紧,应掰开洗净。洗完,立即用大毛巾将宝宝裹上,轻轻擦干,特别是皮肤皱折处更要干燥,防止皮肤发红发炎。

5. 给宝宝洗澡要注意什么?

(1) 浴盆里的水最好只放10厘米深。

(2) 洗澡次数不宜过勤,夏季天气炎热很多妈妈喜欢一天给宝宝洗好几次澡,这样会使宝宝皮肤上的油脂减少,造成宝宝的皮肤干燥,有条件的1天1次为宜。

(3) 不能让宝宝在无人看管的情况下待在浴盆里。

(4) 洗澡时间控制在10分钟左右,在水中浸泡时间最好不要超过5分钟。

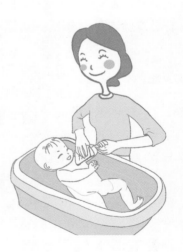

(5) 洗澡时,不能往浴盆里加热水,以免烫伤宝宝。

(6) 洗澡时所用的毛巾应为纯棉质且柔软的,擦拭的动作动作要轻柔、有章法,避免伤及宝宝的皮肤和肢体

(7) 洗澡时要当心,不要让宝宝被水呛到。

(8) 注意清洁皮肤的皱褶处。

6. 宝宝不宜洗澡的六种情况是什么？

情况 1 打预防针后暂时不要洗澡

宝宝打过预防针后，皮肤上会暂时留有肉眼难见的针孔，这时洗澡容易使皮肤打针处受到污染。

情况 2 遇有频繁呕吐、腹泻的情况暂时不要洗澡

洗澡时难免搬动宝宝，这样会使呕吐加剧，不注意时还会造成呕吐物误吸。

情况 3 发热或热退48小时以内不建议洗澡

给发热的宝宝洗澡，很容易使宝宝出现寒战，甚至有的还会发生惊厥；不恰当的洗澡有时会使皮肤毛孔关闭导致体温更高，有时又会使全身皮肤毛细血管扩张充血，致使宝宝身体的主要脏器供血不足。另外，发热后宝宝的抵抗力极差，马上洗澡很容易遭受风寒引起再次发热，故主张热退48小时后才给宝宝洗澡。

情况 4 当宝宝发生皮肤损害时不宜洗澡

宝宝有皮肤损害，诸如脓疱疮、疖肿、烫伤、外伤等，这时不宜洗澡。因为皮肤损害的局部会有创面，洗澡会使创面扩散或受污染。

情况 5 喂奶后不应马上洗澡

喂奶后马上洗澡，会使较多的血液流向被热水刺激后扩张的表皮血管，而腹腔血液供应相对减少，这样会影响宝宝的消化功能。其次由于喂奶后宝宝的胃呈扩张状态，马上洗澡也容易引起呕吐。所以洗澡通常应在喂奶后1~2小时进行为宜。

情况 6 低体重儿要慎重洗澡

低体重儿通常指出生体重小于2500克的宝宝。这类宝宝大多为早产儿，由于发育不成熟，生活能力低下，皮下脂肪薄，体温调节功能差，很容易受环境温度的变化出现体温波动。所以对这类特殊的宝宝要慎重决定是否洗澡。

7. 给宝宝洗澡要用肥皂吗？

肥皂是一种脱脂剂，而婴儿的皮肤很娇嫩，需要保留所有的天然油脂。所以给不到6周大的宝宝洗澡，不必每次都用肥皂或香皂。即使是婴儿专用香皂，也是一种脱脂剂，

频繁使用会损伤宝宝皮肤上天然的脂质层，不利于皮肤保护。6个星期后，宝宝可以用妈妈选择的任何一种肥皂，但还是不要多用。妈妈也许可以试试一种特别的液体肥皂，这种肥皂只需加到洗澡水里就行，无须冲洗。妈妈一定要用沾有肥皂的手指好好地擦洗过所有的褶皱，然后再冲洗干净。潮湿的褶皱部分非常容易导致发炎，皮肤洗净后一定要揩干。除非有特别需要，一般不建议用婴儿香皂或肥皂。

建议宝宝用清水洗澡，每隔2～3天可以使用宝宝沐浴露。

8. 选购婴幼儿护肤品要注意什么？

出生后不久的婴儿总皮脂含量与成人的接近，出生后1个月，总的皮脂量开始逐渐减少。幼儿时期，由于激素受控，皮脂分泌量少，所以婴幼儿皮肤较为干燥。新生儿与成人的汗腺数是一样的，但单位面积上的汗腺数比成人高，所以缺乏调节能力，容易出汗。很多爸爸妈妈觉得宝宝皮肤娇嫩，最好少用或不用护肤品，其实这种想法不全对。宝宝的皮肤和皮下组织比较薄嫩，对外界环境的适应能力较差，尤其是在天干多风的春季和需要防晒的夏季，宝宝的肌肤很容易干燥。所以，宝宝的润肤霜该用还得用，只是要注意选择成分简单、作用单一、质量有保证的产品。

婴幼儿护肤品一般具有稀、泡沫少、洗后光滑这三个特点，所以爸爸妈妈在选择婴儿护肤品的时候，可依据这三点来做选择。

市场上出售的婴儿护肤产品的品牌琳琅满目，到底什么样的品牌比较好呢？据调查，贝亲、强生、郁美净、Aveeno、欧润芙、爱护、屁屁乐、婴姿坊、嗳呵、青蛙王子是中国十大婴幼儿洗浴护肤品牌，妈妈们可根据自家宝宝不同的皮肤特征挑选适合宝宝使用的护肤品，以下有挑选宝宝护肤品的4大窍门供妈妈们参考借鉴。

窍门 1 挑选稀质的液体

宝宝护肤品一般都要求含水量要高，因此涂在皮肤上的感觉会比成人护肤品稀得多，质量好的宝宝护肤品要容易抹开，不黏腻，不然会堵塞宝宝皮肤的毛孔。除了润肤霜、防晒霜，宝宝的沐浴露、洗发液也应该比成人使用的稀。

窍门 2 挑选渗透性强的护肤品

给宝宝使用完清洁类的护肤品后，抚摸时应感觉不到皮肤上有东西附着，否则就说明这种产品不适合宝宝使用，或是产品本身有问题。

窍门 3　挑选渗透性强的护肤品

宝宝的护肤品不能有太多泡沫，泡沫多的产品有可能会有一定的刺激作用，所以家长要格外注意，一般看上去有细细的泡沫出来就可以了。

窍门 4　挑选气味清新的护肤品

气味清新自然的一般刺激性也较弱。如果气味比较浓，说明这种产品的香精等化学物质比较多。特别应避免选择加入香精、着色剂或珠光剂的产品。

9. 如何保护好宝宝的肌肤？

宝宝的皮肤下血管层很丰富，角质层尚未发育成熟，真皮层较薄，纤维组织稀少，皮肤缺乏弹性，具有较高的吸收和透过能力，容易因摩擦受损。建议给宝宝选择柔软、无毒、吸水能力强的棉质衣物和尿布。

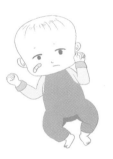

宝宝的肌肤是一个重要的呼吸器官，担负着身体机能中一部分气体交换的任务，如果皮肤不清洁，这条气体交换的通路就会被阻塞。　建议保持宝宝皮肤清洁，适量给宝宝洗澡、洗脸和洗手。夏季的时候可一天洗一次，冬季一周洗2～3次。每天都要给宝宝洗脸、洗手。洗时特别注意宝宝皮肤皱褶的地方，如脖子、腋下、大腿根部、外阴、肛门，手指缝等处。

宝宝皮肤发育不完全，控制酸碱能力差，只能靠皮肤表面的一层酸性保护膜保护皮肤。建议妈妈在宝宝洗澡时适当使用宝宝沐浴露等纯净温和的宝宝沐浴产品，在清洁宝宝肌肤的同时给宝宝的肌肤留下一层保护膜，保持宝宝肌肤滋润柔软，抵抗细菌的侵入，保护好皮肤表面的酸性保护膜。

宝宝皮肤的真皮及纤维组织较薄，非常幼嫩敏感，而且抵抗干燥环境能力较差。建议给宝宝使用不含香料、酒精、无刺激性的润肤霜，以达到保护肌肤水分平衡的效果。

10. 宝宝为何要慎用爽身粉？

爽身粉除了能吸收汗液，滑爽皮肤，也可减少痱子发生；夏季浴后或理发后给宝宝扑散在身上或头部，能让宝宝保持干爽，减少痱子的产生，并且还有种舒适芳香的感觉。宝宝可以使用爽身粉，但是长期使用会对宝宝的健康造成危害。市面上所贩卖的爽身粉，品牌各异，成分也不尽相同，以玉米粉、滑石粉和松花粉3种为主。滑石粉成分的爽身粉是最传统的，也是占婴儿爽身粉市场成分最大的原料，很多大牌子的爽身粉都是用滑石粉作为主要原料的，比如强生、贝亲等。玉米粉成分的爽身粉是新一代的爽身粉，目前国内这类爽身粉有来自日本的喜多。这类爽身粉在具有爽身功能的同时，最大特点就是原料的无害性。松花粉成分的爽身粉也是新一代的爽身粉，从江苏省慢慢向我国其他省市推广开

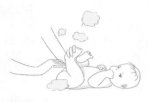

来，目前国内这类有国产的松达婴儿护肤松花粉，松花粉除了天然无害外，对宝宝的红臀和湿疹都是特别有效果的。

但是因为爽身粉的主要成分是滑石粉，而滑石粉中又含有不可分离的铅，所以铅进入婴儿体内后不能很快被排泄。当长期蓄积于人体时，就会危害神经、造血系统及消化系统，严重影响婴儿的智力和身体发育。

爽身粉含有氧化镁、硫酸镁，容易侵入呼吸道。因宝宝的呼吸道发育尚不完善，即使吸入量少也不能靠自身功能排除。如果吸入量多，侵入支气管破坏气管的纤毛运动，就会降低防御力，容易诱发呼吸道感染。

爽身粉的颗粒很小，粉尘极易通过外阴进入阴道、宫颈等处，并附着在卵巢的表面，刺激卵巢上皮细胞增生，进而诱发卵巢癌。因此，值得爸爸妈妈们注意的是，不能在女婴的下身部位扑爽身粉。为慎重起见，成年女性最好也不要用爽身粉扑下身。据有关调查表明，女性长期使用爽身粉，卵巢癌的发病危险增加 3.88 倍。

对宝宝而言，爸爸妈妈只要保持宝宝皱褶处皮肤的清洁和干燥，就可以预防小儿皮炎和痱子的发生，同时，也可在这些地方搽上婴儿润肤油或按摩油，同样有很好的效果。此外棉制透气的尿布，勤换勤消毒就可以预防红臀的发生，而常用纸尿裤的妈妈们，可以在宝宝臀部搽上鞣酸软膏预防红臀。

11. 爽身粉的正确使用方法是怎样的?

1 给宝宝撒爽身粉的时候要在沐浴后擦干身体后进行，且爽身粉的量不要太多，不要在皮肤上积成一堆一堆;

2 先将爽身粉撒于掌心，再均匀且薄的覆盖或涂抹于宝宝全身及皮肤皱褶处，更换尿布时，涂于宝宝臀部，帮助避免尿液刺激皮肤。避免粉质侵入宝宝口、鼻;

3 在给女宝宝使用爽身粉的时候，下体大腿两内侧涂粉时，也要尤其注意，不要让爽身粉随意接触外阴唇;

4 遇到宝宝皮肤有伤口处，最好避免使用传统滑石粉成分的婴儿爽身粉。

第 5 节　如何给宝宝穿衣

1. 宝宝衣物如何存放？

市面上宝宝衣物满目琳琅，亲朋好友和爸爸妈妈看见可爱的宝宝衣服，总是会忍不住要给宝宝买上一套，宝宝衣服多了，存放问题就成了爸爸妈妈考虑的问题。

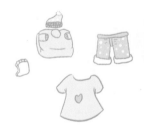

存放衣物的小妙方

妙方 1　选择安全收纳工具

要选择安全有保证、质量信得过的、有品牌的塑料制品，既容易清洗又不宜过敏；或选择甲醛含量较低的实木衣柜，透气性好，能够保持衣物通风、干燥。不建议使用布制品，容易沾染灰尘，如果清洁不净还会产生螨虫。

妙方 2　按种类分放

按照衣服的种类分放，如外衣和内衣、棉衣和单衣、外裤和内裤、围兜、袜子、鞋等多要分开放置，如果有些衣服是成套或有配件，就可以收在一起，节省妈妈寻找衣服的时间。

妙方 3　清洁收纳

衣服在收起来之前一定要清洗干净，干透后再放回衣柜或收纳箱，不要和穿过的衣服混在一起，以保持干净。

妙方 4　收纳方法

推荐妈妈使用立式收纳法：在日常生活中，很多妈妈习惯用平放收纳法收纳衣服，时间长了就很难给宝宝找到衣服。由于宝宝衣服很小，占用空间小，收拾起来会东倒西歪。建议用直立的收纳方法，空间不但可以被压缩，也比较整齐，方便妈妈收拣衣物。

妙方 5 **宝宝鞋的收纳**

宝宝鞋子小，和大人的鞋放在一起不好找，建议宝宝的鞋独立放置，并用夹子加起来，避免鞋子分散。注意要把鞋底擦拭干净再收纳放入柜里，或者用S挂钩，把宝宝的鞋吊在鞋柜一侧，一打开就可以取鞋，既干净又方便取鞋。

妙方 6 **宝宝袜子的收纳**

宝宝的袜子可分成薄的和厚的分别放在透明塑料袋中，存放在小盒子里，寻找起来方便，一目了然。

2.注意事项

1 衣物要放在干燥、通风的木制柜子或塑料箱内，要经常打开通通风，保持衣物干燥。

2 不要用密封袋保存宝宝衣物，因为长期密封容易发霉。

3 樟脑丸不宜存放在衣柜里。樟脑丸的主要成分是萘酚，它经衣服吸收、传递到皮肤、再渗透到血液，破坏红细胞、导致急性溶血、贫血，严重的会出现黄疸，甚至有生命危险。所以，务必敬而远之。其它不明身份的驱虫剂也最好不用。

4 如果放置很久没有穿的衣服，在穿之前最好要在通风、有阳光的地方晾一晾，可以去除潮湿和细菌，也可以用电熨斗熨一下，也能灭菌，还可以用水清洗，晒干在穿。

2. 如何给宝宝穿上衣?

先让宝宝平躺在床上，查看一下尿布是否需要更换，这样可以避免宝宝在穿衣服的过程中尿床，接下来就可以穿上衣了。

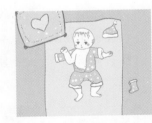

套头衫和连体服的穿法:

首先，让宝宝坐在你的一条腿上，用左臂固定好宝宝的身体。双手撑开衣领口，迅速但轻柔地穿过宝宝的头部，套在宝宝的脖颈处。

然后，穿袖子。为了尽量减轻宝宝的不适感，可以先把一只袖子卷起来，妈妈的手从中间穿过去，握住宝宝的手腕，然后从袖子中轻轻拉过，顺势把衣袖套在宝宝的手臂上，另一只衣袖也是这样穿。

纽扣上衣的穿法：

把干净的衣服平展开，摆好放在宝宝身边。将宝宝放在摆好的衣服上，把袖子卷成圆形，从袖口抓住宝宝的拳头，将手臂带出，拉直衣袖，扣好纽扣。

3. 如何给宝宝穿裤子？

穿连体婴儿服要从脚部穿起。妈妈将一条裤腿捋成一个圈，套入宝宝的一只脚，然后展开裤腿，另一条裤腿也是这样穿。妈妈一手握宝宝的脚踝，轻轻抬起宝宝的双腿，将连体服套过宝宝的臀部。

单独的小裤子，让宝宝平躺在床上，将裤腿卷起，分别穿过宝宝的两只腿，握住宝宝的两只腿稍稍抬起，将裤头提到宝宝的腰间。

TIPS
妈妈不要留指甲，避免在帮宝宝穿衣时伤害到宝宝。穿、脱衣服时动作要轻柔，先按上衣、裤子、袜子、鞋子的顺序穿戴，再用小毛毯或小棉被包裹宝宝，要保证双腿有足够大的活动空间。

4. 应为宝宝准备哪些衣物？

很多妈妈在产前就急着帮宝宝准备出生需要的衣物，也有很多亲朋好友送的，通常情况下都会因为宝宝长得快，都浪费了，那么应该给宝宝准备哪些衣物呢？

首先，要根据宝宝的预产期为宝宝准备适合季节穿的，不能盲目为宝宝买大量的衣物。

内衣：要准备5套以上，纯棉浅色、手感好、吸湿性强的，开前襟最方便，套头衫较平滑舒适。要购买可以让宝宝穿到2个月的尺码，宝宝长得很快，稍大的衣服不会影响宝宝。

肚兜：夏天出生的宝宝需要准备肚兜，新生儿要注意肚子的保暖，穿上肚兜就不怕宝宝着凉了。

帽子：2顶，宝宝出门时需要戴帽子。

袜子：5～6双，宝宝的袜子一定要买，一般来说新生儿的肚脐和脚是重点保暖对象，穿着袜子可以有效防止宝宝着凉。买的时候不要买花样图案繁多的，买宝宝穿着最舒服的最重要，最好是松口的，不会勒着宝宝腿。

大浴巾：宝宝洗完澡后，擦干身子保暖必不可少。

包被：2个，根据季节选择面料和薄厚。

尿布：25～30条，浅色纯棉、透气、吸湿能力强。

纸尿裤：2大包，选择适合宝宝的型号。

隔尿垫：5～6块，在给宝宝换尿布时用上，以防宝宝把床尿湿。

5. 宝宝该穿多少衣服？

新手妈妈在护理新生儿的时候经验不足，对于宝宝穿衣服的多与少不会把握，穿少了怕宝宝着凉，穿多了怕宝宝热着，那么宝宝穿多少才合适呢？

首先要保证室温在 26℃～28℃左右，给宝宝一个舒适的环境，如果由于季节影响过冷或过热，则需要在宝宝穿衣上保证宝宝的正常体温，与成人相比，宝宝的耐寒能力和耐热能力都很弱，通常来说宝宝要比大人多穿一件衣服。要正确的判断宝宝是冷是热需要爸爸妈妈的细心观察。

（1）观察体态

宝宝躯体屈曲不舒展，头颈缩在小襁褓或衣服里，肢体活动减少，这些都是感到寒冷的表现。

（2）听听呼吸

如果身体感到寒冷，鼻腔里的黏膜和血管会扩张，这样鼻腔的空间会相应变得狭窄，呼吸受到影响，你会感到宝宝有些鼻塞，但不会流鼻涕。这时候，妈妈就需要给宝宝添加衣服了。

（3）看看面颊

穿着合适的小宝宝面颊是红润的，如果宝宝穿得过少，体温降低，双颊的皮肤会因为血管收缩，变得苍白或发青。

（4）摸摸鼻子

宝宝在外面时，摸摸鼻子的温度是个判断穿衣多寡的简便方法。如果鼻子是温暖的，宝宝基本不会觉得冷，感觉鼻子有些凉，就需要给宝宝多穿衣服了。

（5）摸后脖子

摸的时候注意大人手的温度，不要过冷或过热。如果宝宝的温度与你手的温度相近，说明温度适宜。如果感到湿或有汗，说明可能有些过热，发现颈部发冷，说明给宝宝保温不够，根据结果给宝宝适当的增减衣物。

（6）出汗了吗

小宝宝天性活泼，清醒时不会安静地待着，总在活动。不论穿衣薄厚，运动量大自然会有汗，但如果稍微一活动就出汗，说明穿衣过多，需要适当减少。

TIPS 手脚凉不完全代表宝宝冷。宝宝的末梢循环发育远没有成人那么完善，所以有时你摸着宝宝的手脚很凉，并不代表他现在就是体温低，穿衣过少，那可能是手脚离心脏最远，血液循环不好的原因。但这时候要注意宝宝手脚局部的保暖，尤其是在外面活动时，一定要避免手脚的冻伤。

6. 给宝宝洗衣服要注意什么？

（1）除菌剂、漂白剂不可用

有一些洗涤剂写着能除菌、漂白，妈妈们会问：是不是洗衣时加入这些东西更好呢？答案是：不要。漂白剂对宝宝皮肤极易产生刺激，进入人体后，能和人体中的蛋白质迅速结合，不易排出体外。

（2）宝宝衣服买回来就要洗

新购买的宝宝衣物一定要先洗过再穿。因为为了让衣服看来更鲜艳漂亮，衣服制造的过程，可能会加入苯或荧光制，直接穿上，对宝宝健康有损害，一定要保证宝宝穿的每一件衣服都是干净舒适的。

（3）晒晾

宝宝衣物可放在阳光下晾晒，虽然阳光可能缩短衣服寿命，但能起到消毒作用，况且宝宝长得很快，衣服使用寿命短些也没关系的。

（4）漂洗是重要程序

无论是用什么洗涤剂洗，漂洗都是一道不能马虎的程序，一定要用清水反复过洗2～3遍，直到水清为止。

（5）污渍尽快洗

宝宝的衣服上总会沾上许多果汁、巧克力渍、奶渍、西红柿渍等，这些污渍不易清除，但只要是刚洒上的，马上就洗，通常比较容易洗掉。如果过了1～2天才洗，脏物可能深入纤维，洗不掉了，所以不要做懒妈妈。

（6）内衣外衣分开洗

内衣与外衣要分开洗涤，通常情况下外衣要比内衣脏一些。深色与浅色也要分开洗，免得造成染色。

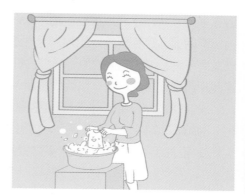

（7）不与大人衣物混洗

宝宝的衣物，不要和大人的衣物一起洗涤，因为大人衣物上沾着更多细菌。建议用专门的盆单独清洗宝宝的衣物。

（8）选择专用洗涤剂清洗

市场上有许多婴幼儿衣物的专用洗剂，虽然价格贵一些，但对宝宝的身体有好处，不会伤害皮肤，造成过敏，使用时注意按照商品标示的洗涤说明洗涤，比如稀释的比例、浸泡的时间等等。如果没有专用的洗涤液，也可以用碱性较弱的肥皂洗涤。

第**6**节　宝宝的日常护理注意事项

1. 宝宝太乖好不好?

　　小宝宝从妈妈肚子里出来那一天，每一个动作和表情，都会让爸爸妈妈感到无比的喜悦。有的爸爸妈妈面对宝宝的下巴抖动、小拳头紧握、四肢蜷曲等正常现象，会存在担心：我们家宝宝是不是生病了？而对有些宝宝四肢直伸、活动少，面部缺乏表情，吃奶吸吮力不强，很少哭闹等不正常的现象，却误认为宝宝很"乖"。乖宝宝可能隐藏着各种严重的疾病。

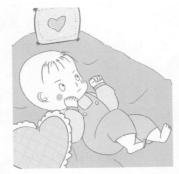

　　当宝宝能说话时，身体不舒服的时候可以告诉爸爸妈妈，引起大人注意。而初生儿则不同，生病时反而会显得安静，表现为不吃、不哭、不动、无反应、体温不升。刺激其耳朵、鼻子、足底，新生儿也不动、不哭，对刺激基本上无反应。喂奶不肯吃，长时间不喂，也不会因饥饿而啼哭、吵闹，手足较为冰凉。若新生儿出现上述情况，表示宝宝病得较重，就应赶快找医生。

　　就四肢活动来讲，同样表现为安静、动作少的小宝宝，有的是肌肉张力增高，下肢强直呈交叉状。这种宝宝往往精神呆滞，反应不灵敏。而随着年龄的增大，智力发育落后逐渐明显。这种现象可能为先天性脑发育不全症。还有一些宝宝因营养不良，致使肌肉发育不良，或患先天性肌弛缓综合征，肌张力低下，表情呆钝，对周围环境不感兴趣。这些都需要去医院检查，以明确诊断。

　　总之，正常新生儿应该是面色红润、哭声响、吸吮有力，随着月龄增长有相应的变化。例如，3个月以后认识亲人，发出"咯咯"的笑声等。如果宝宝由原来的活泼好动，突然变得"乖"了，很可能是得了急性病的表现，应速去医院诊治。

2. 如何与宝宝交流?

　　刚出生的宝宝看起来只会用哭和笑来表达自己的感受和想法，其实宝宝从一开始就一直在用他自己的方式回应外界。当你搂抱着小宝宝和他说话时，他会注视着你对着他说话时动着的嘴唇。

　　爸爸妈妈和宝宝的交流不用太刻意，要有心。和宝宝说话是最直接的交流方式，在给宝宝洗澡、喂奶、换尿布时，妈妈可以告诉宝宝，我们现在进行的是什么活动，虽然宝宝听不懂，但是可以让宝宝熟悉妈妈的声音，刺激宝宝的听觉，促进宝宝听力的发展。

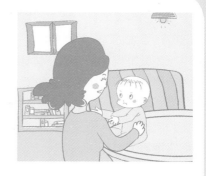

目光交流也是和宝宝交流方式的一种，当你发现宝宝在注视你的时候，你可以和他（她）说话，引起他的注意，他（她）会非常高兴。在宝宝清醒时，可以给宝宝一些色彩鲜艳的、会转动的玩具看。妈妈还可以一边说话，一边慢慢移动自己的面部，让宝宝的头和眼球随你而转动。这个动作虽然不难，却有着重大的意义，能够锻炼宝宝的敏感性，通过经常的训练有助于宝宝的智力开发和感觉发展。

抚摸和拥抱等肢体接触也是与宝宝交流的一种很好的方式。多抚摸宝宝，让宝宝感受的爸爸妈妈的触碰和体温，妈妈可以摸摸宝宝的头，轻轻挠挠宝宝的小肚皮，以引起宝宝注意，多多拥抱宝宝，每天至少带宝宝进行一次户外活动。爸爸妈妈轻轻抚摸宝宝的小手，传递爱意的同时还能让宝宝感受到皮肤的触觉，还能有利于他们的抓握反射，提高宝宝的灵敏度。

只要爸爸妈妈有心，在平日的生活中多与宝宝说话，进行目光交流，多抚摸亲吻宝宝，都能让宝宝感受到爸爸妈妈无限的爱。

3. 宝宝总看灯会影响视力吗？

宝宝喜欢看光亮的地方，这是正常的生理反应。一般来说，只要不是强光对宝宝的视力是没有很大的影响的。相机的闪光灯和电焊的光线对宝宝眼睛刺激大，爸爸妈妈要避免对宝宝接触这类光线。

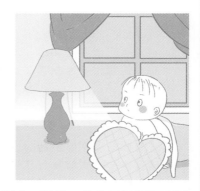

出生3个月内的宝宝视力几乎为零，由于宝宝的视觉神经发育不完全，能看的距离大概是15～20厘米，又经常躺着，所以会经常盯着灯看。爸爸妈妈们不用太担心，日光灯的强度不大，只要经常变换宝宝宝宝的位置，不让宝宝老是朝着一个地方看，就不会有什么影响，另外，爸爸妈妈们还可以拿颜色鲜艳的气球或者其他物体来转移宝宝的注意力。

4. 如何对待体重较轻的宝宝？

正常新生儿出生时的平均体重是3千克，出生后前半年增长较快，平均每月增长0.7

千克；后半年增长较慢，平均每月增长 0.5 千克。5 个月时体重达到 6 千克左右；1 周岁时的体重大约为 10.2 千克。

如果发现宝宝体重不达标，爸爸妈妈们不要着急，可以带着宝宝去医院做一个微量元素检查，看看宝宝是否缺乏所需成长所需钙、锌、铁等元素。

如果宝宝一切达标则只需按宝宝成长需要，给宝宝喂养母乳或者配方奶，正确给宝宝添加辅食，保证宝宝吃得好，睡得香，宝宝体重自然就会跟上同龄宝宝了。切记不要给宝宝盲目进补。

5. 如何给宝宝清理鼻腔？

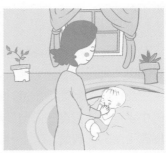

随着宝宝一天一天长大，妈妈们会发现宝宝的鼻子里开始有鼻垢，可是宝宝又那么小，给宝宝清理的时候弄伤宝宝怎么办？那下面就让我们一起来学习怎么给宝宝清理鼻腔吧！

首先，妈妈可以将宝宝带到光线明亮的地方，或者用手电筒照射，但要避免手电筒直射宝宝的眼睛。

然后，将干净的棉签上沾上一些新鲜牛奶，轻轻地擦在宝宝的鼻垢上，待到牛奶将鼻垢软化后，妈妈们可以用木质圆头挖耳勺轻轻地将鼻垢掏出，或者用棉签捣出。如果没有牛奶也可以用冷开水或生理盐水代替。

6. 给宝宝清理鼻腔需要注意什么？

1 给宝宝清洁鼻孔时，千万不要用手抠，这样很容易损害婴儿脆弱的鼻黏膜。

2 如果宝宝流的是清鼻涕，也可采用吸鼻器清洁。使用时，将吸鼻器压扁，轻轻放入鼻孔，慢慢松开，力度一定要轻柔。

3 选择在宝宝安静的时候给宝宝进行清理工作，最好是在宝宝睡觉的时候。不能强行按头给宝宝操作，以免伤到宝宝幼嫩的肌肤。

3 清理时要用手将宝宝的头部固定好，遇到固结的鼻垢，不可硬拨、硬扯，而应先用 1 滴温水湿润浸泡软后再将鼻垢取出，在操作过程中切不可碰伤宝宝的鼻腔黏膜。

7. 宝宝能否使用滴鼻液?

市场上大多鼻滴类药物,多含麻黄素、羟甲唑啉等成分,这些易致血管收缩鼻滴药,一旦连续使用2周左右,就可能造成鼻萎缩,从而造成嗅觉、呼吸功能丧失。爸爸妈妈想借助滴鼻液让宝宝鼻子通气的方法是不可取的。

如果宝宝鼻子不通气,这里给爸爸妈妈们推荐几个管用的小方法。

1 用新鲜橘子皮对准鼻孔猛然一挤,使挤出的汁液喷入鼻腔,鼻子很快就会通气。

2 准备白葱5根,取下葱白洗净,加入40毫升水,煮沸后改用小火煮3分钟,加入少量白糖,装入奶瓶,等到温度适合时让宝宝喝下。

3 将维生素C碾成粉末,然后吸少量放入宝宝鼻中。

4 用手将尾骨(就是人以前长尾巴的地方)搓99下,鼻子一定会通气。

8. 宝宝眼屎多会不会影响视力?

宝宝眼屎多,爸爸妈妈们不要盲目给宝宝用药,要先判断是由什么原因引起的,结合宝宝眼屎的严重程度对症下药。

眼屎多主要是睑板腺分泌的油脂及白天进入眼球的灰尘等混合在一起形成的,眼屎多主要有以下几个方面的原因:

(1) 眼睫毛的刺激

正常的宝宝,2~3个月大时,早上醒来眼睛上可能有些白色的眼屎,这是因为这个时期眼睫毛容易向内生长,眼球受到摩擦刺激就产生了眼屎。一般1岁左右,睫毛会自然向外生长,眼屎便渐渐少了。

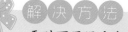

平时可用温毛巾擦干净,也可以用棉签沾2%硼酸溶液,从内眼角向外眼角轻轻擦拭干净。

(2) 宝宝体内有积热

积热即通常所说的"上火",常伴有怕热、易出汗、大便干燥、舌苔厚等症状。

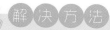

平时多喂水,必要时服一些清热泻火、消食导滞的中药,或者到医院就诊。

（3）细菌感染

如果宝宝突然有很多眼屎，且为黄色，同时还伴有眼充血、发红，则可能是细菌侵入到泪囊，并在里面繁殖、化脓，脓性物填满整个泪囊，无法排泄而堆积在眼角的原因。这就有可能并发角膜炎，角膜可能由黑变白形成白斑，若不及时治疗会影响宝宝的视力发育。

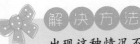

解决方法

出现这种情况不要擅自用滴眼药，要及时到医院就诊。

（4）婴儿鼻泪管发育不全

婴儿鼻泪管较短，开口部的瓣膜发育不全，位于眼的内眦，眼泪无法顺利排出，导致眼屎累积。

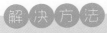

解决方法

可每天用手在宝宝鼻梁处稍加按摩，帮助鼻泪管畅通。

（5）新生儿结膜炎

新生儿眼屎多常常是结膜炎的表现之一。宝宝从母体内分娩出时，妈妈产道内的病菌可侵入宝宝的眼中；平时卫生习惯不好，用不清洁的手擦了宝宝的眼睛，也可能引起结膜炎。与大宝宝或成人所不同的是，引起新生儿结膜炎的病原体大多不是病毒，而是细菌。引起新生儿结膜炎最常见的致病微生物为衣原体和球菌。

①衣原体结膜炎。衣原体是寄生在细胞内的一种微生物，婴幼儿期可引起结膜炎和肺炎，多是爸爸或妈妈感染引起。感染可发生于宫内（即分娩前）及分娩过程中（产时）阴道分泌物污染。潜伏期5～13天，比细菌性结膜炎发病晚。脓性分泌物（即眼屎）会在数周、数月后自行消散，结膜不留疤痕，也不累及角膜。在宝宝出生后滴1%红霉素眼药水，每天3次，共2～3天，基本上可以预防。

②细菌性结膜炎。细菌性结膜炎以淋球菌、金黄色葡萄球菌、链球菌、大肠杆菌多见。淋球菌感染来源可在胎儿往阴道时传播，但大部分是由于爸爸妈妈（或医务人员）污染的手或毛巾等接触了宝宝造成。细菌感染的潜伏期短，一般为12～48小时，发病早，出生后2～3天较重，眼睑浮肿，结膜充血，分泌物呈脓性，严重时可导致宝宝睁眼困难，炎症可累及角膜，甚至形成溃疡而穿孔。新生儿结膜炎应及时采取治疗措施，否则炎症将向眼内发展，甚至可能形成慢性结膜炎而较难治愈。

9. 如何清理宝宝的眼屎？

如果妈妈们发现宝宝眼部有眼屎，影响宝宝美丽迷人的眼睛，有必要给宝宝清理一下眼屎，还宝宝一双明亮美丽的大眼睛。

首先，爸爸妈妈要将自己的手洗干净，以免手上的细菌在给宝宝清理眼部的过程中造成污染。

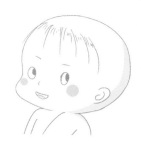

然后，爸爸妈妈可以选择小方巾或者消毒棉签等擦拭工具，在温开水中浸湿。擦拭工具上的水不可过多，以不往下滴水为宜。

最后，用擦拭工具给宝宝从内向外，从上到下的顺序轻轻擦去眼部的眼屎。

TIPS 在给宝宝清洁的过程中，力度不可过大；擦拭工具擦一次清洗一次，不可一次擦到底。

10. 宝宝的耳朵里进了小虫怎么办？

如果妈妈发现宝宝耳朵里进小虫了，千万不要着急着试用掏耳勺挖出来，这样反而会导致虫子往更深的地方跑，更加伤害到宝宝的耳朵。

让虫子出来的最简单的方法就是将宝宝的头偏向虫子爬进去的那边，让虫子自己爬出来。

虫子喜光，如果不能自行爬出，可将宝宝带到阴暗处，用手电筒照射宝宝的耳部，活着的虫子会迎着光亮飞出。

民间偏方治疗小虫问题是在耳内滴几滴菜籽油或者香油。

以上方法都是爸爸妈妈给宝宝的急救措施，如果虫子一直不出来，需带宝宝去医院及时处理掉小虫。

11. 宝宝晚上睡觉要不要开灯？

哺乳期的宝宝，妈妈们为了方便夜里起来喂奶，往往会开着灯睡觉。这样对宝宝的健康发展是极为不利的。

医学科研人员研究证实：人睡时开灯，会抑制人体有一种叫褪黑激素的分泌，使得人体免疫功能降低。尤其是对于刚出生的宝宝，任何人工光源都会产生一种很微妙的光压力，这种光压力的长期存在，会使人，尤其是婴幼儿表现得骚动不安、情绪不宁，以致难以成眠，睡眠质量不好。同时，让婴幼儿长久在灯光下睡觉，会进一步影响他们眼部网状激活系统，使他们每次的睡眠时间缩短，睡眠深度变浅而容易惊醒。

长期开灯睡觉，宝宝得不到充分的休息，不但会影响宝宝的正常发育，还会造成宝宝斜视，影响宝宝的视力。所以妈妈们为了宝宝的健康，要尽快适应在黑暗中处理喂奶的情况。

12. 宝宝的玩具距床多远为宜?

玩具是和宝宝玩游戏的物质基础，也是宝宝生活中不可缺少的小伙伴。在宝宝小床上悬挂玩具是发展宝宝感觉能力的有效方法。

刚出生的宝宝除有吮吸、哭等维持生存的无条件反射外，还具有一些低等的心理反映。他们出生不久，眼睛已能注视物体，耳朵已能听到声音，头已会左右转动。宝宝感觉能力的发展为教育活动的开展创造了条件。

玩具一般悬挂在小床床栏的左边、右边或头的上方。悬挂的位置必须隔几天更换一次。

悬挂高度一般离新生宝宝的眼睛约25厘米左右。在实际悬挂时还可根据各个宝宝的情况作适当调整，以宝宝看得见为宜。新生宝宝的床上每次悬挂1~2种玩具为好。悬挂约1周左右就需要更换新的玩具。

13. 宝宝使用洗护用品有哪些原则?

当宝宝在妈妈肚子里的时候，妈妈们就开始为宝宝准备各种出生后需要用到的东西，洗护用品是件头疼的事，用得不好还会严重影响宝宝的健康，那么宝宝使用洗护用品有哪些原则呢?

原则1: 宝宝半岁前应少用或者不用洗护用品

宝宝肌肤娇嫩，运动量不大，平时用清水给宝宝清洗就够了，只是清洗时不能将隐蔽和褶皱的地方遗忘了。

原则2: 总体选购原则

选择正规厂家、专业婴幼儿洗护产品，成分越简单越好，避免着色剂、珠光剂，尽量少加或不加香精，一定要与宝宝的皮肤状况相宜。

宝宝由于其肌肤还没有发育完全，因此抵抗表皮失水的作用不大。再加上他们皮肤的机械强度低、角质层薄、pH值高和皮脂少，所以皮肤不仅干燥，而且亦受外界影响。儿童霜中大多添加适量的杀菌剂、维生素及珍珠粉、蛋白质等营养保健添加剂，且产品多为中性或微酸性，与宝宝的pH值一致。宝宝经常搽用，可以保护皮肤，防止水分过度损耗或浸渍，避免皮肤干燥破裂以及粪、尿、酸、碱或微生物生长引起的刺激。

原则 3：宝宝 3 个月前不需要另购洗发用品

妈妈给宝宝洗澡时不需另备洗发用品，只需用婴幼儿专用的沐浴精或沐浴乳液就可以达到清洁。待宝宝逐渐长大，妈妈感到用沐浴精或乳液给宝宝洗头洗得不干净或是脏得很快时，就需为宝宝选购一瓶婴儿专用洗发用品了。

原则 4：不可用功能相同的成人用品替代

选购时，挑选婴幼儿或儿童专用产品。婴幼儿应选用儿童专用护肤品，购买时一定要认明"专为婴儿设计"的字样。因为，这类产品已针对婴儿皮肤做过测试。成人润肤产品对宝宝而言，不但针对性不强、不合适，还可能含有一些功能性成分，譬如美白、防晒、抗衰老等，这些成分对宝宝娇嫩的皮肤会产生较大的刺激。宝宝的皮肤完全不需要美白、抗衰老，只要做到滋润、保湿就可以了。

原则 5：注意涂抹的技巧

给宝宝搽润肤用品时，裸露在外的皮肤由于水分蒸发较大，要多搽点。皮脂腺分泌少的四肢伸侧、手足等处，可以稍微涂厚一点，多涂几次。其他部位可薄涂，以便皮肤通畅地呼吸。

涂抹护理产品时，要慢、要用心，最重要的是配合触摸的手势，触摸不仅能令滋润效果更深入更有效，在一次次的触摸中，宝宝还能找到成长的最佳源动力，妈妈也能找到身为妈妈的快乐与幸福。

14. 宝宝洗护用品如何挑选？

1. 宝宝沐浴露

1 厂商信誉

一般而言，选择牌子老、口碑好的沐浴用品比较保险。事先询问一下有经验的长辈、亲友，从他们推荐的产品中可以找出比较值得信赖的品牌。

2 包装完整

选购沐浴用品之前，要仔细看看产品的包装是否完整，有无破损变质。

3 专为婴幼儿设计

不要用成人的沐浴用品替宝宝进行清洁工作。选购宝宝沐浴用品时，一定要认明"专为婴儿"设计等字样的产品，此类产品是专门针对婴儿皮肤作测试，质量有保障。

4 标示

清洁沐浴用品的内容和成分一定要标示详尽，对于成分标示不明、说明模糊的产品，为了宝宝细嫩的肌肤着想，还是不要买比较好。

2. 宝宝洗发水

专家指出，从皮肤学的角度来说，小宝宝的头皮很薄、很嫩，很容易吸收一些涂抹在上面的渗入性的物质。宝宝头大身子小，头部皮肤占整个体表皮肤的面积大，相对来说，渗入性的物质吸收得也多。因此，皮肤科医生给宝宝用药都会特别的慎重，一般都会选择为小宝宝特制的药物。婴儿洗发水也是同样的道理，洗发水中的成分、酸碱度、刺激性、色泽、香精、泡沫等方面，都有严格的要求，会针对小宝宝头皮的特点，尽量减少化学物质的侵害。所以，给宝宝洗头一定要用"无泪配方"的婴儿洗发水。此外，给宝宝洗头的时候，一定要小心托稳宝宝头部，用手掌沾水把宝宝头发沾湿，只要滴上数滴婴儿洗发水，轻轻地揉搓即可，不要搔头皮，洗发水建议3～5天使用1次。

3. 宝宝护臀霜

护臀膏的主要成分是甘油、甘草精华成分、氧化锌等。甘油，对宝宝的细嫩皮肤有很好的保护，甘草精华成分、氧化锌等更能保持宝宝的臀部时刻干爽，预防宝宝红臀和尿布疹。有些护臀膏中添加了抗菌消炎的成分，在宝宝臀部稍有发红或破损的时候使用，可以起到一定的保护和治疗作用。但如果使用过量的话，也可能产生红臀。

提醒爸爸妈妈们应该适量适时给宝宝用护臀膏。如果已经长了尿布疹，用清水洗净（别太烫），晾干，保持臀部干爽，抹护臀膏。如果可以，应该经常给宝宝晾晾臀部，甚至给宝宝的臀部晒晒太阳。

15. 如何给宝宝清除头皮乳痂？

宝宝头皮皮脂腺分泌功能旺盛，有些新生儿头顶部常有一层厚薄不均、油腻、棕黄或灰黄色的痂，长时间皮脂腺的分泌和头皮脱屑、灰尘污染堆积就形成了乳痂。这是一种正常的情况，不需要去医院进行治疗，妈妈只要在家里自行清理即可。

最简单的办法

将植物油加热晾凉后涂于痂上，一段时间软化后用细梳子轻轻反着头发梳几次即可去除。不要用手乱抠，以免损伤皮肤引起感染，如果不能一次除净可再涂敷一次。除去后用温水、婴儿沐浴露洗净擦干即可。

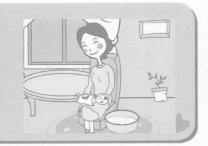

1. 宝宝头上为什么会有乳痂？

乳痂是宝宝新陈代谢的产物，主要与以下因素有关：

（1）遗传：如果爸爸妈妈头皮屑特多，或曾患过脂溢性皮炎，宝宝就很容易长乳痂。

（2）不良生活习惯：有些爸爸妈妈觉得新生宝宝不宜洗澡洗头，时间长了，头屑、灰尘等越积越厚就形成了乳痂。

（3）高油脂饮食：如果哺乳妈妈和宝宝的饮食中油脂含量高，也很容易长乳痂。

2. 预防乳痂两大重点：

宝宝乳痂的出现，除了先天性遗传，还有很大一部分的原因来自于妈妈日常护理的失误。为了让宝宝将来拥有一头健康乌黑的秀发，就要先从预防乳痂做起。

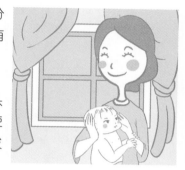

（1）洗头

致病真菌常可以加重乳痂的产生。经常为宝宝清洗头皮，则可以减少乳痂的形成。而且经常保持头发清洁可使头皮得到良性的刺激，避免引起头皮发痒、起疱，甚至发生感染，从而促进宝宝头发的生发和生长。

---

1 合理控制水温

给宝宝洗头时的水温最好控制在 37℃～38℃上下。这是因为水太凉不易去除头皮上的污垢，而水太烫则容易造成宝宝皮肤烫伤，所以给宝宝洗头的时候，妈妈最好自己先试一下水温。冬天的水温可以比夏天略高 3℃～5℃。

2 选择专业产品

选择宝宝洗发水，不用成人用品。因为成人用品过强的碱性会破坏宝宝头皮皮脂，造成头皮干燥发痒，缩短头发寿命，使头发枯黄。另外由于宝宝的泪腺功能尚未成熟，故无泪配方的宝宝专用洗发水才是最佳选择。

3 正确洗头方式

给宝宝洗头的时候勿用手指抠挠宝宝的头皮。正确的方法是用整个手掌，轻轻按摩头皮。洗头时妈妈不宜用指甲抓洗头部，以免抓破宝宝娇嫩的皮肤。若妈妈手较小，盖不住小宝宝的双耳洞，也可用棉花塞住宝宝的两耳的外耳道内以防止宝宝耳道进水。

4 适时情感安慰

无论给多大的宝宝洗头都要注意适时给予宝宝感情安慰。在洗头时让宝宝的身体尽量靠近妈妈的胸部，较密切地与妈妈的上身接触。宝宝的头部也不要过分倒悬，稍微倾斜一点即可。洗头同时，妈妈可以轻声说几句温馨的话以安抚宝宝。

（2）护理

新生宝宝除了在洗头和梳头方面加强注意以外，宝宝良好生活习惯的培养，对宝宝头发的正确护理，这些因素都影响着宝宝头皮的健康。

多多阳光照射

适当接受阳光照射对宝宝头发生长也非常有益，紫外线可促进头皮的血液循环，改善头发质量。值得注意的是，日光照射强烈时，千万不可让宝宝的头皮暴晒。最好戴上一顶遮阳帽，以防晒伤头皮。

保证充足睡眠

宝宝的大脑尚未发育成熟，因此很容易疲劳，如果睡眠不足，就容易发生生理性紊乱，从而导致食欲不佳、经常哭闹及容易生病，间接地导致头发生长不良。通常，刚刚出生的宝宝，每天要保证20小时的睡眠。

慎用吹风机

除非遇到特殊情况，比如给宝宝洗头的时间选的过晚，否则最好让宝宝的头发自然风干。在给宝宝用吹风机吹发时以低温适宜，而且不要将吹风机离得宝宝过近，以防伤害宝宝脆弱的发丝和稚嫩的头皮。

16.脐带未脱落之前如何护理好?

一般情况下，婴儿出生后脐带在24～48小时里就自然干瘪，3～4天就掉了，并且会在10天到15天左右愈合。但是，这也不是绝对的，因为不同的新生儿有差异，脐带残留也有长、短、粗、细之分，只要宝宝的脐部保持干燥，爸爸妈妈就不要着急，可耐心等待宝宝的脐带自行脱落。

脐带被切断后便形成了创面，这是细菌侵入新生儿体内的一个重要门户，轻者可造成脐炎，重者往往导致败血症和死亡，所以脐带的消毒护理十分重要。在脐带未脱落以前，需保持局部清洁干燥，特别是尿布不要盖到脐部，以免排尿后湿到脐部创面。要经常检查包扎的纱布外面有无渗血，如果出现渗血，则需要重新结扎止血，若无渗血，只要每天用75%的乙醇棉签轻拭脐带根部，即可等待其自然脱落。

即将脱落的脐带及脐带眼处，偶尔会有发臭并伴有少许黄色分泌物，应持续给宝宝脐带护理，并保持干燥。若情况未改善或有发炎现象（红、肿、分泌物流出等），应即刻就医。此外，当给新生男宝宝包尿布时，应将阴茎朝下，以防小便时脐带碰到尿液，造成脐带发炎。

宝宝脐带护理三大原则

第一，要保持干燥。在宝宝脐带脱落前应保持干燥，尤其洗澡时不慎将脐带根部弄湿，应先用干净小棉棒擦拭干净，再执行脐带护理。

第二，要避免摩擦。纸尿裤大小要适当，千万不要使尿裤的腰际刚好在脐带根部，这样在宝宝活动时易摩擦到脐带根部，导致破皮发红，甚至出血。

第三，要避免闷热。绝对不能用面霜、乳液等涂抹脐带根部，以免脐带不易干燥导致感染。

17. 如何清洁宝宝的小肚脐？

刚出生的小宝宝，脐窝里经常有分泌物，分泌物干燥后，会使脐窝和脐带的根部发生黏连，不容易清洁，脐窝里可能会出现脓液，容易引起感染。那么该怎样彻底清洁小脐窝呢？

方法

每天用棉签蘸上75%的乙醇，一只手轻轻提起脐带的结扎线，另一只手用乙醇棉签仔细在脐窝和脐带根部细细擦拭，使脐带不再与脐窝黏连。随后，再用新的乙醇棉签从脐窝中心向外转圈擦拭。清洁后别忘记把提过的结扎线也用乙醇消消毒。

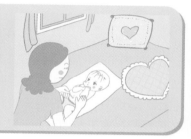

TIPS

（1）在护理脐带部位时一定要洗手，避免手上的细菌感染宝宝脐部。

（2）在宝宝洗澡的时候，在脐带脱落前，不要让脐带沾水。如果在新生儿阶段给宝宝游泳，一定要带上防水贴。

（3）脐带及其周围皮肤要保持干燥清洁，特别是尿布不要盖到脐部，避免尿液或粪便沾污脐部创面。

（4）千万不要用紫药水。有的宝宝肚脐很长时间不脱落，或脱落后坏脓的，有些老人为了干燥脐带就要给宝宝用紫药水擦拭，这个方法以前的时候经常使用，但现在医学上不提倡这个方法，因为紫药水的干燥效果仅限于表面，而乙醇是从里到外的干燥。

（5）每天要用75%的乙醇棉签擦拭2遍，早晚各1次。在擦拭的时候，一手提起脐带结扎部位的小细绳，一手用沾过乙醇的棉签充分的擦拭脐带与肉连接的地方。这时候要注意，如果棉签脏了，就要及时换掉，不要用脏的棉签反复擦拭，不然会使脐带感染和发炎。

18. 如何保持宝宝肚脐干爽?

宝宝的脐带脱落前或刚脱落脐窝还没干燥时，一定要保证脐带和脐窝的干燥，因为即将脱落的脐带是一种坏死组织，很容易感染上细菌。所以，脐带一旦被水或被尿液浸湿，要马上应用干棉球或干净柔软的纱布擦干，然后用乙醇棉签消毒。脐带脱落之前，不能让宝宝泡在浴盆里洗澡。可以先洗上半身，擦干后再洗下半身。

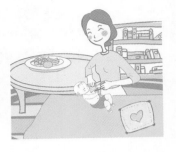

19. 假如宝宝脐带不脱落怎么办?

一般情况下，宝宝的脐带会慢慢变黑、变硬，1～2周后脱落。假如新生儿的脐带2周后仍未脱落，要仔细观察脐带的情况，只要没有感染迹象，如没有红肿或化脓，没有大量液体从脐窝中渗出，就不用担心。另外，妈妈可以用乙醇给宝宝擦脐窝护理，使脐带残端保持干燥，加速脐带残端脱落和肚脐愈合。

20. 假如宝宝脐带有分泌物怎么办?

愈合中的脐带残端经常会渗出清亮的或淡黄色黏稠的液体。这是愈合中的脐带残端渗出的液体，属于正常现象。脐带自然脱落后，脐窝会有些潮湿，并有少许米汤样液体渗出，这是由于脐带脱落的表面还没有完全长好，肉芽组织里的液体渗出所致，用75%的乙醇轻轻擦干净即可。一般一天1～2次即可，2～3天后脐窝就会干燥。用干纱布轻轻擦拭脐带残端，也能加速肚脐的愈合。如果肚脐的渗出液像脓液或有恶臭味，说明脐部可能出现了感染，要带宝宝去医院。

21. 宝宝脐带发红怎么办?

脐带残端一经脱落，肚脐就形成了。在脐带残端脱落的过程中，肚脐周围常常会出现轻微的发红，这是脐带残端脱落过程中的正常现象，不用担心。但是，如果肚脐和周围皮肤变得很红，而且用手摸起来感觉皮肤发热，那很可能是肚脐出现了感染，要及时带宝宝去看医生。

22. 宝宝正常体温是多少?

测量体温一般常用3个部位，即口腔、腋窝及肛门。正常体温在肛门处为36.5℃～37.5℃；口腔处为36.2℃～37.3℃；腋窝处为35.9℃～37.2℃。通过测量后，凡超过正常范围0.5℃以上时，称为发热。不超过38℃称为低热，超过39℃者为高热。

不是所有身体正常的宝宝的体温都会相同，每个宝宝的体温都是独特的。妈妈可以在宝宝的身体状况良好的时候测量一下，以掌握自己宝宝的体温到底是多少。一般来讲，正常体温在 36℃～37℃之间；如果体温达到或高于 37.7℃时，你要想到宝宝是不是发热了。但有时宝宝的体温在一天当中的不同时段也会发生变化，或者在剧烈运动

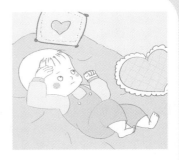

之后体温也会有所上升。宝宝因体温调节中枢功能不稳定，新陈代谢较旺盛，体温较成年人稍高。清晨 2～6 时体温最低，下午 2～8 时体温最高，波动幅度约为 0.6℃左右。

23. 如何给宝宝测量体温？

给宝宝测量体温最常用的方法有以下 3 种：

1 腋测法

此法不易发生交叉感染，是测量体温最常用的方法。擦干腋窝汗液，将体温表的水银端放于腋窝顶部，用上臂半夹紧体温表，嘱病人不能乱动，10 分钟后读数，正常值为 36℃～37℃。

2 口测法

先用 75% 乙醇消毒体温表，放在舌下，使紧闭口唇，放置 5 分钟后拿出来读数，正常值为 36.3℃～37.2℃。

3 肛测法

将肛表头部用油类润滑后，慢慢插入肛门，深达肛表的 1/2 为止，放置 3 分钟后读数。

24. 测量宝宝体温需要注意什么？

1 测量前后，清点体温计数量，并检查有无破损，甩表时不可触及它物。使用水银温度计时确认水银柱是否在 35 度以下。

2 给新生宝宝测试体温的时间以 5～10 分钟为宜。

3 选择在宝宝安静时给宝宝测量体温，避免在哭闹时进行。

4 避免在宝宝洗完澡后和吃完奶后测量体温。

5 选用婴幼儿专用体温计，通常成人使用的体温计中，含有水银。一旦打破，就会挥发出有毒的水银蒸汽，会对人体造成严重影响。建议妈妈最好选用专门为小宝宝设计的电子体温计，以确保安全可靠。

25. 如何训练宝宝的听力?

为了宝宝的智力发展，尽早训练宝宝各方面的能力非常重要，而听力就是其中一个方面，那么如何训练婴儿的听力呢?

首先要给婴儿一个有声的环境，家人的正常活动会产生各种声音，如：走路声、关开门声、水声、刷洗声、扫地声、说话声等等，室外也能传来许多声音，车声、人声嘈杂得很。这些声音会给宝宝听觉的刺激，促进听觉的发育。

除自然存在的声音外，我们还可人为地给宝宝创造一个有声的世界。例如，给宝宝买些有声响的玩具——拨浪鼓、八音盒、会叫的鸭子、橡胶玩具等发出的声音。刺激宝宝的听力细胞，促进听力发育。

听力训练

道具：3只相同的瓷碗，分别盛多少不一的水，筷子1根。

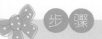

（1）爸爸（妈妈）用筷子分别敲击3只装有不等量水的瓷碗，让宝宝仔细倾听3只瓷碗发出的不同声音，引导宝宝说出哪只瓷碗发出的声音高些，哪只瓷碗发出的声音低些。

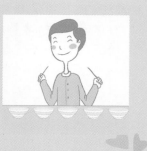

（2）然后引导宝宝仔细观察，和宝宝一起探索瓷碗发音高低的原因。

如果宝宝听觉器官成熟较早，他（她）就能很早地喜欢上听音乐。有关研究材料表明，在悦耳的音乐声中，宝宝能较快入睡，且心情愉快。相反，在刺耳的噪音中，不易入睡，并有烦躁不安的表现。因此，有意给宝宝播放优美的音乐，是训练宝宝听觉，陶冶宝宝情操的有效手段。

爸爸妈妈可以让宝宝多听一些节奏欢快、鲜明的轻音乐，节奏要有快有慢，有强有弱。不论是宝宝乐曲还是交响乐都可以给宝宝听，最好几种乐曲交替听。爸爸、妈妈也可以轻声唱歌，以引起宝宝的共鸣。但是也要注意，不要一天到晚都放音乐，避免宝宝听力疲劳，影响听觉的发育。

26. 什么是囟门？

囟门是指婴儿出生时头顶有两块没有骨质的"天窗"，医学上称为囟门。囟门分为前囟门和后囟门。人的颅骨是由6块骨头组成的，新生儿的颅骨尚未发育完全，骨与骨之间相互衔接的部位存在着缝隙，就形成了位于头顶部及枕后部两个没有骨头、只有头皮覆盖的特殊区域，即前囟门和后囟门。后囟门一般在出生后3个月闭合，前囟门要到1岁半才闭合。人们常说的"天窗"或"囟门"主要是指前囟门。

如何观察宝贝的囟门？

囟门的大小

早产儿由于发育不成熟，囟门比足月儿大。如果新生儿的囟门过大或过小、闭合过早或延迟，都提示宝贝的健康出了问题。

囟门的凹凸

由于囟门只有头皮覆盖，摸上去软软的，甚至可以看到随着脉搏一跳一跳的。正常情况下，囟门应该是平软的，或略微凹陷。如果宝贝的囟门隆起，摸着有紧张感，或囟门凹陷明显，都属于异常表现，应该引起注意。

27. 日常生活中囟门如何护理？

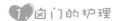
1. 囟门的护理

（1）不要给宝宝使用材质太硬的枕头，如绿豆枕、砂枕，否则很容易引起宝宝头部变形。

（2）不要让宝宝一直固定一个睡姿，想要宝宝的头型完美，就要经常为宝宝翻翻身，改变一下睡姿。宝宝喜欢光线，如果宝宝习惯侧向某一边睡，可以在另一侧用光吸引他（她）。

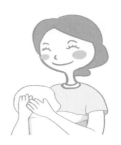

（3）注意家中家具，避免尖锐硬角弄伤宝宝的头部。

（4）如果宝宝不慎擦破了头皮，应立即用乙醇棉球消毒以防止感染。

（5）在冬天外出应戴较厚的帽子，在保护囟门同时又减少了热量的散失。

7.囟门的异常现象

（1）囟门鼓起。

前囟门原本是平的，如果突然间鼓了起来，尤其是在宝宝哭闹时，并且用手摸上去有紧绷绷的感觉，同时伴有发热、呕吐，甚至出现抽风，说明宝宝的颅内压力增高。通常，颅内压力增高是由于颅内感染所引起，宝宝可能是患了各种脑膜炎、脑炎等疾病。

如果宝宝的前囟门逐渐变得饱满，可能是颅内长了肿瘤，或是硬膜下有积液、积脓、积血等。

长时间服用大剂量的鱼肝油、维生素A或四环素，可使宝宝的前囟门出现饱满。不过，在停用维生素A及四环素后，前囟门还会逐渐变平坦。

由于某种原因给宝宝使用肾上腺素，如果突然停药，也可使宝宝的前囟门出现饱满。

（2）囟门凹陷。

囟门凹陷下去，最多见于宝宝的身体内缺水，如腹泻后没有及时补充水分，前囟门由此凹陷下去。这种情况下，需要马上为宝宝补充水分。

为了降低颅内压，使用了大剂量的脱水剂，从而使前囟门因脱水而凹陷。应该及时给宝宝的身体补充水分，以防脱水过度造成体内代谢紊乱。

营养不良、消瘦的宝宝，他们的前囟门也经常表现出凹陷现象，应及时为宝宝补充营养。

（3）囟门早闭。

宝宝囟门早闭时，必须测量其头围大小。如果头围大小低于正常值，可能是脑发育不良。

有些身体正常的宝宝，在5～6个月时，前囟门也仅剩下指尖大小，似乎要关闭了，其实并未骨化，应请医生鉴别。

（4）囟门迟闭。

囟门迟闭，主要是指宝宝已经过了18个月，但前囟门还未关闭，这种情况多见于佝偻病、呆小病。

囟门迟闭，有少数是脑积水或其他原因所致的颅内压增高引起，应去医院做进一步检查。

（5）囟门过大。

囟门过大，一般是指宝宝出生后不久，前囟门就达到4～5厘米大小。

囟门过大，首先的可能是宝宝存在着先天性脑积水，其次也可能是先天性佝偻病所致。先天性脑积水的宝宝在出生时，经过产道时头颅受挤，因此在刚出生时囟门并不大。但在出生后的几天后，前囟门通常就会逐渐大了起来。先天性佝偻病的宝宝出生后，不但前囟门大，而且后囟门也大，正中的一条骨缝（矢状缝）也较宽，将前后两个囟门连通。

（6）囟门过小。

囟门过小，主要是指囟门仅有手指尖大，这样的宝宝很可能存在着头小畸形。

囟门过小，也可能是颅骨早闭所造成，特别是矢状缝早闭，会使宝宝的头颅变长、变窄，形成被称为舟状畸形的头颅，即枕部突出、前额宽，前囟小或摸不到。每1个月或每2个月都应检查头围的增长速度，并与正常的宝宝做比较，观察是否有明显的落后。

宝宝囟门过小时，要定期测量头围，即观察在满月前头围是否在正常范围内。

如果宝宝头围的发育尚且正常，并在随访后的3～4个月后还能继续保持，即使囟门偏小一些，也不会影响大脑的发育。

28.如何清洗囟门？

给婴儿洗头时。囟门处可以洗，但动作要轻柔，不能用手指抓挠。洗头水不能过热，要用温水。

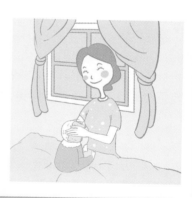

有些爸爸妈妈对囟门不太了解，不敢去碰、不敢清洗，以致污垢堆积。又因为小婴儿易患脂溢型湿疹（俗称奶癣），易有油腻性鳞屑与污垢混合成难看的满布囟门的"尿疙瘩"。这会使某些病原微生物寄生易引起头皮感染，继而病原菌穿透没有骨结构的囟门而发生脑膜炎、脑炎等，所以囟门的清洁护理尤为重要。

囟门的清洗

1 囟门的清洗可在洗澡时进行，可用宝宝专用洗发液而不宜用强碱肥皂，以免刺激头皮诱发湿疹或加重湿疹。

2 清洗时手指应平置在囟门处轻轻地揉洗，不应强力按压或强力搔抓，更不能以利器在囟门处乱刮。

3 如果囟门处有乳痂不易洗掉，可以先用麻油或精制油蒸熟后润湿浸透2～3小时，待这些污垢变软后再用无菌棉球按照头发的生长方向擦掉，洗净后扑以婴儿粉即可。

4 如果不慎擦破了头皮，应立即用乙醇棉球消毒以防止感染。

29. 夏季如何预防宝宝长痱子？

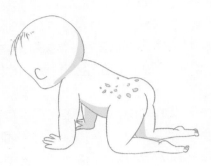

痱子是夏季最常见的一种皮肤病。夏天气温高，汗液分泌多，汗液蒸发不畅，导致汗孔堵塞，阻塞的汗腺还在分泌汗液，这样淤积在表皮汗管内的汗液使汗管内压力增加，导致汗管扩张破裂，汗液外溢渗入周围组织，在皮肤下出现许多针头大小的小水泡，就形成了痱子。

1. 痱子的种类

（1）红色粟粒疹

因汗液在表皮内稍深处溢出而形成。好发于手背、肘窝、颈、胸、背、腹部、臀、头面部，为圆而尖形的针头大小密集的丘疹或丘疱疹，有轻度红晕和轻微烧灼及刺痒感。

（2）晶形粟粒疹

因汗液在角质层内或角质层下溢出而形成。在颈、躯干部发生多数针尖至针头大浅表性小水泡，无自觉症状，轻擦之后易破，干后有极薄的细小鳞唇。

（3）脓疱性粟粒疹

是指痱子顶端有针头大浅表性小脓疱。临床上较为少见，常发生于皱襞部位，如四肢屈侧和阴部，头颈部也常见。脓疱内多无菌，或为非致病性球菌，但溃破后可继发感染。

2. 怎么预防宝宝长痱子？

（1）加10滴水洗澡不要使用香皂浴液，据医生介绍，每次给小孩洗澡时在温水里加入适量的10滴水（如半小瓶）能有效预防痱子，但要注意只能用清水洗浴，不要使用香皂、浴液等，以保持药力。

（2）应注意环境通风，保持室内通风散热，以减少出汗和利于汗液蒸发，遇到气温过高日子，可适当使用空调降低室内温度。

（3）衣服宜宽大，不要穿得过多，要穿宽松、透气性、吸湿性均好的棉质衣服，便于汗液蒸发并及时更换汗湿衣服。

（4）经常保持皮肤清洁干燥，常用干毛巾擦汗或用温水洗澡后扑粉剂。

（5）在炎热的夏天，不要一直怀抱着小宝宝，尽量让宝宝单独在凉席上玩，以免长时间在大人怀中，散热不畅，捂出痱子。

（6）饮食以清凉清淡为宜。多给宝宝喂水，还可以自制一些如西瓜汁、绿豆汤、冬瓜汤等清凉食物。要让宝宝多吃青菜和瓜果，这样既可以消夏解暑，又可以补充水分及维生素。

（7）增强免疫力最好的方法还是在宝宝的饮食上下功夫。多吃提升免疫力的食物调理体质，只有健全的免疫系统，才能帮助宝宝抵抗致病的细菌和病毒，远离疾病。多吃天然食品，多吃富含维生素和矿物质的蔬菜、水果，此外，不要让宝宝偏食而导致营养失调。

30. 宝宝1天究竟拉几次？

宝宝出生后10小时内开始排出胎便，为黑绿或深绿色，黏稠、无臭、有点像铺路用的沥青。胎便是由胆汁、肠道分泌物、脱落上皮细胞和宝宝在胎内吞入的羊水、胎毛等组成。一般在2～3天内排完，每天约3～4次。若生后24小时不见胎便，应怀疑是否消化道先天畸形而致粪便梗阻，须及时诊治。

出生3～4后，胎便逐渐过渡到普通婴儿粪便。母乳喂养的宝宝大便多呈金黄色，偶而稀薄如水后浓羹样，可微带绿色，有酸味，无臭，每日排便2～4次。初生时可能次数多些，每天4～5次，甚至每次喂奶后都要排便。这是因为母乳容易消化，利于排出，以及肠道输入食物后的反射性蠕动。

TIPS

如每日排便4～5次或更多，或2～3天排1次，只要大便性状如常，宝宝体重增加，精神状态好，爸爸妈妈就不必过分担心。

31. 如何护理体重增长缓慢的宝宝？

如果连续2个月中，宝宝每月体重增长值不足临床指标中宝宝月增体重值的最低值，便认为宝宝的体重增长不足。

1 宝宝体重增长缓慢的原因

（1）喂养次数不够频繁

有些妈妈被告知每3～4个小时喂1次奶就够了；还有一些妈妈误以为宝宝应该按时喂奶，人为地制定宝宝的吃奶时间；而有极少数宝宝则天生比较安静嗜睡，不是很积极地吃奶。新生儿应该平均每24小时喂奶10～12次。有些宝宝不用吃这么频繁，有些宝宝却需要更频繁的哺乳才能够成长。如果宝宝每天吃奶次数在10次以下体重又增长缓慢，妈妈应该采取措施，增加喂奶次数，以增加宝宝对养分的摄取，也同时增进乳汁分泌量。

（2）热量摄取不足

有些妈妈的乳汁虽然十分充足，但是由于宝宝吸吮的时间不够长，没有得到高脂肪、高热量的"后奶"，即使小便数量正常，发育也良好，仍然会体重增长缓慢。有些时候是因为妈妈误以为应该人为地限制宝宝对于每一边乳房的吸吮时间；有些时候则是因为宝宝吃着吃着奶就睡着了。对于前一种情况，妈妈应该尽量让宝宝长时间吸吮，让宝宝决定什么时候吃够了，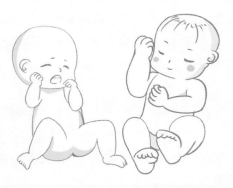吃空一边再换到另一边。对于后一种情况，妈妈可以采取一些措施，唤醒宝宝继续吃奶。比如先让宝宝尽情吸吮，在瞌睡来临时换到另一边喂；还可以在宝宝将要睡着时换尿片，以便唤醒宝宝。但有些宝宝只需要一边乳房的奶就吃饱了，有些则需要两边乳房的奶才能够满足成长的需要，还是要区别对待。

（3）哺乳姿势不正确，宝宝吸吮效率不高

每次喂奶时，宝宝一开始的吸吮刺激妈妈的乳汁下来。妈妈乳汁下来之后，宝宝的每一次吸吮都应该伴随着吞咽。最初的饥饿感被满足后，宝宝的吸吮会缓慢下来。如果妈妈听不到宝宝的吞咽声，可能是宝宝没有正确地衔住奶头，也可能是没有进行有效吸吮。这时最好断开，让宝宝重新衔住乳头。

（4）其他添加物干扰了宝宝对母乳的吸收

母乳喂养的宝宝不需要喝水或果汁。母乳中含有宝宝成长中所需要的一切液体和营养。错误地添加水或者果汁，只会稀释母乳的热量，导致体重增长缓慢。添加奶粉，也会减少宝宝对母乳的吸吮，引起母乳分泌量下降。又因为奶粉不容易消化，导致宝宝减少奶量以及哺乳的频率。过早添加低热量辅食也会降低宝宝摄取营养的质量。

（5）其他因素

烦躁不安的宝宝、早产儿等，容易产生哺乳无力，甚至拒绝哺乳；分娩过程顺利与否、是否剖腹产等，有时会影响最初的哺乳；宝宝的健康状况，是否黄疸、低血糖，是否需要补充维生素；妈妈的健康状况和心理状态，是否生病、吃药、怀孕、使用口服避孕药，有否荷尔蒙问题病史，是否规律性吸烟、饮酒，是否为了恢复体型而节食，乳房是否动过手术，是不是心情紧张焦虑（即使有充足的乳汁，紧张的情绪会阻碍乳汁的泌出）等等都会影响哺乳。

2 体重增长缓慢宝宝的护理

一般应每月或2个月给婴儿称1次体重，一个健康的宝宝每月应增加体重500～1000克。

若婴儿体重增长不足可能是吃的奶量不够或生病，应仔细寻找原因，必要时到医院检查。如果排除生病的可能性，那么就要加大宝宝的食量。如果食量充足营养又好，那就是宝宝的吸收不好才导致增重过缓。可以补充些益生菌冲剂，调理肠胃，促进宝宝的消化和吸收。但是针对宝宝体重增长缓慢，要根据宝宝的整体情况逐一分析，对症解决。当然，宝宝体重情况重点还是在饮食上，一定要让宝宝吸收足量的、营养丰富的母乳，或选择营养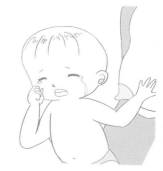全面、丰富，好消化，易吸收，刺激小的奶粉。最好根据医生或者是营养师的建议，给予宝宝营养喂食，适当时候添加辅食，切勿过早添加辅食，应坚持小量逐渐添加辅食的原则以及根据宝宝的口味、爱好添加辅食，且不让宝宝挑食。

32. 给宝宝开窗换气的好处是什么?

室内经常开窗通风的好处是有利于保持室内空气新鲜，正常人每分钟要呼吸 16～18 次，在呼出的气体中二氧化碳占 4%，加上空气中本身就含有一定量的二氧化碳，如果居室内二氧化碳的总含量达到 5%，人体就会发生窒息，所以紧闭门窗的家庭，屋里都有一股气味，这就是房间内氧气不足的表现，长期生活在这样的环境，人体就会因氧气的缺乏而表现出种种症状，如头晕、头痛、心慌、疲乏、血压升高等。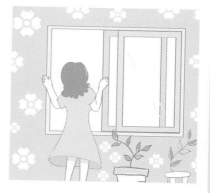

宝宝的房间一定要通风透气。室内空气新鲜，有利于室内污浊空气的排出。因室内的含氧量增多，有利于增加宝宝肺部的新陈代谢，促进宝宝的生长发育。 在天气冷的时候也要定时通风，夜间城市底层大气比白天稳定，不利于污染物的扩散，因此早晨 6 时左右，污染物浓度依然很高。一般来说，上午 9 时 ～11 时、下午 2 时 ～4 时是开窗换气的最佳时间。

宝宝的床要放在避风处，床的四周可用布围住，以避免风直接吹到宝宝。白天每隔 2～3 小时开窗通风换气 5 分钟，然后关窗，到满月时可增加开窗的时间和次数，以保证室内空气的新鲜。

33. 为何提倡宝宝睡觉用睡袋?

婴儿睡袋是为了防止婴儿睡觉蹬被而使用的包裹婴儿身体的睡眠用品。

新生宝宝别看一天到晚地睡，但要照顾宝宝睡觉，可一点都不省心。虽然宝宝不会翻身，小脑袋也不会转动，但小手小脚可没停歇的，一不留神，盖在宝宝身上的被子就不知道被蹬哪里去了。一天下来，筋疲力尽的年轻爸爸妈妈，对于宝宝晚上睡觉的问题，绝对犯晕。婴儿睡袋，作为可以防止宝宝蹬被着凉的睡眠用品，应运而生，并得到年轻爸爸妈妈们的喜爱。建议爸爸妈妈们根据气温、宝宝生长特点、体质等情况，选用合适自己宝宝的睡袋。

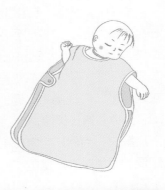

宝宝睡袋的类型

1. 信封式

外观： 长方形如信封样，相当于一条小被子对折，底部、侧边有拉链。

优点： 底部可以打开，方便更换尿片等。一般信封式睡袋为被子睡袋两用型，增强了产品的实用功能。

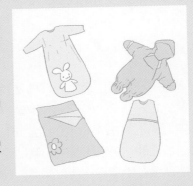

缺点： 由于睡袋上下尺寸一致，导致下部尺寸偏小，束缚了宝宝双腿的活动，影响宝宝睡眠，宝宝也不喜欢使用。

外观： 形如葫芦，上窄下宽，一般为圆底设计。

2. 葫芦式

优点： 可以防止宝宝溜出睡袋或钻到睡袋里，底部圆大，让宝宝双腿可以自由活动，增加了宝宝的舒适度。

缺点： 由于尺寸的改动，睡袋打开后无法作为一条被子使用，降低了睡袋的实用性。

外观： 形如衣服，有袖。

3. 衣服式

优点： 宝宝睡着时也能自由活动，不会有束缚感，现在大部分成长型衣服式睡袋能随宝宝身高调节长度，增加了睡袋的使用年限，一直是最受妈妈欢迎的睡袋类型。睡袋保暖性较好，适合春秋冬三季使用。

缺点：夏季使用有点热。

4 背心式

外观：形状和背心差不多。

可以看作衣服式睡袋的缩减版，去掉袖、帽、加长袋等东西。一般适合夏天使用。

34. 满月头要不要剃头？

很多人认为满月给宝宝剃头发可促进宝宝头发的增长。事实是不是真的这样呢？满月是否真的需要给宝宝剃头呢？

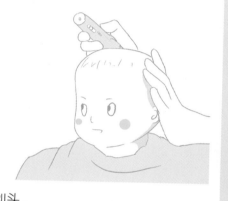

满月要给宝宝剃头的说法是没有科学依据的，人的头发生长主要是受体内肾上腺皮脂激素的调节，与宝宝剃不剃头毫无关系。新生宝宝的头皮很薄很嫩，抵抗力差，给新生宝宝剃头一不小心就会割破宝宝的头皮，头皮有破损时，细菌会侵入体内，并经血液送到全身，引起疾症。所以，即使是满月宝宝也最好不要马上剃头。

新生儿出生时头发少，将来未必头发就少，这主要受妈妈孕期的营养及遗传的影响。如果希望宝宝的头发长得更好，可以在宝宝稍大时多给他们吃些核桃、黑芝麻等，以改善毛发质量。宝宝一般在1岁左右头发就会逐渐长出，到两岁时已长得相当多，爸爸妈妈们不必为此而担忧。

胎发和胎毛是在胎儿时期形成的，出生以后，这些体表的毛发对新生儿有保护作用。新生儿的头皮非常娇嫩，而且抵抗力差，剃头时难免刮破造成感染，而且新生儿头上有一层起保护作用的胎皮，剃头时也会把这层剃掉，很容易使细菌有机可乘。如果是在冬天，天气寒冷，新生儿的头骨还没长硬，头发有保暖作用。但在炎热的夏天，如果为了预防湿疹，不得不给宝宝剃头，也要注意以下4点：

1 要选择正规的理发店和理发师，使用专门的婴儿理发工具。

2 建议将宝宝的头发剃短，但不赞成剃光头。

3 已经长了湿疹的头皮不要剃刮，否则更易感染。

4 如果宝宝的头发已经剃掉了，外出时要戴遮阳帽。同时，要注意保持宝宝头皮的干燥，出汗应及时擦干，减少汗液对宝宝皮肤的刺激。

35. 宝宝要不要剪指甲？

有些老习惯认为宝宝的指甲不能剪，剪了会伤"元气"。有的爸爸妈妈看到宝宝的手小小的，皮肤也很娇嫩，怕剪指甲伤到宝宝，所以也不给宝宝剪指甲，任其长得长长的，其实，这样对宝宝的健康很不利。

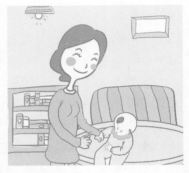

新生儿的指甲长得特别快，1～2个月大的新生儿指甲以每天0.1毫米的速度生长，如果指甲很长，容易将自己的小脸抓破。另外，宝宝也常常把手放到嘴里，如果指甲里藏有污垢，就会把细菌带进嘴里影响健康。同时，随着宝宝活动能力加强，开始喜欢蹬腿，如果脚趾甲过长，蹬腿时常与裤子或被褥摩擦，容易撕裂脚趾甲。因此，需要经常给宝宝剪指甲。

给宝宝修剪指甲方法和注意事项：

1 握住宝宝的小手，将宝宝的手指尽量分开，用宝宝专用指甲刀或者指甲剪。

2 要把指甲剪成圆弧状，不要尖，剪完后，妈妈用自己的拇指肚，摸一摸有无不光滑的部分。

3 宝宝喜欢用手抓脸部或身上其他部位，剪好后检查一下指甲缘处有无方角或尖刺，若有应修剪成圆弧形。

4 给宝宝剪指甲留下1毫米，注意不要剪得太深或太多，以免剪伤皮肤和损伤甲床。

5 不爱剪指甲的宝宝可在他（她）熟睡时或喝牛奶时剪。最好一周内剪2～3次指甲。

6 宝宝剪脚趾甲同样如此。

36. 亲吻宝宝好不好?

亲吻宝宝是爸爸妈妈和宝宝的一种交流方式，宝宝会很喜欢的。

不过不能随时随地的亲宝宝，如果爸爸妈妈是生理病期，如患有感冒、流行性腮腺炎、扁桃体炎、肝炎、结膜炎等都可能通过亲吻传染给宝宝，还有化妆的妈妈会将护肤品中含有的铅、雌激素等通过接触传染给宝宝。

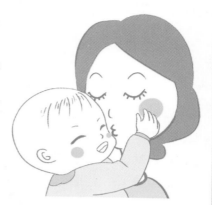

亲宝宝最好是亲脸颊、额头或者是小手，尽量避免嘴对嘴的亲吻。人的口腔里有几百种细菌其中约 5% 可能会危害健康，亲吻可传染超过 270 种细菌。亲吻双方若一方生病，另一方抵抗力较弱，疾病就会传染给另一方。

37. 能摇晃月子里的宝宝吗?

很多爸爸妈妈们在宝宝哭闹不停时，经常使用摇哄的方式让宝宝安静下来，这样时间久了，不但给宝宝养成了不良的睡眠习惯，而且还有一个很大的弊端就是影响脑部发育。宝宝在 1 岁半前是脑发育高峰，而且出生后额叶未完全发育，脑组织的发育慢于颅骨的发育，因此颅内空腔较大，剧烈的活动头部会导致"摇拨浪鼓效应"，最常见的是硬膜下积液，需及时就医诊治。

宝宝的头部大约占全身长的 20%，头颈骨嫩，颈部肌肉软弱，不能控制又大又重的头部，如使劲摇，轻者养成宝宝不摇不睡、晃动幅度不大不睡的坏习惯，致使宝宝智力发育不良，反应迟钝；重者可使会使颈部的毛细血管破裂，大脑在颅内与颅骨碰击，使脑表面和内部出血，甚至肿胀，大脑受震荡与缺血，出现烦躁不安、食欲减退、恶心呕吐等情况，甚至可引发癫痫。

TIPS：避免对宝宝造成伤害的危险动作

 不要以剧烈摇晃的方式安抚宝宝。

 在空中抛接宝宝。

 将宝宝抛到床上。

 抱着宝宝旋转。

38. 宝宝可以戴饰品吗?

宝宝还没出生时，家里就摆满亲朋好友送的各种银器、玉佩等等之类的小饰品，妈妈们应不应该给宝宝戴呢? 银手镯一直是很受欢迎的，传说佩带银饰可以辟邪，所以自古就有让宝宝佩带银饰的风俗，既有利于扫除体内胎毒又起到避邪的效果。

这里建议给宝宝戴饰物一定要小心，尽量避免佩戴，不然会造成意想不到的伤害。宝宝皮肤娇嫩，戴手饰容易划伤宝宝，并且影响血液循环。妈妈们可以等到宝宝稍微大一点再给宝宝佩戴饰品。

39. 宝宝的胎痣可以去掉吗?

在宝宝皮肤表面，特别是他的眼睑、前额和颈后会经常出现一些小红斑点。这种小红斑点是由于接近皮肤表面的微血管扩张所造成的，这种小红点传统上称为"鹳喙斑"。通常在宝宝出生后的 6 个月内消失，有些也会延长到 18 个月左右才消失。另一种常见的胎痣，称为"杨梅状痣"。一般这种"杨梅状痣"在出生后 2 天时出现，在宝宝 3 岁内逐渐消退。如果你为宝宝的这些胎痣而担心、焦虑，可以去医院请教医生。

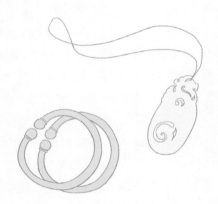

第7节 如何抱宝宝

1. 为什么要进行婴儿抚触?

婴儿抚触又叫婴儿按摩,它并不是一项时髦活动,而是一种医疗方法。因为抚触从一开始就是和医学探索联系在一起的。自从有了人类就有了抚触,在自然分娩的过程中,胎儿都接受了妈妈产道收缩这一特殊的抚触。

早期抚触就是在宝宝脑发育的关键期给脑细胞和神经系统以适宜的刺激,促进宝宝神经系统发育,从而促进生长及智能发育。对宝宝轻柔的爱抚,不仅仅是皮肤间的接触,更是一种爱的传递。

爸爸妈妈经常给新生宝宝一些抚触,不仅可以让宝宝感受到爸爸妈妈的爱护和关怀,还可以刺激其淋巴系统,增强抵抗能力,改善消化,增强睡眠,平复宝宝焦躁的情绪,减少哭泣。

2. 如何对宝宝进行抚触?

❶ 抚触准备

(1) 让宝宝充分休息后进行抚触按摩,不宜在太饱或太饿时,最好在餐后半小时进行。

(2) 保持适宜的房间温度(25℃左右)和抚触时间(20分钟左右),确保舒适及15分钟内不受干扰。

(3) 采用舒适的体位,选择安静、清洁的房间,放一些柔和的音乐作背景。

(4) 在抚触前准备好毛巾、尿布、替换的衣物,先倒一些婴儿润肤油于掌心,并相互揉搓使双手温暖。

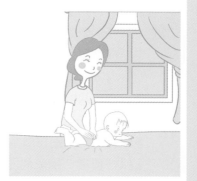

❷ 抚触步骤

(1) 脸部抚触

在手掌中倒适量婴儿油,将手搓热,从宝宝前额中心处开始,用双手拇指轻轻往外推压。然后依次是眉头,眼窝,人中,下巴。这些动作,可以舒缓脸部因吸吮、啼哭及长牙所造成的紧绷,共做6个节拍。

①面部护理

双手拇指放在宝宝前额眉间上方，用指腹从额头轻柔向外平推至太阳穴。拇指从宝宝下巴处沿着脸的轮廓往外推压，至耳垂处停止。

妈妈边抚触边念：小脸蛋，真可爱，妈妈摸摸更好看。

②面颊护理

双手拇指放在宝宝前额眉间上方，用指腹从额头轻柔向外平推至太阳穴。拇指从宝宝下巴处沿着脸的轮廓往外推压，至耳垂处停止。

③扯摸耳垂

用拇指和食指轻轻按压耳朵，从最上面按到耳垂处，反复向下轻轻拉扯，然后再不断揉捏。

妈妈边抚触边念：小耳朵，拉一拉，妈妈说话宝宝乐。

（2）胸部抚触

双手放在宝宝的两侧肋缘，先是右手向上滑向宝宝右肩，复原；换左手，方法同前。这个动作可以顺畅呼吸循环，共做6个节拍。

双手放在宝宝的两侧肋缘，先是右手向上滑向宝宝右肩，复原。换左手上滑到宝宝左肩，复原。重复3～4次。

妈妈边抚触边念：摸摸胸口，真勇敢，宝宝长大最能干！

（3）手臂抚触

双手先捏住宝宝的一只胳膊，从上臂到手腕轻轻挤捏，再按摩小手掌和每个小手指。换手，方法同前。这个动作，可以增强手臂和手的灵活反应，增加运动协调功能，共做6个节拍。

①轻轻挤捏宝宝的手臂，从上臂到手腕，反复3～4次。

妈妈边抚触边念：妈妈搓搓小手臂，宝宝长大有力气。

②把宝宝两臂左右分开，掌心向上。

妈妈边抚触边念：伸伸小胳膊，宝宝灵巧又活泼。

③用手指划小圈按摩宝宝的手腕；用拇指抚摩宝宝的手掌，使宝宝的小手张开；让宝宝抓住拇指，用其他四根手指按摩宝宝的手背；一只手托住宝宝的手，另一只手的拇指和食指轻轻捏住宝宝的手指，从小指开始依次转动、拉伸每个手指。

妈妈边抚触边念：动一动，握一握，宝宝小手真灵活。

（4）腹部抚触

在宝宝腹部以顺时针方向按摩。这个动作可以加强宝宝体内排泄功能，有助排气舒解便秘。按摩动作要在宝宝下腹结束（右下方），这是排泄器官所在部位，目的是把排泄物推向结肠。

注意：在脐痂未脱落前不要进行这个按摩动作。做 6 个节拍，放平手掌，顺时针方向画圆抚摩宝宝的腹部。注意动作要特别轻柔，不能离肚脐太近。

妈妈边抚触边念：小肚皮，软绵绵，宝宝笑得甜又甜。

（5）背部抚触

双手大拇指平放在宝宝脊椎两侧，其他手指并在一起扶住宝宝身体，拇指指腹分别由中央向两侧轻轻抚摸，从肩部处移至尾椎，反复 3～4 次。

五指并拢，掌根到手指成为一个整体，横放在宝宝背部，手背稍微拱起，力度均匀地交替从宝宝脖颈抚至臀部，反复 3～4 次。

妈妈边抚触边念：妈妈给你拍拍背，宝宝背直不怕累。

（6）腿部抚触

从宝宝的大腿开始轻轻挤捏至膝、小腿然后按摩脚踝、小脚及脚趾。这个动作是增强腿和脚的灵活反应，增加运动协调功能，共做 6 个节拍。

用拇指、食指和中指，轻轻揉捏宝宝大腿的肌肉，从膝盖处一直按摩到尾椎下端。

用一只手握住宝宝的脚后跟，另一只手拇指朝外握住宝宝小腿，沿膝盖向下捏压、滑动至脚踝。

妈妈边抚触边念：宝宝会跑又会跳，爸爸妈妈乐陶陶。

3. 宝宝抚触需要注意什么？

（1）选好最佳时段、最佳时间

为小宝宝做抚触的最佳时段在 2 次喂奶之间，宝宝的情绪稳定，没有哭闹和身体不适的时候。

因为小宝宝的注意力不能长时间集中，所以每个抚摸动作不能重复太多，先从 5 分钟开始，然后延长到 15～20 分钟。切忌在宝宝过饱、过饿、过疲劳的时候抚触，否则不但不能让宝宝享受亲子之间的快乐，反而让他（她）对此很反感。

（2）做好充足准备

让室温保持 25℃左右，选择比较安静、光线不太刺眼的地方。给宝宝和你选一首柔和的音乐，帮助你们放松；提前准备好宝宝的毛巾、尿布、干净的衣物，抚触结束后给宝宝换上。让你的双手也保持温暖，开始前先温柔的和宝宝聊一会，"妈妈要摸摸你的小脸"，在你们彼此之间感觉需要对方的时候，就可以开始抚触了。

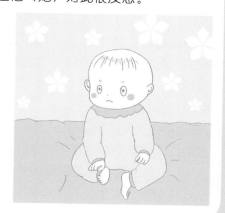

（3）掌握好力度

给宝宝做抚触时，手法的力度要根据宝宝的感受做具体调整。通常的标准是：做完之后如果发现宝宝的皮肤微微发红，则表示力度正好；如果宝宝的皮肤不变颜色，则说明力度不够；如果只做了两三下，皮肤就红了，说明力量太强。另外随着宝宝年龄的增大，力度也应适当地增加。

（4）记住各部位安全点头部

双手捧起宝宝头部时，要注意宝宝的脊柱和颈部的安全。另外，千万不要把润肤油滴到宝宝眼睛里。腹部：抚触的时候要按照顺时针的方向，有利于宝宝胃肠消化。小宝宝的脐带还未脱落时，抚触一定要小心进行，最好不要碰到它。关节处：宝宝最容易感到疼的地方，所以要自如地转动宝宝的手腕、肘部和肩部的关节，不要在宝宝关节部位施加压力。

（5）抚触内容

抚触内容要按照宝宝年龄需要而定。宝宝长牙的时候，可以让他仰面躺下，多帮他（她）按摩小脸；到了要爬的时候，再让宝宝趴下，帮他（她）练习爬爬；学习走路的时候，除了多给宝宝做些腿上的按摩外，按摩小脚丫也是很重要的。另外，除了让宝宝身体放松外，更重要的是让宝宝心情上得到放松，所以抚触的时候应该对宝宝更温柔。

4. 如何抱宝宝？

新生儿生长发育的特点是头大、头重、骨骼的胶质多，肌肉还不发达，肌肉力量较弱。因此，抱新生儿的姿势是很讲究的，关键是要托住宝宝的头部。如何抱好新生儿成为了各位新妈妈新爸爸的必修课题。

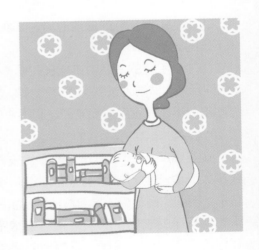

1~2个月的婴儿，主要是平抱，也可采用角度较小的斜抱。平抱时让宝宝平躺在大人的怀里、斜抱时让宝宝斜躺在大人的怀里。不论是平抱或斜抱，大人的一只前臂均要托住宝宝的头部。另一只手臂则托住宝宝的臀部和腰部。对于易吐奶的宝宝则应采取斜抱，这样可防止吐奶或减轻吐奶的程度。

3个月的婴儿主要采取斜抱或直立抱。斜抱时宝宝向上倾斜的角度可稍大些。小儿采取直立抱时，有两种姿势可供选择。一种直立抱姿势是宝宝背朝大人，坐在大人的一只前臂上，大人的另一只手拦住宝宝的胸部，让宝宝的头和背贴靠在大人的前胸；另一种直立抱姿势是让宝宝面朝大人坐在大人的一只前臂上，大人的另一只手托住宝宝的头颈、背部，让宝宝的胸部紧贴在大人的前胸和肩部上。

1. 抱宝宝的步骤

步骤 1 把手放在宝宝头下

把一只手轻轻地放到宝宝的头下，用手掌包住整个头部，注意要托住宝宝的颈部，支撑起他（她）的头。

步骤 2 另一只手去抱屁股

稳定住头部后，再把另一只手伸到宝宝的臀部下面，包住新生儿的整个臀部，力量都集中在两个手腕上。

步骤 3 慢慢把宝宝的头支撑起来

这个时候，就可以慢慢地把宝宝的头支撑起来了，注意，一定要托住宝宝的颈部，否则他（她）的头会往后仰，这样会不舒服。妈妈要用腰部和手部力量配合，托起新生儿。

2. 抱宝宝的 2 种手法

（1）手托法

用一只手托住宝宝的背、脖子、头，另一只手托住宝宝的臀部和腰部。这一方法比较多用于把宝宝从床上抱起和放下之时。

（2）腕抱法

将宝宝的头放在一边的手臂弯里，以肘部护着宝宝的头，腕和手护着宝宝的背和腰部。同时，另一只手的小臂伸过护住宝宝的腿部，手托着宝宝的臀部和腰部。这一方法是最为常用的抱法。

1 要注意托着宝宝的头部,出生不久的宝宝,头大身子小,颈部肌肉发育还不成熟,也没有力量支撑起整个头部的重量。所以抱宝宝时,一定要托着宝宝的头,以免伤到颈部。在抱的时候,可以把宝宝抱得稍紧一点,这样可以增强宝宝的安全感。

2 不要竖着抱,竖抱宝宝时,宝宝头的重量就会全部压要颈椎上。而新生宝宝的头占全身长的 1/4,颈椎还不足以支撑整个头部,这样就会伤到宝宝的脊椎。这些损伤在当时不容易发现,却可能影响宝宝将来的生长发育。所以在宝宝在 1~2 个月,颈肌还没有完全发育时,一定不要使用这种不正确的抱姿。

3 多与宝宝交流,在抱着宝宝时,要同他(她)说话,并进行温柔的目光交流。这种感情交流,可以使宝宝的视野更开阔,受周围环境的刺激更多,对宝宝的大脑发育、精神发育以及身体生长都有着极大的好处。

4 在抱宝宝之前,妈妈应洗净双手,摘掉手上的戒指,以免划伤宝宝娇嫩的肌肤,并待双手温暖后,再抱宝宝。

5 抱宝宝时,动作要轻柔,妈妈应当始终微笑地注视着宝宝的眼睛,动作不要太快太猛,即使在宝宝哭闹时,也不要慌乱。多数宝宝喜欢妈妈用平稳的方式抱着自己,这使他们感到安全。

很多宝宝在妈妈怀里睡的很熟,可是一放下就醒了,这可累坏妈妈们了,放下宝宝也是一个值得我们学习的地方。

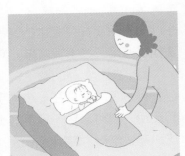

首先,放下的时机要对。宝宝从浅睡到熟睡大概需要 20 分钟,妈妈们可以抱久点,等宝宝进入熟睡状态再轻轻放下宝宝。

其次,要使用逐步放下法。不能一下子把宝宝整个放床上,搂着宝宝的头和肩膀,先把腰和臀部、腿放下。这时宝宝总会有感觉,要醒,不要急,轻轻把宝宝的手脚拢住,拍一拍。等宝宝稳定下来,再把另一只手抽出来,再拍一拍。

第 8 节　多让宝宝晒晒太阳

1. 给宝宝进行阳光浴有什么好处？

给宝宝进行阳光浴可以防近视、帮助睡眠、补充钙质、预防佝偻病。阳光中含有两种特殊的光线，即红外线和紫外线，红外线照在人身上可以使血流量增加，增强对疾病的抵抗能力。大家更忌惮的紫外线其实是宝宝生长发育过程中不可或缺的，宝宝身体正在迅猛生长，骨骼和肌肉的建造需要大量的钙，年幼的宝宝还不能自动获得所需的全部维生素 D 的时候，紫外线会使皮肤中的一种物质转化为维生素 D，维生素 D 能帮助吸收钙和磷，所以日光浴对宝宝的成长非常重要，恰当的日光浴可以让宝宝长得更强壮长得更高。国外的研究还提供了两个比较新的说法。澳大利亚科研人员研究发现，晒太阳能帮助宝宝预防近视。原因是晒太阳会促使体内分泌更多多巴胺，限制眼睛过度生长因此降低了近视率。另外，英国科学家最近的一项研究成果表明，让宝宝多晒太阳，可以促进宝宝生物钟的发育，让宝宝晚上睡得香。

2. 什么时间给宝宝晒阳光浴？

早上 7～9 点是宝宝晒阳光浴的黄金时间，宝宝 2 个月大以后，每天应安排一定的时间到户外晒太阳。比如春天，晒太阳时间一般以上午 7～9 点、下午 4～7 点为宜。其中，上午 7～9 点，阳光以温暖柔和的红外线为主，在一天中是晒太阳的黄金时段。而下午 4～7 点，阳光中紫外线 A 光束增多，是储备体内"阳光荷尔蒙"—维生素 D 的大好时间。

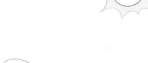
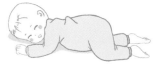

3. 怎样给宝宝晒阳光浴？

宝宝晒阳光浴主要是晒宝宝的手、脚以及背部。晒手腿能很好地驱除腿部寒气，加速钙质吸收，让手脚骨骼更健壮；晒后背，能驱除脾胃寒气，有助改善消化功能。此外，清代医家曾指出，"背为阳，心肺主之"，晒后背还能疏通背部经络，对心肺大有裨益。晒晒宝宝的头顶，有助于大脑的发育和头部骨骼成长，也有益于头发的生长。

如果是夏天爸爸妈妈们可以给宝宝穿个小肚兜，带宝宝晒太阳最好到有草坪、有灌木植被的小区或公园内，因为这样的环境比较安静，空气也较清新，可以给宝宝一个好心情，有利于身心的健康。照射时间要逐渐延长，可由十几分钟逐渐增加至1小时。最好晒一会儿到荫凉处休息一会儿。时间长短，应根据天气和季节的变化和宝宝的体质及耐受性而定。

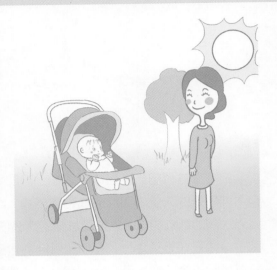

在寒冷的冬季，可以先开窗，让宝宝有一个适应的过程，此时要注意避免对流风；然后在保暖的前提下，到户外晒太阳。很多妈妈考虑到冬季天气寒冷，在晒太阳时怕宝宝感冒，所以给宝宝穿得像球一样一戴着帽子、手套和口罩，只露出两个小眼睛，这样晒太阳很难达到目的，因为冬季太阳中的紫外线较夏天弱得多，穿得太厚，紫外线要想透过衣物到达皮肤就很难。给宝宝晒太阳应根据当时的气温条件，尽可能地暴露皮肤。

TIPS 给宝宝晒太阳不能隔着玻璃，这样紫外线就会被玻璃挡在外面；晒太阳前不能洗澡。

第12章 宝宝常见病防治

第❶节 新生宝宝常见健康问题

1. 宝宝疾病筛查是怎么回事？

宝宝疾病筛查主要针对发病率较高、早期无明显临床表现但有实验室阳性指标，能够确诊并且可以治疗的疾病。

现有10余种疾病可以进行筛查，我们国家目前法定的筛查病种有苯丙酮尿症、先天性甲状腺功能低下及听力障碍，其中前两种是通过足跟血筛查，听力筛查需通过电生理检测。

先天性甲状腺功能低下，也称呆小病，是一种先天性内分泌代谢病，发病原因与地方性缺碘有密切关系，但非缺碘地区也有散发患儿，多由甲状腺发育缺陷，如甲状腺异位等引起体内甲状腺激素分泌不足，患儿生长发育迟缓、智力落后，造成呆小症的严重后果。该病在全世界均有发病，许多国家都将该病列为法定筛查病种。我国属于该病的高发地区，发病率1：3624。在新生儿期往往无明显临床症状，仅表现为吃奶欠佳、腹胀、便秘，可能有脐疝、生理性黄疸延长，不易引起家长注意，或仅因黄疸过重、腹胀便秘就医而忽略此病。随着年龄增长，患儿逐渐出现生长发育迟缓，有舌外伸、目光呆滞、眼距增宽等特殊面容，智力发育、体格发育落后于同龄儿，最终成为矮小畸形的痴呆儿。先天性甲状腺功能低下是一种有特效治疗方法的疾病，使用外源性甲状腺素替代治疗，补充患儿甲状腺素的不足，以满足其生长发育需要。治疗效果的关键是治疗开始的时间，治疗时间越早越好，3个月内开始治疗基本上不影响患儿体格及智力发育，超过3个月开始治疗多对智力造成影响。

苯丙酮尿症是一种常染色体隐性遗传病，爸爸妈妈双方均为携带该病致病基因的正常人，宝宝1/4的可能为患儿，我国的发病率为1：11180。苯丙酮尿症是由于患儿体内缺乏一种酶，代谢不了正常饮食中的一种氨基酸——苯丙氨酸，其异常代谢产物损害大脑导致患儿出现一系列症状。该病早期无特异临床表现，但可能有呕吐、喂养困难、湿疹，易激惹，尿有特殊臭味，渐渐毛发变黄等症状，3～4个月后逐渐表现出智力、运动发育落后，约1/4患儿出现癫痫发作，患儿智力低下越来越明显。该病经筛查可获早期诊断，给患儿进行长期低苯丙氨酸饮食控制，使患儿体内血苯丙氨酸浓度达到正常范围，患儿可以正常发育，治疗时间越早疗效越好，超过 3 个月开始治疗将给患儿带来不可逆的大脑损害。

除上述疾病以外，随着医学技术的不断发展，筛查手段的不断提高，可以通过一滴血或尿液快速检测出一百多种代谢性疾病。如果宝宝出现不明原因的发育迟缓、智力低下，应警惕代谢性疾病的发生，尽快带宝宝进行该类疾病的筛查。

2. 宝宝"回家"前必须做好检查？

新生宝宝要回家了，宝宝应该从头到脚为他们做一个全身检查：如头部有没有肿包，全身是否有畸形，四肢是否均能活动。新生宝宝的皮肤娇嫩，容易出现感染，最常见的就是脓疱病，即小米粒至绿豆大小的疱疹，中间有透明液体或脓液；新生宝宝的皮肤柔软，如果面颊、四肢或躯干皮肤发硬，伴有全身发凉、体温不升，须及时就医。

宝宝出生后 2～3 天出现黄疸，1 周左右退净，这是正常情况。如果出生后 24 小时内出现黄疸，或者黄疸持续 2 周还未消退均属不正常情况，应当找医生诊治。观察黄疸时应用手将皮肤轻轻按压，看皮肤是否发黄。另外，还应观察尿和眼泪是否发黄或染黄尿布、毛巾，注意大便是否发白（呈白墙土色），

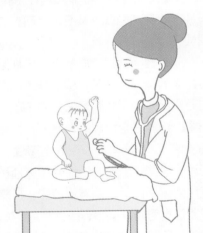

有上述情况均提示宝宝已出现黄疸。新生宝宝呼吸较浅，快而微不规则，每分钟 40～44 次，如果呼吸明显不规则，次数明显加快或伴有口周、鼻根部发青，鼻翼扇动等均提示有重要疾病。

宝宝出生后 10～12 小时开始排黑绿色胎便，3～4 天后慢慢排正常粪便，如果出生后 24 小时不排便或者 3～4 天后突然排泄膏药样黑粪、鲜血便或稀水样便，则提示可能有消化道畸形、出血或肠道感染，应及时就医。

宝宝出生后约 6 小时排尿，也有第 2 天排尿的，但若 24 小时内未排尿应引起注意。如果尿次数多，每次尿量较多，伴有吃奶不好或有水肿应及时就医。

新生宝宝虽然睡眠时间多于清醒时间，但喂奶前一般是清醒的，易哭闹，喂奶后恢复平静。如果整日昏睡不醒，吃奶减少或拒食均为不正常表现。

3. 宝宝健康指标是怎样的？

啼哭次数

新生宝宝降生后先啼哭数声，后开始用肺呼吸，头2周每分钟呼吸40～50次。

脉搏

新生宝宝的脉搏以每分钟120～140次为正常。

体重

新生宝宝的正常体重为3000～4000克，低于2500克属于早产儿。

大便

新生宝宝头2天大便呈黑色绿粘状，无气味。喂奶后逐渐转为黄色（金黄色或浅黄色）。

排尿

新生宝宝出生后24小时内开始排尿，如超过或第1周内每日排尿达30次以上，则为异常。

体温

新生宝宝体温在37℃～37.5℃之间为正常。如不注意保暖，体重会降低到36℃以下。

肤色

多数新生宝宝出生后第2～3天皮肤轻微发黄，一般为黄疸，若出生后黄疸不退或加深为病态。

动作

新生宝宝出生后有觅食、吸吮、伸舌、吞咽及拥抱等正常反射。

视觉

给新生宝宝照射光可引起宝宝眼的反射。自第2个月开始起宝宝视线会追随活动的玩具。

听觉

出生后3～7天新生宝宝的听觉逐渐增强，听见响声可引起眨眼等动作。

4. 怎样辨别宝宝的"异常信号"？

新生宝宝身体的变化很多，许多看似异常的现象其实是十分正常的，在这里列出一些供爸爸妈妈们参考。

1. 体重下降

出生后宝宝体重可逐渐下降6%～9%。这是由于宝宝进食和喝水少，肺和皮肤不显性失水及大小便排出所引起的，10天之后即可恢复到出生时的体重。

2. 形体异常

阴道分娩的新生宝宝头部一般呈椭圆形，像肿起一个包似的。这是由于分娩过程中胎头在产道内受压引起的。有的宝宝出生后头部出现柔软的肿块，而且逐渐变大，这是分娩时受压而引起的头皮血肿，只要局部不感染，出生后6～10周可消失。

3. 尿发红

新生宝宝一般在出生后24小时内排尿。看到尿布被染成砖红色时不必担心，这是尿中的尿酸盐引起的。

4. 大便发黑

宝宝的第一次大便叫胎便，出生后24小时内宝宝可排出黏稠的黑绿色的无臭大便。这是由消化道分泌物、咽下的羊水和脱落的上皮细胞组成的，3天之后即可转为正常。

5. 长斑了

有的新生宝宝皮肤会出现粉红色的斑块。这是由于皮肤柔嫩，受外界刺激而充血引起的，1～2天后可消退；出生后2～3天，多数宝宝的面部、胸背部等处皮肤可出现轻度黄色现象，叫生理性黄疸，不必惊慌，一般1～2周后会消失。

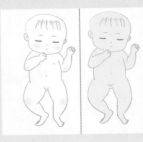

5. 宝宝体温低怎么办?

当天气寒冷，环境温度低时，如果对宝宝保暖不够，特别是早产宝宝，体温就会下降，有时可低于35℃。处于低体温的情况下，宝宝反应差，嗜睡、不哭并拒奶。但丧失会哭会吃的本能，更多的原因还是由于疾病，爸爸妈妈们应提高警惕。

护理措施有以下几点:

1 分娩时保暖

新生宝宝出生后离开母体，受环境温度影响导致体温下降。因此娩出的宝宝应立即置于远红外线辐射床上，立即擦干羊水，然后处理脐带。从分娩室或手术室送回病房途中要注意加盖包被，入室后置于妈妈身边保温，使其及早复温。

洗澡后保暖

洗澡后的宝宝应特别注意保暖，防止热量过度散失，也可置于妈妈身边保暖。

每天检测体温

一般正常新生宝宝每天测体温4次，测得体温低于36.5℃的即置于妈妈身边或及时添加衣服、加盖包被、给热水袋等，半小时后仍未升至正常的入辐射床或保暖箱，并每1h测体温1次。换尿片时如感觉新生宝宝足凉时，立即测体温，及时采取保暖措施。

注意室内温度

室内温度最好恒定在22℃~24℃，发现室温不够时，及时提高室温。新生宝宝洗澡时的室温应维持在24℃~28℃，水温维持在38℃~42℃时才可进行。洗澡时动作迅速，洗后擦干了要先穿上衣，再进行脐部护理及包尿片，尽量减少肢体暴露的时间，以免着凉。

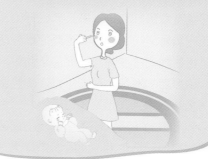

6.给宝宝测量体温需注意些什么？

保持安静

尽量让宝宝保持安静，不要在宝宝哭闹的时候测量体温。另外要注意体温表一直要在宝宝的腋下，才能保证准确性。

吃奶后不宜测量

宝宝在刚吃完奶后体温较高，所以给宝宝测量体温时应避开这个时段。

洗澡后不宜测量

不要在宝宝刚洗完澡后测量体温，因为刚洗完澡的宝宝体温较低。

排除衣着影响

如果新生宝宝的体温高于37.5℃时，爸爸妈妈应先观察是否给宝宝穿得过多，一般给宝宝穿衣的原则是：宝宝比大人多穿一件衣服就可以了，不必穿得太多。如果宝宝本来就穿得不多，而体温高于38℃则可能是发热了。

7. 宝宝发热是不是生病?

一些宝宝的反复发热与感冒等病毒和细菌没关系，他们患的是暑热症，一般的感冒退烧药，不但起不到治疗的作用，反而会加重病情。

暑热症是婴幼儿在夏季容易发生的一种热证，并不是宝宝感染了病菌而发热，而是因外界环境升高而致使体温上升，所以也有人叫它"夏期高体温症"。暑热症的宝宝体温一般在38℃～40℃，天气愈热，热度愈高。随着天气逐渐转凉，这种病也就自然告退。

暑热症的病症很有特点，热度很少超过40℃，通常随着外界环境温度变化而改变。很多宝宝发热规则是从每天清晨开始，日间体温逐渐升高，下午渐降，到傍晚时最低，至次日清晨又开始升高。暑热症是婴幼儿时期宝宝很容易患的疾病，通常宝宝到了5岁后，身体内的体温调节系统逐渐成熟，就不再发病了。

暑热症的发病，是由于机体体温调节能力不稳定，患儿多是肺胃热盛或是上实下虚体弱多病的宝宝。如果通过药物刺激宝宝出汗温，这会加重破坏宝宝的体温调节能力，易导致抵抗力下降，使宝宝反复出现暑热症，所以爸爸妈妈们不要一见发热就急于给宝宝喂退热药和抗生素，而应该先查明宝宝发病的原因。

护理暑热症宝宝，最重要是让宝宝处于凉爽的环境下，把宝宝安置在温度为24℃左右的房间，可以开空调或吹电风扇，这是非常有效的方法，很多宝宝在凉快的房间内很快降温，其他症状随之好转。此外，天热时一定不要给宝宝穿着太多或太厚，以免影响身体散热，加重病情。

8. 如何确定宝宝是否发热?

发热是指宝宝体温的异常升高，妈妈的手不是体温计，不能准确测量宝宝的体温；而宝宝的正常腋下体温应为36℃～37℃，只有超过37.4℃才可以认为是发热。

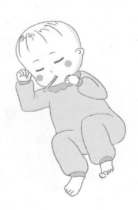

宝宝的体温在某些因素的影响下，也常常会出现一些波动。例如在傍晚时，宝宝的体温往往比清晨时要高一些；宝宝进食、哭闹、运动后，体温也会暂时升高；如果衣被过厚、室温过高等，宝宝的体温也会升高一些。如果宝宝有这种暂时的、幅度不大的体温波动，只要他的一般情况良好，精神活泼，没有其他症状和体征，通常也不应该考虑是病态。

1 正常体温参考值

①口腔体温范围 36.7℃～37.7℃

②腋窝温度范围 36.0℃～37.4℃

③直肠温度范围 36.9℃～37.9℃

2 选择合适的降温方法

宝宝发热，临床上常用的降温方法主要有两种：物理降温、药物降温。不管采用何种方法帮助宝宝降温，要根据宝宝的年龄、体质和发热程度来决定。

新生儿期的宝宝发热一般不宜采用药物降温；婴幼儿期的宝宝一般感染所致的发热最好先采用适当的物理降温措施。但对麻疹等出疹性疾病的宝宝不宜采用冷敷和乙醇擦浴降温，以免刺激皮肤，引起皮疹透出。

如果使用药物降温，要注意剂量不要太大，以免使宝宝出汗过多而引起虚脱或电解质紊乱。儿科常用的退热药物种类很多，不管使用哪种退热剂，都要在医生的指导下进行。

9. 宝宝最佳降温法是什么？

新生宝宝发热时，医生一般不主张用药物退热，因为退热药有抑制血小板聚集、增加毛细血管脆性、延长出血时间等毒副作用，对新生宝宝血液、消化、泌尿系统都有一定损害。所以，新生儿发热的最好处理方法是物理降温，但是忌用乙醇或冷水擦浴，以防体温骤降，发生抽搐。而温水擦浴是一种最佳的降温方法。

首先，解开包被，使宝宝的头颈、四肢暴露，用小毛巾被包裹宝宝躯干，然后用温水擦浴。因为新生宝宝头部皮肤占全身皮肤的 20.8%，消耗热量为全身总热量的 50%，头部散热为全身总散热量的 40%，所以温水擦浴部位应以头颈部为主，以腋下、腹股沟及四肢辅助退热最为理想。水温一般为 33℃～35℃，与体温大致相当，将两条棉毛巾放在水盆里，然后拧干，擦时不可用力过大，动作要轻柔，以皮肤微红为度。降温时还要注意保暖，因新生宝宝体温调节中枢发育不完善，切忌过度降温造成体温不升。

10. 什么是宝宝冻伤？

冬季，对身体稚嫩的宝宝来说，长时间受到寒冷和潮湿侵袭，体表的毛细血管就会发生痉挛，血液流量会骤减，皮下组织得不到充足的血液供给，细胞会因缺血缺氧造成损伤或坏死，从而形成冻疮。尤其是体质较弱或患有营养不良、贫血、内分泌障碍、慢性感染性疾病以及肥胖的宝宝，其自身抵御寒冷的能力差，更容易发生冻伤。

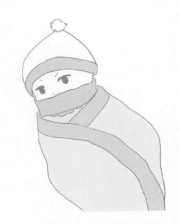

冻疮易发生于肢体远端血液循环不良的部位，如手指、手背、脚趾、脚跟、脚背、脚边缘、耳轮、耳垂、面颊。起初冻伤的局部皮肤充血，发红发肿，形成暗红色的斑，疼痛发痒，特别是一遇到热时，痒痛加重；随着病变进展，暗红色的斑逐渐变成暗紫色，肿胀明显，出现水疱。重者水疱破溃而形成溃疡面，疼痛加剧。由于冻疮愈合得很慢，常常要等到来年开春天气暖和时才逐渐好转。

要想让宝宝远离冻疮，需要经过训练才能使机体的调节机制得到完善，不为寒冷所伤。冷空气浴是锻炼宝宝耐寒能力的好方法。入冬以后，选择风和日丽的天气，在上午10点或下午3点的时间，让宝宝到户外接触阳光与冷空气，最初让宝宝露出小脸和小手，适应后再逐步扩展到脖子、胸的上部和小胳膊小腿等部位裸露出来，经常接受冷空气的刺激，可有效地提高宝宝对外界气候变化的适应能力和抵抗力。

注意事项：

 频率

开始时每日1次，每次3~5分钟，等宝宝适应一段时间后，再逐渐增加到10~20分钟。

 温度

室外温度不能过低，冬季15℃左右时为宜，过冷时外出。

 时间

饭前空腹或饭后饱胀时不要带宝宝外出进行冷空气浴锻炼；在寒潮过境、大风、多雾的天气，更忌外出，以免着凉感冒。

特殊情形

发现宝宝有着凉迹象，禁止外出锻炼；冷水浴。开始进行冷水浴锻炼，先用冷水洗手、洗脸，以后用冷水擦洗上肢和颈部，逐渐达到冷水擦身，或冷水冲淋，坚持训练，可增强宝宝的抗寒本领和免疫力。

11. 什么是宝宝捂热综合征?

捂热综合征,又称"婴儿蒙被缺氧综合征"或"婴儿闷热综合征",是由于过度保暖、捂闷过久引起婴儿缺氧、高热、大汗、脱水、抽搐昏迷,乃至呼吸、循环衰竭的一种冬季常见急症,每年11月至次年4月为发病高峰期。1岁以内的婴儿,特别是新生儿,若不注意科学护理,最易诱发此症。

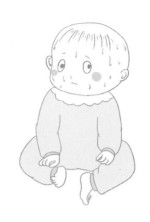

多因给宝宝过度保暖或捂闷过久而引起,也称"蒙被缺氧综合征"。婴儿闷热综合征从某种意义上讲,它是一种社会文明病,是由于爸爸妈妈过度溺爱宝宝引起的。

婴儿为稚阴稚阳之体,脏腑娇嫩,体温调节中枢尚未发育完善,且排汗散热功能弱,反应能力较差,包裹过暖时又无力挣扎摆脱不利环境,其结果常导致婴儿身体高热、大汗淋漓,严重者会造成脱水和电解质紊乱,甚至循环衰竭。此时室内若通风不良或空气污浊,还将会造成婴儿呼吸困难,出现呼吸急促或不规则、脸色发灰、口唇及指甲发青等呼吸衰竭症状,严重时可导致机体缺氧而发生惊厥抽搐或昏迷。若抢救不及时,可很快休克乃至死亡。侥幸存活的患儿,也会遗留有智力低下、运动障碍、呆傻、聋哑、癫痫等严重的脑损伤后遗症。

12. 如何防止宝宝捂热综合征?

婴儿闷热综合征从某种意义上讲,它是一种社会文明病,是由于爸爸妈妈过度溺爱宝宝引起的。有些爸爸妈妈惟恐宝宝冷天受风着凉,常给其穿得厚实,包得紧实,盖得严实,甚至再用上电热毯、热水袋以御寒保暖,还有人给宝宝蒙被或搂着婴儿睡眠,认为这样既可防寒保暖,夜间照顾起来又方便。殊不知,爱得过分则为害。这种过度保暖的做法,很容易诱发婴儿闷热综合征。因此,在寒冷的季节,切忌把婴儿包盖得过紧、过严、过厚,更不要无限

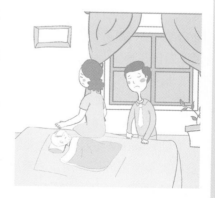

制地在宝宝被褥周围加热水袋等散热物;切忌给宝宝蒙被睡眠或用棉被堵塞其口鼻,以防影响呼吸;也不要把新生儿置于妈妈腋下睡眠,或让婴儿含着乳头睡觉,提倡母婴分被睡眠。一旦出现婴儿闷热综合征,应速送医院救治,切莫掉以轻心。

13. 什么是宝宝皮下坏疽?

新生儿皮下坏疽是新生儿时期特有的常见的一种皮下感染,以冬季发病较多,北方寒冷地区发病率较高,可见发病与气候及衣着等有关。

此病主要的病理变化是皮下组织的广泛坏死,病原菌多为金黄色葡萄球菌,病变多见于身体受压部分,如臀部、背部。由于新生儿的皮肤在形态学上是不成熟的,极为娇嫩,局部免疫力不足,淋巴结的屏障功能不全,同时患儿经常仰卧,很少改变体位,背部、臀部、骶尾部、枕部因受压造成淤血及局部营养障碍;此外,哭吵时可以增加这些部位与衣服、尿布间的磨擦,以致皮肤磨破,加上大小便浸渍,即可造成感染。而新生儿期调理素缺乏,补体不足,中性白细胞对趋化反应微弱,以致新生儿对炎症缺乏局限能力,一旦感染易出现广泛坏死,起病急,蔓延迅速,如不及时医治死亡率高。

因此,对此病主要应积极做好预防工作,做好产婴室消毒隔离,减少新生儿皮损,切断感染途径,减少发病率。临床应早期诊断,早期治疗,可提高治愈率。治疗上应采用综合治疗的方法,包括早期多切口切开引流,勤清洗换药,有效抗生素应用及支持疗法。

14. 如何治疗宝宝血管瘤?

小儿血管瘤是在出生时或出生后 3～6 个月内出现,常发生于头、脸及颈部,影响宝宝外观,2～8 个月一般生长较为迅速,造成爸爸妈妈的担心。爸爸妈妈的耐心加上与医师密切配合,有时不必治疗就可痊愈;但具有危险性的婴儿血管瘤,如长在眼睛、咽喉、肢体末端,则需特别留意。

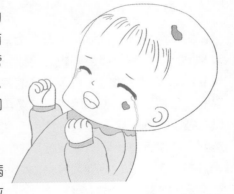

根据统计,平均发生率也在 0.8% 左右,国内每年有约 16000 个新生宝宝患有婴儿血管瘤,其中男女比率为 1:3。

血管瘤的治疗应由医生根据宝宝的年龄、病变种类及发生部位确定。除发展迅速或生长部位比较特殊外,通常宜先观察一个阶段,再作处理。目前,治疗方法主要有冷冻、激光及硬化剂注射,也可用放射性磷、放射性锶敷贴于肿物表面及手术切除等。一般早期治疗,效果良好,治愈率高,且不留下痕迹。

15. 如何预防宝宝皮肤褶烂?

新生宝宝皮肤柔软娇嫩，局部皮肤褶缝处长时间相互摩擦，加之积汗与分泌物过多，热量不能散发，引起充血、糜烂、表皮脱落，甚至渗液或化脓感染，这就是新生儿皮肤褶烂。常常发生于出生后第2周，多见身体皱褶处，如颈部、腋窝、会阴部、腹股沟、臀缝、四肢关节屈面等等。当褶缝中的积液发生化学变化，会有臭味，接触褶烂处有痛感，患儿常因疼痛而哭闹不安。外界环境炎热、潮湿，或不注意卫生，或新生儿比较胖等等，这些情况下比较容易发病。

爸爸妈妈们只要平时多注意宝宝个人卫生、勤换尿布，保持清洁，洗澡后褶缝处的水可以用细软纱布吸干，然后扑上无刺激的爽身粉，防止褶烂发生。

16. 什么是宝宝尿布皮炎?

尿布皮炎是婴儿臀部受尿液、粪便以及不洁潮尿布刺激、摩擦后，引起皮肤发红，重者可出现皮肤糜烂及表皮剥脱，为宝宝肛门周围及臀部等尿布遮盖部位发生的接触性皮炎，甚至可导致败血症的发生。

尿布皮炎民间则称之为"红屁股"。它的发生与下列原因有关：

1. 尿布质地及更换不及时

粗糙的尿布或用橡胶布、油布、塑料，使局部皮肤经常处于潮湿或浸渍状态，加之更换不及时造成。橡胶或塑料有时可成为刺激因素，诱发本病。

2. 尿布洗涤不净

残留尿渍及粪便易被腐物寄生菌分解而产生氨类物质，刺激皮肤引起本病。尿布上的染料、残存健康搜索的肥皂也可成为刺激因素，诱发本病。

3. 病原菌感染

17. 如何预防宝宝尿布皮炎?

宝宝尿布皮炎是可以预防的，爸爸妈妈可以按照以下几方面做：

勤换尿布，正确清洗

勤换尿布，尿布最好选用柔软、无色、吸水性强的棉布。清洗尿布时一定要招肥皂或洗衣粉洗净，最好用开水烫一下，然后在太阳下自然晒干。

选对尿布，避免发炎

最好不要使用橡胶或塑料垫，因为这既不吸水，也不透气，更容易发生皮炎。如果要使用尿布垫，也应选择棉料的。

便后擦干，避免潮湿

　　每次大便后用温水清洗臀部，并擦干，避免皮肤潮湿。

天气温和，露露臀部

　　如果天气温和，可适当将新生宝宝的臀部暴露在空气中，每天约1~2小时，这样既保持了臀部的干燥，又能防止皮炎的发生。

18. 什么是宝宝硬肿症?

　　宝宝硬肿症多发生于早产儿，以出生后1周内的宝宝为多见。此病与寒冷的刺激关系最大。如果有早产、产伤、窒息、感染等因素的高危儿，加之保暖不好或喂养不足，都可能会发生此病。它主要表现为全身皮下脂肪聚集的任何部位都发生硬肿，摸上去如硬橡皮般，常见于四肢、臀部、肩部、面颊等部位。还表现为新生儿体温不升（在35℃以下），全身冰凉，反应差，哭声弱，重症患儿不能吸吮，心率呼吸减慢，且易发生肺及消化道出血、感染及各器官功能衰竭等，如不及时治疗将会危及生命。

19. 怎样预防宝宝硬肿症?

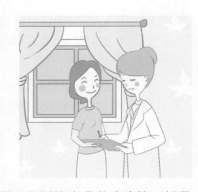

　　宝宝硬肿症的后果很严重，因此预防该病的发生至关重要。首先，要做好孕期保健工作，防治妊娠中毒症，预防出生低体重儿，防止早产和产伤的发生。其次，在寒冷地区要做好临产时母子保暖防寒工作。除房间暖和外，还应事先把宝宝的包被预暖，宝宝出生后迅速包裹好。如果宝宝手脚发凉可在包被外面再加暖水袋，但要注意防止烫伤。实在没有保暖条件时，可将宝宝搂抱在怀里，用大人的体温暖着宝宝，也是简便的取暖方法。此外，注意早开奶，保证足够的热量，及时防治各种疾病等，都是预防新生儿硬肿症发生的重要措施。

　　如果发现新生儿皮肤发凉变硬，应请医生诊治。如体温下降得不多，皮肤硬的范围小时，可设法提高室温到26℃左右，同时加用热水袋保暖，注意补充热量，体温即可慢慢恢复正常。如体温下降较多，皮肤硬的范围较大时，应在保暖的条件下及早将宝宝送往医院进行治疗。

第2节　消化与排泄系统疾病

1. 你知道宝宝为什么便秘?

1. 宝宝便秘的原因

宝宝便秘是一种常见病症,其原因很多,概括起来可以分为两大类,一类属功能性便秘,这一类便秘经过调理可以痊愈;另一类为先天性肠道畸形导致的便秘,这种便秘通过一般的调理是不能痊愈的,必须经外科手术矫治。绝大多数的宝宝发生的便秘都是功能性的。引起宝宝便秘的因素有饮食不足、食物成分不当、肠道功能失常、体格与生理的异常及精神因素等。

2. 宝宝便秘怎么办

（1）按摩法:右手四指并拢,在宝宝的脐击按顺时针方向轻轻推揉按摩。这样不仅可以帮助排便而且有助化。

（2）肥皂条通便法:用肥皂削成铅笔粗细、3厘米多长的肥皂条,用水润湿后插入婴儿肛门,可刺激肠壁引起排便。

（3）咸萝卜条通便法:将萝卜条削成铅笔粗细的条,用盐水浸泡后插入肛门,可以促进排便。

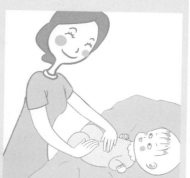

（4）开塞露:将开塞露注入小儿肛门,可以刺激肠壁引起排便。

3. 宝宝便秘的预防

（1）母乳喂养:牛奶喂养的宝宝更易发生便秘,这多半是因牛奶中酪蛋白含量过多,因而使大便干燥坚硬。妈妈们应尽可能选择母乳喂养,因为母乳中含有低聚糖和丰富的营养,不会让宝宝上火。

（2）均衡膳食:如果宝宝出现便秘症状,妈妈可将奶粉冲稀些,同时增加糖量,即每100毫升牛奶加10克糖。小宝宝则可以吃一些果泥、菜泥,或喝些果蔬汁，以增加肠道内的纤维素，促进胃肠蠕动，通畅排便。宝宝6个月后，妈妈可以煮胡萝卜粥、菜粥给宝宝吃，因为蔬菜中含有大量的纤维素可促进肠蠕动增加，五谷杂粮以及各种水果蔬菜都应该均衡摄入。

（3）训练排便习惯：宝宝从3～4个月起就可以训练定时排便。因进食后肠蠕动加快，常会出现便意，故一般宜选择在进食后让宝宝排便，建立起大便的条件反射，就能起到事半功倍的效果。

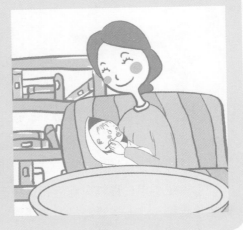

2. 宝宝呕吐的原因是什么？

（1）喂食原因

在宝宝出生后的前几个月里，宝宝出现呕吐症状，很可能是由于不很严重的喂食问题造成，例如喂食过量、不消化或对母乳或配方奶里的蛋白质过敏。要判断宝宝是呕吐还是吐奶（宝宝吐奶也是常发生的情况），你只要记住宝宝吐奶时，只会有几勺量的奶顺着宝宝的下巴流出来，而呕吐时吐出来的液体要多得多。

解决办法

喂奶后多给宝宝拍嗝，每次喂的量少一点。另外，在宝宝进食后半小时内，不要让宝宝剧烈活动，帮助宝宝保持身体竖直，以帮助消化。

（2）胃食管反流

如果你的宝宝在其他方面都很健康，但是吃过东西后会马上呕吐，或没有原因地发生呕吐，那么这很可能是胃食管反流造成的。如果宝宝的食管和胃之间的肌肉没有正常发挥作用，使胃里的食物向上反涌到咽喉处，就造成胃食管反流。虽然宝宝不会表达，但是他也可能会感到腹部难受，咽喉和胸部有烧灼感或不适感。这个问题很可能到宝宝2岁时，就会自动消失，因为那时候宝宝胃食管部位的肌肉已经发育得更强壮有力了。

对于很小的宝宝，你可以试着在宝宝进食后30分钟内，让他（她）保持半直立的姿势。你可以竖抱着宝宝，也可以把宝宝放在婴儿汽车座椅或后背式婴儿背包里。如果家里有婴儿汽车座椅，宝宝也可以在里面半躺着睡觉。但要记住：让宝宝保持完全直立会给他（她）的胃造成压力，使他（她）再次呕吐。

（3）胃肠病菌

宝宝到几个月大的时候，胃肠病菌就是最有可能引起宝宝呕吐的原因了。如果宝宝白天去托婴机构，周围有的大宝宝把新的病菌带到家时，那就更容易出现这种情况。爸爸妈妈们一定要坚持让家里所有人在上厕所后，或给宝宝换尿布之后，把手彻底洗干净，以防止病菌的扩散传播。同时，也要尽量保证宝宝双手的清洁卫生。宝宝感染胃肠病菌后，除了呕吐以外，还可能会出现腹泻、食欲下降和发热等症状。

宝宝大量呕吐时，会失去对身体至关重要的水分，所以一定要及时为宝宝补充液体，以防脱水，脱水可能会给婴儿造成很严重的问题。

（4）感冒或其他呼吸道感染

鼻塞呼吸道感染也可能引起呕吐，因为宝宝容易被鼻涕堵塞产生恶心的感觉。

你应该用吸鼻器清除宝宝的鼻涕，尽量不要在宝宝鼻腔里积存黏液。你还可以问问医生是不是能够用治疗鼻塞的药物来减少宝宝分泌的鼻涕。

（5）过度哭泣或咳嗽

时间过长的哭泣或咳嗽也可能引起宝宝作呕的反应，造成呕吐。

虽然宝宝长时间哭泣引起呕吐，会让爸爸妈妈和宝宝都不好受，但事实上这对宝宝的身体并不会造成什么伤害。如果宝宝确实因为这种情况而呕吐，你只要尽快把宝宝呕吐的脏物清理干净，放回床上去，就可以了。注意不要小题大做的，因为如果你在宝宝呕吐后过多地安抚他（她），这会让宝宝觉得他（她）可以通过这个方法来让你对他（她）百依百顺。只要你的宝宝在其他方面都健康，你就不用担心宝宝因为哭泣引起的呕吐。

（6）感染或重病

偶尔的呕吐可能说明宝宝的呼吸系统、尿路或者耳部发生了感染。在极少数情况下，呕吐甚至预示着肺炎、脑膜炎或瑞氏综合征。如果宝宝看起来病得很重，或出现了其他症状，那么宝宝的呕吐就可能是某种严重疾病的征兆。

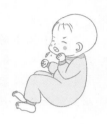

3. 宝宝反复呕吐怎么回事？

1. 腹部肿胀、有触痛感

这可能说明宝宝肚子里积存了液体或气体、发生肠道堵塞或者消化道有其他问题。

2. 抽搐（也叫惊厥）

癫痫或抽搐—由突然增加的大脑电脉冲引起—可能说明宝宝发生了高烧、严重感染，或患了某种癫痫病。

3. 反复剧烈的呕吐或持续时间超过 24 小时的呕吐

如果你的宝宝经常剧烈呕吐，但是没有伴随出现其他症状，这可能是癫痫的信号。如果宝宝见到某些人或在某些地方（如医院或日托机构）就会呕吐，这说明这些人或地方给宝宝造成了压力，导致呕吐的发生。

4. 出现脱水症状

脱水症状包括排尿减少（每天尿湿的尿布少于5～6块）、嘴唇和口腔干燥、哭但不流眼泪（提醒：宝宝出生2～3周后才会第一次流眼泪）、眼睛下陷、过度困倦以及宝宝头部柔软部位（前囟门）凹陷。

5. 呕吐物中有血或胆汁（绿色液体）

如果呕吐物中只有一点点血，这种情况往往不用担心，食物回涌的冲击力有时会使食管壁上的血管轻微撕裂，造成出血。如果宝宝在过去6小时之内吞咽了口腔伤口流出的血或流的鼻血，那么宝宝的呕吐物中也可能会有一点点血迹。但是，如果宝宝的呕吐物中不断有血或含血量增加，你就应该带宝宝去医院检查。呕吐物中的血有可能是鲜红色，也可能像深色的咖啡渣。医生也许需要看一看带血或带胆汁的呕吐物，所以即使很恶心，你也应该尽量保存一些宝宝的呕吐物，以便医生检查。呕吐物中的绿色胆汁可能表示肠道阻塞，这种情况需要马上治疗。

6. 吃东西后半小时内剧烈、持续的呕吐

这可能是幽门狭窄造成的，这是一种很少见的疾病，最有可能在宝宝几周大时开始发生，不过在宝宝4～5个月之前随时都有可能出现。出现幽门狭窄的宝宝，他们体内控制胃部与肠道连接处瓣膜的肌肉过度增厚，导致胃肠连接处开口狭窄，食物无法顺利通过，造成宝宝的呕吐。这个问题只要动个小手术就能解决，但发现后需要马上医治。所以如果你发现宝宝有这个问题，一定要立刻带宝宝去看病。

7. 精神不振或严重易怒

虽然这种情况很少见，但这两种症状和呕吐一起出现时可能是因为铅中毒。医生可以通过血液检测确诊。

8. 发热伴有摇头或用手摸头

可能是中耳炎或脑膜炎。

4. 宝宝食欲缺乏的原因有哪些?

正常新生宝宝都有良好的食欲，因为他们有觅食反射、吸吮反射及吞咽反射，并且他们的消化道面积相对较大，肠蠕动较快，肠内消化蛋白质、糖类及脂肪的能力已较完善。所以，一旦新生宝宝食欲明显缺乏时，常常为疾病所致，应引起爸爸妈妈高度的重视。引起新生宝宝食欲不佳的原因很多，常见的有以下几种情况：

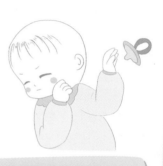

1 感染新生儿期各种感染

如败血症、肺炎、脑膜炎、泌尿系感染等，临床常以食欲缺乏为前驱症状，除此而外，常伴有体温不升和黄疸等现象。

2 消化系疾病

如新生儿肝炎、肠道感染等，食欲缺乏也是最常见的表现，同时常伴有呕吐、腹泻。

3 心肺功能异常

如肺炎、心力衰竭等，除了青紫、气急外，食欲缺乏也是常见的表现。

4 全身代谢障碍

如缺氧、酸中毒、高胆红素血症等，多表现为吃奶不好。

5 药物影响

许多药物，如各种抗生素等，对宝宝的胃肠道有刺激作用，可直接导致食欲缺乏。

6 神经系统疾病

如脑缺氧、脑出血、破伤风等，由于神经系统病变使吸吮反射消失，影响吞咽而造成食欲缺乏。

综上所述，宝宝的食欲缺乏常常是全身疾病的表现，因此，积极寻找宝宝食欲缺乏的原因，是非常重要的。只有明确了病因，才能正确地加以处理。

5. 如何观察宝宝的大便？

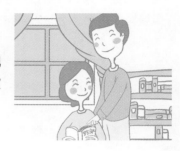

宝宝大便的次数和质地常常反映其消化功能的状况，爸爸妈妈们若能重视对宝宝大便的质地、色样和次数的观察，正确地识别正常和异常的大便，有助于早期发现宝宝消化道的异常，为诊断疾病提供有价值的线索。

1. 正常便便识记

（1）胎便

胎便的主要成分是水，大约占了72%，由胎儿肠道脱落的上皮细胞、胆汁、浓缩的消化液及吞入的羊水组成，出生后几小时内（一般10小时内）首次排出胎粪，呈墨绿色、有点发亮，很像夏天路面上被烈日晒溶了的柏油，无臭味，进食后2～3日内逐渐过渡为婴儿正常粪便。

（2）母乳喂养儿粪便

呈金黄色，多为均匀糊状，偶有细小乳凝块，有酸味，每日2～3次。即使每天大便达到3～5次，但大便不含太多的水分，呈糊状，也可视为正常。

（3）人工喂养儿粪便

以牛奶（包括奶粉）、羊奶喂养的宝宝，粪便呈淡黄色，大多成形，含乳凝块较多，为碱性或中性，量多、较臭，每日1～2次。

（4）混合喂养儿粪便

哺母乳加牛乳的宝宝粪便与喂牛乳者相似，但较黄、软。添加谷物、蛋、肉、蔬菜等辅食后，宝宝粪便性状接近成人，频率为每日1次。

2. 病态便便识记

（1）泡沫样大便

偏食淀粉或糖类食物过多时，可使肠腔中食物增加发酵，产生的大便呈深棕色的水样便，并带有泡沫。

（2）奇臭难闻大便

偏食含蛋白质的食物过多时，这些蛋白质可中和胃里的胃酸，这样就降低了胃液的酸度，使蛋白质不能充分地消化吸收，再加上肠腔内细菌的分解代谢，这些宝宝的大便往往是奇臭难闻。

（3）发亮大便

进食脂肪过多时，在肠腔内会产生过多的脂肪酸刺激肠黏膜，使肠子的蠕动增加，结果产生淡黄色液状和量较多的大便，有时大便发亮，甚至可以在便盆内滑动。

（4）绿色大便

若大便呈绿色，粪便量少，黏液多，属饥饿性腹泻。此外，有些吃配方奶的宝宝，排出的粪便呈暗绿色，其原因是一般配方奶中都加入了一定量的铁质，这些铁质经过消化道，并与空气接触之后，就呈现为暗绿色。

（5）蛋花汤样大便

病毒性肠炎和致病性大肠杆菌性肠炎的宝宝常常出现蛋花汤样大便。

（6）豆腐渣样大便

这种大便则常见于患有因霉菌引起的肠炎的宝宝。

（7）水样大便

多为宝宝出现食物中毒和急性肠炎。

（8）灰白色大便

各种原因所致的胆道阻塞病人会排出灰白色的大便，医学上称陶土色大便。此外，进食牛奶过多或糖过少，产生的脂肪酸与食物中的矿物质钙和镁相结合，形成脂肪皂，粪便也可呈现灰白色，质硬，并伴有臭味。

（9）柏油样大便

由于上消化道或小肠出血并在肠内停留时间较长，因红细胞破坏后，血红蛋白在肠道内与硫化物结合形成硫化亚铁，故粪便呈黑色；又由于硫化亚铁刺激肠黏膜分泌较多的黏液，而使粪便黑而发亮，故称为柏油样便，多见于胃及十二指肠溃疡、慢性胃炎所致的出血时。

（10）鲜红色血便

血色鲜红不与粪便混合，仅黏附于粪便表面或于排便后有鲜血滴出或喷射出，提示为肛门或肛管疾病，如痔疮、肛裂、肠息肉和直肠肿瘤等引起的出血。

6. 宝宝腹胀是怎么回事?

一般来说，小宝宝的肚子本来就会比成人大，看起来鼓鼓胀胀的，那是因为宝宝的腹壁肌肉尚未发育成熟，却要容纳和成人同样多的内脏器官造成的。在腹肌没有足够力量承担的情况下，腹部会因此显得比较突出，特别是宝宝被抱着的时候，腹部会显得突突下垂。此外，宝宝的身体前后是呈圆形的，不像大人那样略呈扁平状，这也是让肚子看起来胀胀的原因之一。

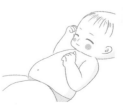

1. 腹胀的原因：

原因 1

宝宝进食、吸吮太急促而使腹中吸入了空气，尤其是当宝宝饿得太久才喂牛奶的时候。

原因 2

如奶瓶的奶嘴孔大小不适当，造成空气通过奶嘴的缝隙进入宝宝体内。

原因 3

宝宝过度哭闹。

原因 4

吸入的奶水或其他食物，在消化道内通过肠内菌和其他消化酶作用而发酵，产生大量的气体。

2. 缓解腹胀的方法：

方法 1　帮助宝宝打嗝

试着让宝宝在吃奶的间隙，比如吃了一半的时候停下来，给他（她）拍拍嗝。让宝宝竖直后背地坐在妈妈腿上，轻轻地拍他（她）的背，直到宝宝打了嗝。还有一些拍嗝的姿势，不是很常用，不过妈妈们也可以尝试一下：将宝宝略微倾斜地搁置在前臂上，让宝宝的脸背着妈妈，从而使宝宝的双腿骑跨在妈妈的胳膊肘的同时，下巴被托放在妈妈的手上。还有一个可供选择的方式是：让宝宝仰卧在床，帮助宝宝轻缓地蹬腿，就像蹬踏自行车的模样，但是需要特别注意的是，必须要等到喂奶之后至少 1 个半小时，才能尝试这种方法。

方法 2　给宝宝按摩腹部

当宝宝因胀气难受哭闹时，为了尽量避免我们上面说过的恶性循环，可以试着把宝宝平放，将手伸进宝宝的衣服里，轻轻地呈顺时针方向为他（她）按摩小肚子。一方面可以缓解腹胀，另一方面宝宝也会因为舒服而转移注意力。

当宝宝腹胀、腹痛，也是因为他们太小，胃肠的消化能力太弱，可以根据医嘱给宝宝吃一些"妈咪爱"或者"乳酶生"，以调节小宝宝的肠胃，帮助宝宝消化。

7. 新生宝宝腹泻的原因及症状是什么?

❶ 新生宝宝腹泻的原因

新生宝宝腹泻的原因可分为肠道内感染、肠道外感染和非感染性腹泻3大类。

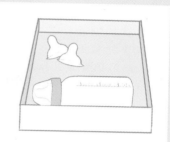

肠道内感染主要发生在人工喂养或混合喂养的新生儿，由于奶具不洁而导致病从口入。最严重的要算宝宝流行性腹泻了，它常常发生在医院里的新生儿室，病菌经过妈妈产道时传给宝宝，然后由医护人员的手将细菌扩散开去。此病潜伏期短，症状重，开始时厌食、吐奶、腹胀，继之腹泻呈黄绿色水样大便，有击拍声，腥气奇臭，1天大便次数可达10次左右，很快出现脱水症状。其他像鼠伤寒沙门氏菌、轮状病毒、腺病毒等，都可引起新生宝宝腹泻，严重者甚至威胁生命。

肠道外感染主要是由于病原体毒素的影响或神经系统发育不健全，致使消化系统功能紊乱、肠蠕动增加而引起腹泻。这种腹泻一般无黏冻、脓血和奇臭，次数较少。在新生宝宝患肺炎和败血症时，细菌有时也可从肠道外或血液中透过肠壁，渗入到肠道内，引起肠炎。

非感染性腹泻，多数因喂养不当引起的吸收不良，大便次数增加，有不消化奶块或呈蛋花汤样粪便。一般也无黏液或奇臭，这类腹泻去除病因即可自愈。前二类腹泻应去医院治疗。在未送医院前，可先少量多次补充煮沸过的糖盐水防止脱水。

❷ 新生宝宝腹泻的症状

腹泻轻者大便每天可能10次以下，黄绿色，带少量黏液，有酸臭，蛋花汤样或薄糊状，脱水症状（前图，眼窝凹陷）不明显。重的多数是肠道内感染所造成，大便每天多达10~20次或更多，黄绿色水样带黏液、伴呕吐及发热、脱水症状明显，面色发灰，哭声低弱，精神萎靡，体重锐减，尿少等，很快会出现水与电解质紊乱和酸中毒等严重症状。

一旦发现腹泻，不管轻重，都应立即送医院诊治，千万不能耽搁。

8. 新生宝宝腹泻如何防治?

1 如何预防新生宝宝腹泻?

1 注意卫生清洁食品应新鲜、清洁,食具也必须注意消毒,保持饮用水洁净,宝宝及其看护人都应养成饭前便后洗手的好习惯。

2 坚持母乳喂养尤其出生后最初数月内应以母乳喂养。因母乳最适合宝宝的营养需要和消化能力。人乳中含有IgA,可中和大肠杆菌肠毒素,有预防感染埃希氏大肠杆菌的作用。

3 注意饮食质量。母乳不足或缺少母乳需采取混合喂养及人工喂养,应注意饮食调配,不宜过多或过早给米糊或粥食等食品,以免发生碳水化合物消化不良,影响宝宝的生长发育。初出生至3个月内宝宝,不能母乳喂养的宝宝,无论用牛乳或代乳品均需要适当稀释,以利于消化和吸收。

4 防止受凉尤其是腹部受凉。宝宝因消化系统发育还不成熟,特别是腹壁及肠道缺乏脂肪"保暖层",因而容易受较凉空气的刺激而引起肠蠕动增加,导致便次增加和肠道水分吸收减少,大便稀溏,病毒也容易乘虚而入。

5 应注意合理搭配宝宝的饮食,以清淡为主,只要宝宝不出现频繁呕吐,应鼓励宝宝多进食,以流质和半流质食物为主,如奶类、米汤、粥等。

6 调节好饮食,轻者不必禁食,一是可适当减少哺乳的次数,缩短喂乳的时间,停吃牛奶、巧克力等不易消化的食物;二是可饮用淡盐水、米汤、稀藕粉等。病症重的应禁食6~12小时,如禁食一定时间后症状缓解,可逐步恢复饮食。恢复饮食必须由少到多,由稀到浓,切不可操之过急。

2 宝宝腹泻的治疗

腹泻的严重后果就是引起宝宝从大便丢失大量的水和电解质,加上呕吐、少饮,很容易发生脱水和电解质紊乱,使病情加重。所以给腹泻患宝宝多补充水和电解质是治疗腹泻的关键。一般每天补液量为每公斤体重约100毫升,其中糖2克、盐0.5克,可让宝宝随意口服。如有呕吐仍可少量多次喂饮,让胃清洗干净。呕吐停止后即可喂哺奶类。失水严重的还应该静脉补充液体。

宝宝腹泻,尽可能不要用抗生素,因抗生素可使宝宝肠道菌群失调,造成腹泻迁延不愈。如果宝宝腹泻3天仍不见好转,或者出现腹泻次数和量的增加、不能正常饮食、频繁呕吐、发热、明显口渴、粪便带血等症状时，就应及时到正规医院就诊，避免并发脱水、酸中毒及电解质紊乱，严重可危及宝宝生命，或者导致病情迁延，造成宝宝营养不良，影响宝宝的生长发育。

不要禁食。腹泻时宝宝自动饮食减少，排出增加，肠道吸收障碍，而宝宝营养的需要相对较高，如果营养补充不足，限制饮食太严，禁食时间长，很容易引起营养不良，出现代谢紊乱，以致病情迁延。奶类制品是最适合宝宝消化和需要的食品，腹泻婴儿以母乳喂养者应继续喂母乳，没有母乳者可以用牛奶代替，一般就可以保证宝宝的营养需要。

不要止吐。呕吐可能是腹泻的早期症状。如果由于食物中毒引起的呕吐，不但不要止吐，还应该洗胃，把有毒食物清洗干净。所以，治疗宝宝腹泻引起的呕吐，不是止吐，而是补充由呕吐引起的体液损失，可以反复多次少量喂水。

不要止泻。有些年轻妈妈看到宝宝腹泻不止，急着要求医生快快把腹泻止住或者自作主张去买止泻药给宝宝吃，结果不但腹泻没有止住，还可能加重病情。治疗腹泻的方法不是急于去止泻，而是应该补充因腹泻引起的机体脱水和营养不足。

第 3 节　呼吸系统疾病

1. 如何护理喉喘鸣的宝宝？

新生儿喉喘鸣指出生时或出生后数周内出现的喉部喘鸣声音，是由于在呼吸时气流通过狭窄的气道段所引起，可由多种病因造成气道狭窄段。好发于冬春季节。在婴幼儿期最常见，特别是新生儿和婴幼儿。重者可致呼吸困难甚或呼吸衰竭。

先天性单纯性喉喘鸣一般不需特殊治疗，爸爸妈妈平时可以让他们多晒晒太阳，多做些户外活动，同时还要避免宝宝受凉或受惊，以免发生呼吸道感染和喉痉挛，加剧喉阻塞只需加强护理，至18～24个月后随着喉腔增大，喉组织渐变正常，喉鸣即渐消失。对于这种疾病，被爸爸妈妈平时要注意宝宝体内维持水、电解质及酸碱平衡。同时给予足量钙剂，及时添加辅食等辅助治疗，如发作较重，吸气困难，可调整宝宝体位，取侧卧位可减轻症状，并对症治疗。偶有严重喉阻塞者，需行气管切开术；伴急性喉炎易引起呼吸困难，要特别注意，不能掉以轻心。爸爸妈妈要及时到耳鼻喉科医师处就诊，并住院观察。

2. 如何预防宝宝感冒？

1 春季防感冒

春季是小儿感冒的多发季节。这是因为春季气温变化反复无常，稍一疏忽，你的宝宝就容易着凉，从而诱发感冒。还有就是天气开始转暖，万物复苏的时候，各种病毒和细菌也会变得活跃。因此，宝宝感染上感冒病毒的几率也会增加。针对春天的这些特点，爸爸妈妈可以从以下几个方面入手，保护宝宝远离感冒：

(1) 不要给宝宝穿太多衣服，但是要做好准备随时给宝宝增减衣物

如果宝宝穿得太多，当气温升高，或者活动比较多的时候，就会出汗。这时候，如果被冷风吹到，就特别容易因为着凉而感冒。同时宝宝出汗时，不要马上给宝宝脱衣服，等宝宝身上的汗干了以后再脱掉一件，不然也容易感冒。

(2) 增加宝宝外出活动的时间和次数

漫长的冬天终于过去了，天气晴朗而少风的时候，多带宝宝出去晒太阳，呼

吸新鲜空气，增强宝宝的抗病能力。

（3）注意减少交叉感染的机会

当宝宝外出活动增加的时候，还要注意减少交叉感染的机会，少带宝宝去人多拥挤的场所。外出回来后记住爸爸妈妈和宝宝都要洗手。家人和朋友抱宝宝前，也一定请他们先用肥皂洗手。

（4）适当多吃些水果

已经添加辅食的宝宝可以适当多吃些水果，或者喝果汁，特别是深色的水果。因为它们富含抗氧化剂，可以增强宝宝的免疫力。

2. 夏季预防感冒

夏天气温高，是不是宝宝就不容易感冒了呢？夏天宝宝感冒的概率确实会降低，但是感冒的也不少。而且让爸爸妈妈们感到惊讶的是，夏天感冒的宝宝多半是因为着了凉。因此，夏天宝宝防感冒的重点是防止着凉。

（1）合理使用空调和风扇

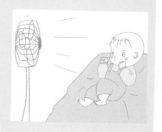

空调的温度设定不要太低，最好在26℃以上，否则室内外温差大，宝宝从外面回来时就容易受凉。由于空调房内往往空气不流通，最好尽量减少宝宝待在空调房里的时间。如果房里使用的是风扇，不要让风扇直接对着宝宝吹。

（2）宝宝的房间和宝宝的活动场所要经常通风

至少要在早上起床后、午睡后和晚上睡觉前打开门窗。通风是最有效的净化空气的方法。需要注意的是，不要图凉快，让强对流风直接吹到宝宝，尤其是宝宝睡觉的时候，因为这时宝宝自身的防御系统最放松。

（3）宝宝睡觉时不要盖太多

宝宝夏季着凉很多都是半夜踢掉被子引起的。究竟应该给宝宝盖多少才合适呢。供你参考的是英国卫生部的建议，如果宝宝房间的温度是24℃，戴着尿布、穿着背心和连体衣的宝宝只需要盖一个小夹被。宝宝不觉得燥热，睡觉安稳，就不会经常踢被子了。

（4）补充大量水分

夏天宝宝出汗多，体内水分容易流失。这时候，要注意给宝宝补水。温开水仍然是宝宝的好饮品，时令水果的果汁也是不错的选择。不要等到宝宝口渴烦躁时再给他水喝，最好隔一段时间就把装水的奶瓶或杯子拿给宝宝，看看想不想喝。

(5) 外出活动后不立即给冷饮

带着宝宝外出回来后，不要马上给宝宝吃刚刚从冰箱里拿出来的冷饮冷食。宝宝自身的体温调节能力还不完善，温度骤变，容易让宝宝因为着凉而感冒。

3. 秋季预防感冒

秋季天气转凉，宝宝可能会感到很舒适。但是不好的消息是，秋天早晚温差加大了，而且深秋季节，中国很多地方天气已经很冷了。秋天也是婴儿感冒的高发季节。

(1) 宝宝早晚外出的时候，要适当增加衣物

中午气温升高的时候，记得及时给他脱换。带宝宝出远门的时候，别忘了在包里装一件宝宝的小外套，也许会用得上。

(2) 秋季气候干燥，注意加大室内湿度

最适合婴儿的室内湿度是35%～50%。不妨买个湿度计放在宝宝的房间里。冬天的时候，多半也还用得上。现在很多婴儿用品商店里，也有很多造型可爱的两用温湿度计。

(3) 注射流感疫苗

如果宝宝是流感的易发人群，建议在入秋时考虑给宝宝接种流感疫苗。由于在流感流行高峰前1～2个月接种流感疫苗能更有效发挥疫苗的保护作用，中国卫生部推荐接种时间为每年9～11月份。 具体时间，请咨询当地卫生防疫部门。此外，需要注意的是，中国卫生部和中国疾病预防控制中心推荐的婴儿流感疫苗接种月龄是6个月以上，而且12岁以下的儿童不能使用全病毒灭活疫苗。

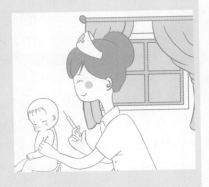

4. 冬季预防感冒

冬季天气寒冷，室内外温差悬殊。婴儿自身体温调节系统还不完善，因此，特别容易感冒，而且冬天也是流感流行的高峰期。冬季防感冒，是妈妈护理宝宝的一项重要工作。

(1) 不要给宝宝穿过厚的棉衣

你的宝宝穿得只需要比你略微多一点就足够了。如果宝宝穿得太多，就容易出汗，出汗时遇冷就容易感冒，而且穿得太多，还会影响宝宝的活动。

(2) 保持室内空气新鲜，室温不要过高，避免室内外温差过大

天气寒冷的时候，爸爸妈妈可能会不愿经常开窗，这样会造成室内空气不流通，增加宝宝感染病毒的机会。如果住在中国北方，家里多半都有取暖设施。北方冬季气候本来就干燥，使用取暖设施，还会降低室内的空气湿度。在调节室内温度的同时，别忘了在宝宝的房间里开一个空气加湿器，或者在暖气上搭一块湿毛巾。

（3）坚持户外活动，锻炼宝宝的耐寒能力

在寒冷的冬天坚持户外活动，有助于加强宝宝身体和呼吸道对冷空气的适应能力，并防止细菌病毒入侵。即使是在最冷的几天里，你也可以选择一天中阳光最充足、风最小的时候带宝宝出去呼吸一下新鲜空气。

（4）让宝宝多吃母乳，保证宝宝营养均衡

母乳中含有宝宝头6个月生长发育所需的重要营养物质。即使是在添加辅食后，母乳仍然是宝宝饮食中重要而健康的组成部分。而且，母乳中含有预防传染病的抗体，能降低宝宝感染流感的风险。如果你的宝宝已经添加辅食了，除了肉蛋鱼外，建议妈妈同时给宝宝吃些水果和蔬菜。宝宝不偏食，不挑食，自身的抵抗力会更高。

3. 如何预防宝宝窒息？

1 新生宝宝容易窒息的常见原因

（1）妈妈给小宝宝喂完奶后把宝宝仰面来放，宝宝吸进胃内的空气将奶汁漾出，呛入气管内而造成突然窒息。

（2）奶嘴孔太大使奶瓶中的奶汁流速过快，呛入宝宝气管。

（3）寒冷潮湿季节室内无取暖设施，妈妈采取以下不当方式而令宝宝窒息。

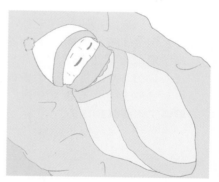

妈妈生怕宝宝冷，给他盖上厚厚的大被子，并把大被子盖过宝宝的头部，使宝宝的口鼻被堵住，不能呼吸引起窒息。

妈妈生怕宝宝冷，把宝宝搂在一个大被子里睡觉。妈妈熟睡后，翻身时或是无意将上肢压住宝宝的口鼻而造成窒息。

妈妈夜里躺在被子里给宝宝喂母乳，但由于白天过于劳累而不知不觉地睡着，将乳房堵住宝宝的口鼻而使宝宝不能呼吸。

抱宝宝外出时裹得太紧，尤其是寒冷时候和大风天，宝宝因不能透气而缺氧窒息。

（4）在宝宝枕边放塑料布单以防吐奶，塑料布单不慎被吹起，蒙在宝宝脸上，因为宝宝不会将其取下而造成窒息。宝宝俯卧时，枕头和身边的毛巾堵住口鼻，使宝宝不能呼吸，又无能力自行移开而造成呼吸困难。

2. 防止宝宝窒息注意要点

要点1 让宝宝独自盖一床厚而轻松的小棉被在自己的小床上睡，不要和妈妈同睡一个被窝，室内潮湿寒冷时可选用电暖器。

要点2 对于经常吐奶的宝宝，在喂奶后要轻轻拍他（她）的后背，待胃内空气排出后，再把他（她）放在小床上，宝宝睡熟后，妈妈要在旁边守护一段时间。

要点3 夜间给宝宝喂奶最好坐起来，在清醒状态下喂完，然后待宝宝睡着后，方可安心去睡。

要点4 常吐奶的宝宝不要给他（她）佩戴带塑料围嘴，容易卷起堵住宝宝的口和鼻。

要点5 给宝宝喂奶时，切忌让他（她）仰着喝。

要点6 天气寒冷带宝宝外出时，在包裹宝宝严实的同时，一定要记住留一个小口供宝宝出气。

要点7 让宝宝俯卧时妈妈千万不能走开，要在旁边查看宝宝是否吐奶？呼吸如何？旁边有无可能堵住宝宝口鼻的东西？当有事离开时，一定要将宝宝翻转过过来。

4. 根据呼吸次数可早期识别肺炎吗？

新生儿肺炎常无明显的呼吸道症状，仅表现为反应低下、哭声无力、拒奶、呛奶及口吐白沫等。有的出现发热症状，有的不出现发热症状，有些宝宝出现鼻根及鼻尖部发白、鼻翼扇动、呼吸浅快、不规则。值得爸爸妈妈警惕的是，宝宝病情变化快，如果控制不好，病情恶化，易发生呼吸衰竭、心力衰竭而危及生命。

数呼吸次数可识别宝宝早期肺炎。这也是世界卫生组织推荐的判断是否有肺炎的一种简单适用的技术。这种方法易学易会，可帮助对宝宝病情的观察。

正确识别早期肺炎的方法是，在宝宝相对安静状态下数每分钟呼吸的次数。如果两个月以下婴儿呼吸≥60次／分钟、2～12个月婴儿呼吸≥50次／分钟、1～5岁小儿呼吸≥40次／分钟，就说明呼吸急促，有肺炎的可能，要赶紧到医院诊治。

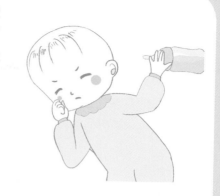

正常新生儿呼吸次数为40～45次／分，如每分钟呼吸次数大于等于60次／分，即为呼吸增快，这时应再数一次呼吸，如仍大于或等于60次／分，即为呼吸增快。

此外，宝宝出现肺炎时，除呼吸急促外，还会出现"三凹"症状，即吸气时肋骨与肋骨之间、锁骨上窝、胸骨上窝出现凹陷，同时还可伴有鼻翼扇动、口唇发绀等症状。

5. 爸爸妈妈如何给宝宝数呼吸次数？

正常新生儿的呼吸不规则，常常有一阵快速的呼吸阶段，继而有一阵缓慢的呼吸，有时有短暂的呼吸暂停。

正确的做法是要数满1分钟。数呼吸时要注意一吸一呼为一次呼吸，有的爸爸妈妈将一吸一呼数为两次呼吸就数错了。由于小儿胸廓上下运动幅度小，以腹式呼吸为主，因此观察呼吸运动时观察腹部运动更明显，数出来的呼吸次数更准确。数呼吸时，要在小儿安静时数，不要在小儿哭闹、吃奶或刚吃奶后数呼吸，这时数出来的呼吸次数不能反映真实情况。

6. 宝宝肺炎的早期症状有哪些？

宝宝肺炎是婴幼儿时期的多发病，以病毒和细菌引起的最为常见。

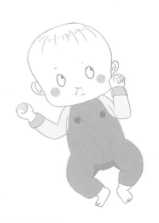

病毒性肺炎最初的症状与感冒相似，宝宝会持续高烧3～4天，且咳嗽和流鼻涕的情况会越来越严重，宝宝的呼吸急促，每次呼吸胸部都往下凹陷。因此，若怀疑不是感冒，便要尽快就诊。即使只是轻微咳嗽、流鼻涕和发热，如果咳嗽中含痰的情况渐趋严重，发热持续4天也不降，感冒可能已转为肺炎了，必须再次就诊。

患细菌性肺炎会发热1～2天，因痰堵住喉咙，会使宝宝呼吸困难，加上肺部化脓，亦会影响呼吸。

另一种无热性肺炎则没有发热症状，一旦咳嗽和浓痰不断时便应立即就医检查。

一般来说，医生都是以发热程度、胸肺检查及X光检查来判断病情。所以，爸爸妈妈应仔细观察宝宝的全身状态，包括精神、心情、呼吸、咳嗽等，然后详细告诉医生。高烧和严重咳嗽的症状，可在1～10天内舒缓，至于肺部发炎的情况则需要较长时间才能痊愈。

宝宝肺炎的早期症状

1. 呼吸频率不正常

如果发现2个月以下婴幼儿呼吸≥60次/分钟，2～12个月婴儿呼吸≥50次/分钟，就说明有肺炎的可能，应赶紧到医院诊治了。

由于肺炎时，肺泡和肺间质的炎症使呼吸膜增厚和下呼吸道阻塞，所以会引起肺通气和换气功能障碍，导致低氧血症以及动脉氧饱和度下降，出现气急、呼吸和心率加快等临床症状，因此数呼吸对于早期识别肺炎、判断病情很有帮助。

2. 呼吸困难小儿肺炎时

呼吸困难小儿肺炎时，除呼吸急促外，还有一些其他症状和体征可以帮助我们早期诊断。当宝宝出现以下表现时，妈妈可要怀疑宝宝不是简单的感冒了，必须请求医生的帮助。

（1）肺炎宝宝常表现为发热、拒食和呕吐，体温多在38℃～39℃，也可达40℃；

（2）肺炎的呼吸系统表现为咳嗽、咽部有痰声、呼吸急促；有时还会伴有腹泻、心跳加快、面色苍白等，严重时还会发生惊厥；

（3）吸气时肋骨与肋骨之间、锁骨上窝、胸骨上窝出现凹陷，同时还可伴有鼻翼扇动、口唇发绀等症状。宝宝的这个现象说明缺氧严重，动员了所有的呼吸肌在用力呼吸，是肺炎严重的表现。

7. 如何预防宝宝肺炎？

如何预防小儿肺炎是好多家长比较关心的问题。肺炎是宝宝最常见的一种呼吸道疾病，3岁以内的宝宝在冬、春季节患肺炎较多，由细菌和病毒引起的肺炎最为多见。婴幼儿肺炎不论是由什么病原体引起的，统称为支气管肺炎，又称小叶性肺炎。肺炎是婴幼儿时期重要的常见病，回顾性调查表明，小儿肺炎为中国婴幼儿的第一死亡原因。所以爸爸妈妈应掌握一些预防小儿肺炎的必要知识。

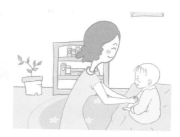

预防感冒

好多宝宝的肺炎是由于感冒引起的，所以预防宝宝肺炎就要预防感冒，不要让宝宝到各种公众场所，特别是不要轻易去医院，因为那里是病人集中的地方，细菌及病毒在空气中的浓度最大，最容易使宝宝发生感染。家人感冒要采取隔离措施，要进行室内的空气消毒。宝宝要进行耐寒锻炼，最好的耐寒锻炼就是所谓的三浴锻炼，即空气浴、日光浴和水浴。也就是说利用大自然的各种因素对宝宝进行锻炼，以达到增强体质，抵抗感冒侵袭的目的。

防止交叉感染

少带宝宝到公共场所去，防止交叉感染十分重要。尤其不能让宝宝接触有呼吸道感染、百日咳、麻疹和流感等病人。少去大医院也是预防肺炎，尤其是预防金黄色葡萄球菌肺炎和腺病毒性肺炎的一个重要措施。因为大医院重病人多，空气中含金色葡萄球菌、腺病毒等病原体较多，对原本无病或只有轻病的宝宝构成威胁。因此，进行健康咨询、体格检查以及治疗感冒等普通疾病，最好就近就医。

增强身体素质

加强护理和体格锻炼是预防小儿肺炎的关键。婴幼儿时期应注意宝宝的营养，按时添加辅食，多晒太阳，防止宝宝营养性贫血和佝偻病的发生。要从小锻炼体格，经常到户外活动，使身体的耐寒和对环境温度变化的适应能力增强。体质虚弱或患有贫血和佝偻病的宝宝容易发生肺炎，而且这些宝宝的治疗效果远不如体质好的宝宝。

接种疫苗

体质虚弱，常患肺炎的宝宝，可接种肺炎疫苗。

小儿肺炎的家庭预防，主要是要让宝宝坚持锻炼身体，增强抗病能力，同时注意气候的变化，随时给宝宝增减衣服，防止伤风感冒。合理喂养，防止营养不良。教育宝宝养成良好的卫生习惯，不随地吐痰，让宝宝多晒太阳，不断地增强宝宝的抗病能力。

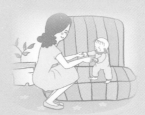

　　小儿喉喘鸣，是由于先天性喉软骨软化、喉部狭小所引起的，因此医学上称为先天性喉软骨软化病。　多数宝宝出生后起初无症状，而在一次感冒等疾病后症状明显，当然也有一出生就有症状的，主要表现为吸气时胸骨上窝凹陷并有喉喘鸣音。喘鸣可以是间歇性或持续性，重症在入睡或哭闹时症状明显，但哭声如常，声音不嘶哑。多数随着年龄的增长，喉软化改善，喉间隙增大，而症状逐渐好转并消失。本病要精心护理，多晒太阳，及时补充钙及维生素 D，预防呼吸道感染及喉部炎症。

　　由于妊娠期营养不良，胎儿缺钙，致使喉软骨软弱，吸气时负压增大，使会厌软骨两侧边缘向内卷曲接触，或会厌软骨过大而柔软，两侧杓会厌襞互相接近，喉腔变窄成活瓣状震颤而发生喉鸣。吸气性杓状软骨脱垂为另一原因。这种宝宝的喉鸣并非因喉软骨软弱所致，而是当吸气时杓状软骨向前向下转动，其上的松弛组织向声门前部突起，阻塞声门而发生喉鸣。

第4节　五官疾病

1. 怎样发现宝宝视力异常?

宝宝的视力发育特点是有光感，可注视眼前 33 厘米左右较明显的目标。在新生儿末期，还可追随移动目标片刻。根据这些特点，可用下面的简单方法对新生儿的视力做定性检查，以及早发现新生儿的视力异常。

宝宝睡着时

可在宝宝睡着时，突然用手电光晃他（她）的眼睛，如果引起宝宝皱眉、身体扭动甚至觉醒，说明有光感；如果反复检查几次，宝宝均无任何反应，应引起注意。

宝宝满月

在宝宝满月时，可用 1 个直径约 10 厘米的红绒球放在宝宝眼前约 33 厘米处，宝宝可注视红球，并可随球的移动跟随片刻。看宝宝能不能有把握地抓住，此检查应在宝宝觉醒不哭时做，并应反复做几次。

2. 如何防治宝宝斜视?

许多宝宝由于种种原因，眼睛无法相互配合成组运动，而两只眼睛无法同时注视同一物体，这种情况被称为"斜视"，属于宝宝最常见的眼病之一。眼睛斜视，不仅影响美观，更影响宝宝的视力。

斜视有外斜和内斜之分，外斜就是通常所说的"斜白眼"，内斜就是通常所说的"斗鸡眼"，宝宝的斜视以内斜居多。

人的眼球壁附着有 6 条肌肉，这些肌肉受神经支配，相互牵拉配合，以协调眼球的动作，使眼球向各个方向转动。宝宝的眼球发育还没有成熟，直径很短，缺乏用双眼注视物体的能力，这样就会出现暂时性的两眼斜视。斜视有的是先天性的，有的则是后天形成的。先天性的斜视目前还没有办法可以预防，但后天的斜视多是由抚养方法不当引起的，因此，积极采取预防措施，就可以避免宝宝出现斜视。

1 经常变换宝宝睡眠的体位

经常变换宝宝睡眠的体位，有时向左有时向右，可以使光线投射的方向经常改变，使宝宝的眼球不再经常只转向一侧，从而避免斜视。

2 玩具多角度悬挂

在宝宝的小床上悬挂的彩色玩具不能挂得太近，应该在40厘米以上，而且应该在多个方向悬挂，避免宝宝长时间只注意一个点而发生斜视。

3 增加宝宝眼球转动的频率

将宝宝放在摇篮内的时间不能太长，爸爸妈妈应该不时将宝宝抱起来，走动走动，使宝宝对周围的事物产生好奇，从而增加眼球的转动，增强眼肌和神经的协调能力，避免产生斜视。

4 斜视应早治

一般人的视觉发育，从出生后3个月开始，一直可以持续到8岁左右，其中3岁以前是宝宝视力发育的关键期。如果及时治疗，就能帮助宝宝纠正眼位、提高视力，为他提供良好的发育条件。反之，如果错过了最佳的治疗期，就会造成弱视，宝宝正常的视觉功能就不能完全恢复了。

5 斜视简易测试法

如果发现宝宝有时会有斜视的状况，可以在家里进行一项简单的测试，以判断宝宝是否真的是斜视。

准备一把手电筒，在光线较暗的地方让宝宝仰卧，然后在距宝宝的双眼大约50厘米的正前方用小手电筒照射双眼。如果光点同时落在宝宝的瞳孔中央，说明宝宝没有斜视，或者为假性斜视；如果光点一个落在瞳孔中央，另一个落在瞳孔的内侧或外侧，说明宝宝为斜视，爸爸妈妈应该及时带宝宝去医院诊治。

3. 怎样早期发现宝宝耳聋？

正常听力的宝宝从出生到4个月，在吵闹的环境中入睡后，会被较大的声音（90分贝SPL（声压级））吵醒，比如，大型运货车从宝宝周围驶过的声音、电锯的声音等。在安静的环境中，稍大的谈话声（50～70分贝SPL）可以唤醒宝宝。对于突然出现的强声，如较大的鞭炮声，宝宝会发生惊跳反射的动作，即身体四肢的瞬间抖动。

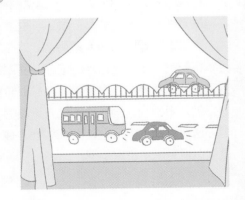

新生宝宝到3～4个月时，对言语声非常感兴趣。当宝宝听到周围的谈话声（50～60分贝 SPL），即使说话人在视野以外，他（她）已开始把眼球或头转向声源的方向，但还不会对声源定位。

目前，我国对出生后的新生宝宝，在部分城市、地区已经建立了听力筛查的常规，他们可以利用先进的仪器以及简便的玩具粗声测试等方法，对宝宝进行听力保健跟踪，能够在新生儿期、婴儿期早期发现耳聋问题。

如果宝宝是早产儿，或体重过小，或出生时难产、缺氧窒息、脐带绕颈等，就更要警惕有无耳聋的存在。在没有仪器测试条件的农村，一般的家庭里，可以采用一些简单的方法早期发现宝宝是否耳聋？首先要特别注意宝宝对声音的反应及言语表达能力，例如突然开大录音机、电视机的音量，宝宝有无反应？平时对大的声音是怕吵，还是无任何反应？对经常遇到的敲门声、车铃响有无反应等等；也可以观察宝宝对语言的反应，如叫宝宝关门、开门、拿筷子等等。通过细心的观察就会发现宝宝有无耳聋。如果对各种大的声音无反应，可能为重度以上耳聋。对于1岁以内的宝宝，可以在家中用一些带响的玩具加以观察，有意识地在背后突然发出音响或者大声喊一声，或者拍拍手，看宝宝的反应与表情，也可以确定宝宝有无耳聋。一旦发现或怀疑宝宝耳聋，就要立即到聋儿康复机构或医院进一步检查。

4. 宝宝眼分泌物多不可忽视？

出生不久的小宝宝常常会出现眼部分泌物，即俗称"眼屎"多，有些家长非常紧张，而有些爸爸妈妈又不以为然。正确的态度是要了解这种症状可能会有哪些疾病，会产生哪些结果，要知道及时到医院看病。

爸爸妈妈要经常注意宝宝眼部外观，如有无皮肤红肿、眼睑硬结，内眼角我们称内眦部是否经常有大量白色黏液或脓性分泌物，分泌物出现的时间是睡眠醒来时多还是哭闹后增多，是否伴有溢泪，经常"眼泪汪汪"的，角膜是否清澈透明。宝宝是否经常用手揉眼睛，有无怕光不敢睁眼等情况。

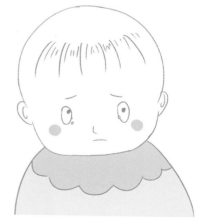

结膜炎和新生儿泪囊炎是新生宝宝较多见的疾病。新生儿泪囊炎是由于发育过程中泪道下端没有正常形成开口，使泪液不能经泪道流入鼻腔排除。其特点是在慢性结膜炎的体症外表现溢泪，内眦部有大量的分泌物，程度轻的可能只表现为眼部泪汪汪的，而当我们用手指轻压内眦部时，或宝宝哭闹时，就会有大量黏液或脓性分泌物涌出。长时间泪道不通会继发感染，局部组织会红肿、疼痛，甚至皮肤破溃形成窦道，在鼻根部皮肤有一个小洞，不断有液体或脓液流出，这种皮肤窦道可长期不愈，影响外观；当角膜有擦伤时还会继发角膜炎、角膜溃疡、眼内炎等严重并发症而失明。早期有部分宝宝可由爸爸妈妈们在医生指导下用按摩的方法得到治愈，不能获得治愈的要到医院进行探通或手术，避免继发严重并发症。

结膜炎可以表现急性或慢性，其病因可以是细菌或病毒感染，或由皮肤疾病、过敏等非感染因素引起，也可与机体不健康等因素有关。在感染性疾病中，轻度慢性炎症表现稀薄黏性分泌物，严重细菌感染可出现大量黄白色分泌物，晨起时在睫毛根部形成黄色结痂，不能睁眼；严重的细菌、病毒感染性结膜炎都会出现明显的眼部充血。如果宝宝表现大量的脓性分泌物和严重充血性结膜炎，可能是淋球菌等毒力很强的致病菌感染，其病情进展快，炎症难以控制，可以造成角膜穿孔、眼内炎等严重后果，而且极具传染性，必需争分夺秒到医院救治。慢性结膜炎多与机体健康状态有关，如婴儿湿疹、对某些物质过敏，感冒，消化功能紊乱引起　"食火"等因素都是可能的病因。慢性结膜炎可以有许多不舒服的感觉，但眼部形态一般只有轻度充血，过敏性结膜炎以结膜水肿为主，有时表现局部区域充血。治疗上应针对可能的原因在医生指导下局部应用滴眼液并加以全身健康状况的调理，特别注意合理用药，即要使疾病尽快痊愈，又要避免滥用药物引起其他问题。

第5节 泌尿生殖系统疾病

1. 宝宝小阴唇黏连如何处理？

最近看到不少的新妈妈们谈到自己的宝宝曾被阴唇粘连所困扰。阴唇黏连常发生于婴幼儿，发生率并不算低，在正常群体检出率约为 4.4％，所以新妈妈们一定要重视这个问题。

如果发现宝宝小阴唇粘连需要及时去医院进行分离。

具体操作如下：

用消毒的圆头探针或小弯钳，从上端小孔插入，逐渐沿小阴唇粘连处向下分离，可将粘连完全分开，不会引起出血，婴儿毫无痛苦。然后在分离后的两侧小阴唇的粘合面，涂上少量石腊或油膏。为了防止粘连的再次发生，爸爸妈妈可在每晚清洗婴儿外阴后，仍涂少量油膏，坚持 1 周即可。

保持宝宝外阴的清洗；经常或每晚临睡前用温水清洗外阴，去除污垢；揩擦大便由前向后，避免污染外阴；尽量不穿开裆裤，以减少局部刺激和细菌侵袭。

2. 宝宝隐睾怎么回事？

胚胎两个月时，睾丸开始形成，到 3 个月时，睾丸渐下降，大约在胚胎 7～9 个月时，睾丸可降入阴囊中。但由于某些因素的影响，少数胎儿至出生时睾丸仍未降入阴囊，而滞留于腹腔或腹股沟的某个部位，这种情况称之为隐睾或睾丸下降不全。

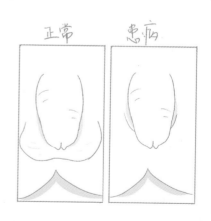

睾丸下降不全对身体是有害的。因为睾丸的生精过程受许多因素的影响，特别是对湿度的变化非常敏感。正常情况下，阴囊中的温度低于腹腔温度约 1.5℃～2℃，正好适合于精子的产生及雄激素的分泌，如睾丸留于腹腔中，则精子的产生及雄激素的分泌将受到很大的影响。

目前，关于导致宝宝隐睾的确切原因尚不清楚。可能是妈妈体内激素水平失衡引起宝宝睾丸不下降。隐睾也可能是由于宝宝对妈妈激素出现异常反应造成的。有时候，可能是睾丸下降的通道有纤维增生发生阻滞，或者是帮助睾丸下降的肌肉没有正常发挥作用，从而导致了隐睾。

大约 2/3 出现隐睾的宝宝都可以在 1 岁之内自愈。如果宝宝到了 1 岁两侧睾丸还是没有下降，宝宝就需要在 2 岁之前接受治疗。

有两种方法可以治疗隐睾：

外科手术能够纠正解剖生理异常导致的隐睾，或者假如宝宝对激素治疗没有效果，也需要做外科手术将睾丸拉入阴囊。

激素治疗可以刺激睾丸产生更多睾酮。接受这种隐睾治疗的宝宝每周需要注射 2 次人绒毛膜促性腺激素，这是一种刺激睾丸成熟并促使睾丸在几周内开始下降进入阴囊的激素。这种治疗对大约 20% 的病例有效，尤其是对那些睾丸本身已经很低的隐睾病例成功率较高。但如果激素治疗无效，医生还是会采用手术治疗宝宝隐睾。

3. 宝宝包茎是什么？

包茎是指包皮口过小，使包皮不能上翻显露出阴茎头；包皮过长则是指包皮覆盖全部阴茎头，而包皮口并不小，可以上翻显露出阴茎头。婴幼儿包皮过长往往是生理性的，到了青春后阴茎头仍迟迟不能显露才能称为包茎或包皮过长。

包茎有二种情况，一种是假性包茎，一种是真性包茎。假性包茎，勃起时只需用手将之拉下，就会露出龟头，甚至在勃起时便自动突围而出。包茎如未能及时治疗，阴茎头长期被包皮紧锁，致使青春期后造成阴茎发育不良，还会影响性生活。

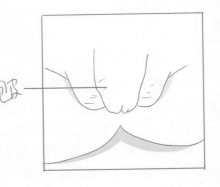

真性包茎指 3 岁以后包皮仍不能翻转至冠状沟者。有时包皮口小如针尖，妨碍阴茎发育，排尿时尿液在包皮内积聚，使包皮膨大如球。这种包茎需在 9 岁以前作包皮环切术，否则容易引起包皮龟头炎、尿道外口狭窄。包皮垢积聚可形成包皮垢结石，长期刺激可诱发癌变。长期排尿困难可影响肾功。小儿病人可引起尿频和夜间尿床。

真性包茎目前无法自然痊愈，只能通过手术来解决。真性包茎会影响射精，无法让大量的精子进入子宫内，所以就成为许多家庭不孕不育的原因。由于真性包茎容易包住垃圾和精液，很不卫生，所以很容易引发龟头包皮炎等感染。

宝宝的包茎在治疗的时候一定要谨慎对待，避免包茎对宝宝的发育造成不良的影响。当妈妈发现宝宝有包茎现象的时候，要及早带宝宝到医院进行检查和治疗，具体的治疗方法以专业医生的意见为最佳。

4. 什么是先天性尿道下裂?

尿道下裂是男性泌尿生殖系最常见的先天畸形，发病率为 1/300。有人认为此病有隐性遗传，若夫妻生有一个患尿道下裂的宝宝，则其他将出生的宝宝可能有 10% 的发病概率。正常情况下，当胚胎第 7 周后尿道皱壁自尿道近端逐渐向龟头端融合成一管形即尿道，这一过程有赖于胚胎性腺分泌的雄性激素，也取决于胚胎尿道沟及皱壁对寒酮的反应。当尿道皱壁形成管形发生障碍时就会导致尿道下裂。另外，尿道开口处的间质组织不发育，形成一扇形的纤维索，围绕尿道外口并延伸和嵌入龟头。

尿道下裂的分型

1. 阴茎头型

尿道开口在冠状沟腹侧中央。此型除尿道开口较窄外，一般不影响排尿和性交功能，可不手术治疗。国外强调美容，主张通过手术将尿道外口前移至正常位置。

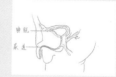

2. 阴茎型

尿道外口开自于阴茎腹侧，需手术矫正。

3. 阴茎阴囊型

尿道开口于阴囊阴茎交界处，阴茎严重弯曲。

4. 阴茎型

尿道外口位于阴囊，除具有尿道下裂一般特征外，且阴囊发育差，可有不同程度对裂，其内有时无睾丸。

5. 会阴型

尿道外口位于会阴，外生殖器发育极差，阴茎短小而严重下曲，阴囊对裂，形如女性外阴，有时误作女孩抚养。

第6节　宝宝脑部疾病

宝宝破伤风是由破伤风杆菌侵入而引起的一种急性感染性疾病。因大多在生后6~7天发病，故民间又称"四六风"或"七日风"。又因细菌是经脐部侵入且首先出现的症状是口紧闭，故又名"脐风"及"锁口风"。

目前全国已基本消灭本病，但有些地区仍有散发，值得重视。本病是由于接生时，脐部消毒处理不当所致。如用未经消毒的剪刀断脐或用不洁的布料包裹脐端，破伤风杆菌就可在脐部生长繁殖并产生外毒素，外毒素毒力很强，对神经组织具有强大的亲和力，可引起全身肌肉痉挛，亦可造成组织局部坏死和心肌损害，是新生儿期一种严重的感染性疾病。

患这种疾病的宝宝通常出现口张不大，不吃奶，哭声小，随后出现全身性强直性抽搐的现象。本病潜伏期越短，病死率越高。发病后应尽早治疗，能明显降低病死率和并发症的发生，治愈后无后遗症。

2. 如何早期发现宝宝智力低下？

如何早期发现宝宝智力低下？我们可以从以下九个方面考虑：

1 笑声

不会笑或很晚才会笑，正常宝宝2个月时就会笑，4个月时能放声大笑。如3个月才会笑，6个月时偶尔一笑，1周岁还不会笑则是智力低下的一种信号。

2 观察力

一般来说宝宝会用眼睛注意周围环境，而智力低下的宝宝则对周围的人或事物常常表现为无动于衷。

3 对声音的敏感性

正常宝宝对周围的声响常常特别敏感，如果得没有反应，似乎特别"老实"，则常常是智力障碍的征兆。

4 哭声

平时哭声少，有时只有尖叫，或是哭声无力，似乎很乖巧，对容易引起哭闹的外界刺激显得很淡漠。

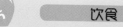

5 饮食

咀嚼晚，喂养困难，吃固体食物不易咽下并且常常出现呕吐。

6 流口水情况

小宝宝流涎可以说是正常现象，但随着年龄的增长，还一直流口水，就要想到智力障碍的可能。

7 走路情况

与同龄正常宝宝相比，智力低下的宝宝动作幼稚，等到学会走路后两脚还是相互乱踢，平时无目的的活动较多。

8 注意力

注意力不集中，缺乏好奇心，对外界事物漠不关心，或虽有兴趣但很短暂，反应迟钝。

9 其他能力

能力较低反映在语言能力、思维能力、记忆能力、计算能力和分析比较能力方面均明显落后于同龄宝宝。

9 专家提醒

有以上症状并非就是智力低下，爸爸妈妈需要综合分析，必要时可去医院做智力测定。

第7节 宝宝感染性疾病

1. 为什么新生宝宝好发感染?

宝宝最易感:无母体保护,免疫力未形成。

宝宝脱离母体后,从清洁的内环境来到复杂的外环境,失去了母体的保护。

正在经历呼吸、循环、消化、代谢、免疫等功能的变化,自身免疫力尚未形成。在这个时期,宝宝对感染性疾病具有易感性,尤其是早产儿和低体重儿。

所以,一般医院会专门设立新生儿病室,使新生儿处于一个严格控菌的环境中。新生儿室内应阳光充足、空气流通、清洁整齐。工作人员进入新生儿室必须戴口罩、帽子,护理或检查病儿也要求穿隔离衣、洗手等。如果这些环节处理不当,一旦受病菌感染就会导致严重的医疗事故。

2. 如何提高宝宝的免疫力?

免疫力是人体自身的防御机制,是人体识别和消灭外来侵入的任何异物(病毒、细菌等)处理衰老、损伤、死亡、变性的自身细胞以及识别和处理体内突变细胞和病毒感染细胞的能力。

现代免疫学认为,免疫力是人体识别和排除异己的生理反应。人体内执行这一功能的是免疫系统。有了宝宝后,爸爸妈妈们最担心生病问题。其实生活中的一些简单方法,就可提升宝宝的免疫力,减少生病的次数。

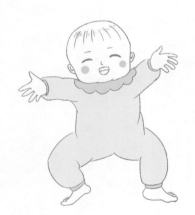

1 母乳喂养

母乳中含有大量的免疫物质，能增加婴儿机体免疫力及抗病能力，可防止婴儿受病毒的侵入而生病。可以说母乳是人生的第一次免疫，因此不要错过给宝宝母乳喂养的机会。在母乳不能保证的情况下，使用雀巢，雀巢等低敏配方奶粉，能增强宝宝的免疫力。

2 抚触

在自然分娩中产道收缩，挤压胎儿，是一种有益的身体接触，有利于宝宝神经系统的发育。出生后，妈妈的身体接触，会让宝宝有很大的安全感，可以促进宝宝的身体发育，对出生时体重较轻的早产儿尤其有益。抚触可以改善宝宝的血液循环，提高免疫力，并能增进食物的消化与吸收，减少哭闹，改善睡眠。

3 免疫预防接种

为宝宝预防接种是人类抵御传染性疾病而采取的积极措施，如接种卡介苗预防结核，口服脊髓灰质炎疫苗预防脊髓灰质炎（小儿麻痹症），接种乙肝疫苗预防乙肝等。爸爸妈妈们一定要按时为宝宝接种各种疫苗。

4 规律的生活习惯

爸爸妈妈要足够耐心地对待宝宝，帮他们找到自己的生活规律。成长中的宝宝每天需要充足的睡眠，如果宝宝晚上睡得不够，可以让他（她）白天小睡一下。周末多带宝宝到空气清新的公园玩一玩，对身体也大有益处。

5 均衡饮食

宝宝偏食，营养不均衡会造成抵抗力下降。肉、蛋、新鲜蔬菜水果品种尽可能多样，少吃各种油炸、熏烤、过甜的食品。

6 不要吃得过饱

宝宝脏腑娇嫩，消化吸收功能尚未健全。虽然发育旺盛，对营养物质需要迫切，但是脾胃运动消化功能相对不足。若吃得过饱，会使胃肠负担加重，消化功能紊乱，容易发生积食、腹痛，导致胃肠炎、消化不良等疾病。

7 及时补充锌元素

锌是人体内很多重要酶的构成成分，对生命活动有催化作用，促进宝宝生长发育与机体组织再生，并帮助提高宝宝的免疫力。补锌可以选择第三代蛋白锌，比如说新稀宝牌锌硒宝片，从蛋白中提取，锌的含量很低，几乎和食物的含锌量相当，对人体无任何副作用，能显著提高人体免疫力。

8 多喝白开水

多喝水可以保持黏膜湿润，成为抵挡细菌的重要防线。平时让宝宝多喝白开水，很有好处，但不要让宝宝养成喝各种含糖饮料的习惯，含糖饮料并不能起到真正解渴的效果。

鹅口疮又名雪口病，白念菌病，是由真菌传染，在黏膜表面形成白色斑膜的疾病，多见于婴幼儿。本病是白色念珠菌感染所引起。这种真菌有时也可在口腔中找到，当宝宝营养不良或身体衰弱时可以发病。宝宝鹅口疮多由产道感染引起，或因哺乳奶头不洁或喂养者手指的污染传播引起。

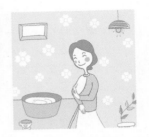

做好口腔卫生宝宝远离鹅口疮。

1. 清洗乳房

鹅口疮主要通过霉菌传播，新妈妈在喂奶前应用温开水洗乳头，保持乳头卫生。如为人工喂养，要注意奶瓶，奶嘴的消毒。

2. 口腔清洁

注意宝宝口腔卫生，喂奶后，新妈妈可以给宝宝喂些温开水以清洁宝宝口腔，使霉菌不易生长和繁殖。但不要用棉签或纱布用力去擦宝宝稚嫩的口腔黏膜。

3. 不乱用抗生素

在给宝宝使用广谱抗生素的时候、抗生素可能会杀灭抑制白色念珠菌的细菌、从而导致白色念珠菌大量繁殖、引发鹅口疮、医学上称之为菌丛失调。给宝宝治疗鹅口疮的时候，应该停用抗生素。如果有重大的疾病必须使用抗生素，则应该在医生的指导下用药。

4. 宝宝进食的餐具清洗干净后再蒸 10~15 分钟

5. 产妇有阴道霉菌病的要积极治疗，切断传染途径

宝宝如果得了鹅口疮，用 2% 苏打液清洗口腔，清洗时动作宜轻柔，将口腔内有白点的地方全搽到，最好是在饭后 1 小时进行，以免引起呕吐。清洗后用棉签或棉球擦去口腔内的剩余药水和泡沫，然后涂制霉菌素溶液。涂药应该选在饭后 1~2 小时。

婴儿肝炎综合征简称婴肝征，为儿科常见病。是指一组于婴儿期（包括新生）起病、伴有黄疸、病理性肝脏体征和血清丙氨酸转氨酶增高的临床症候群。以肝内病变为主，病因复杂，预后悬殊。如能查出病因，明确诊断，就不再称婴肝征。

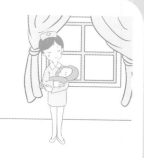

婴肝征以病毒感染最多见，包括甲型肝炎病毒、乙型肝炎病毒、丙型肝炎病毒、巨细胞病毒、风疹病毒、埃可病毒、腺病毒、水痘病毒和 EB 病毒等。在我国，以巨细胞病毒（厘米 V）感染引起者较多见，约占本综合征的 40%～80%。

发病宝宝多见于 6 个月以内，尤以 3 个月内最为多见。巨细胞病毒、风疹病毒和弓形虫等感染出生后不久即可发生；甲型肝炎病毒、乙型肝炎病毒等感染可出现晚些；细菌感染在新生儿或幼小婴儿时出现；半乳糖血症、酪氨酸血症进食母乳后即可逐渐出现；果糖不耐症则在进食果糖后才出现。

5. 乙肝妈妈如何避免传染宝宝？

在亚洲地区，生育年龄的妇女有 40% 是乙型肝炎病毒携带者，有 70%～90% 会垂直感染给宝宝。因此，阻断乙肝病毒的母婴传播至关重要。而孕期肝炎妈妈和新生儿如果能多次接种免疫球蛋白与疫苗，就可以有效预防乙型肝炎的垂直感染与水平感染的发生。接种方法如下：

孕妈妈：从怀孕 3 个月起，每月注射 1 支乙肝免疫球蛋白，可有效保护胎儿。

新生儿：将乙肝疫苗和乙肝免疫球蛋白（HBIG）按 0、1、6 方案完成全程共 3 次注射，即出生 24 小时内，1 个月、6 个月备注射 1 次，可使 95% 以上的新生儿避免感染乙肝病毒。

英国所做的研究证明，不管是否母乳喂养，其感染乙肝的概率相同，母乳喂养并不能增加感染的概率，因为宝宝已经在怀孕和分娩的过程中接触过乙肝病毒了，只要接种过乙肝疫苗，完全可以母乳喂养。现在也并没有证据显示乙肝妈妈哺乳会增加宝宝传染的概率。

6. 如何预防宝宝败血症？

1. 什么是败血症

新生儿败血症指新生儿期细菌侵入血液循环，并在其中繁殖和产生毒素而造成的全身性感染，有时还在体内产生迁移病灶。目前仍是新生儿期很重要的疾病，其发生率约占活产婴儿的 1‰～10‰，早产婴儿中发病率更高。败血症指细菌侵入人体循环后迅速被清除，无毒血症，不发生任何症状。

宝宝患败血症时可表现为精神食欲差，哭声弱，体温不稳定，可发热，也可表现为体温不升。随着病情进展宝宝开始不吃奶、不会哭、面色发灰，精神萎靡，爱睡觉。

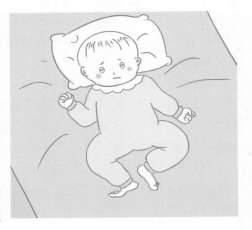

严重时有休克表现，面色苍白，皮肤出现大理石样花纹，脉搏细而快，四肢发软，少尿或无尿。败血症还可出现合并症，如中毒性肠麻痹、化脓性关节炎、骨髓炎、脑膜炎等。

现代医学认为，主要是由大肠杆菌、金黄色葡萄球菌、表皮葡萄菌、克雷白杆菌及B组链球菌感染所致。

2. 败血症的预防

为避免小儿败血症的发生，平时应认真做好预防工作：

（1）经常给宝宝洗温水澡，保持每周洗2次，清洗小儿皮肤表面的病菌与污垢，加速皮肤血液循环，保护上皮组织细胞，加强防御机能，避免或减少遭受不良刺激。

（2）增加宝宝户外活动，常晒太阳，杀灭体表病菌，增强皮肤的坚韧性，提高宝宝抵抗力。提高身体素质，抵御外界不良因素的侵袭。

（3）宝宝衣着要柔软疏松，不宜穿粗糙、过紧的衣裤，以免宝宝皮肤遭受磨擦而破损，引起感染。宝宝鞋子不宜过大，防止活动时跌倒摔伤。冬春季注意宝宝保暖，夜间睡觉要勤给盖被，注意脐腹部保暖。

（4）合理调配宝宝饮食，增加营养，强壮不体质，增进宝宝免疫功能。

（5）不要让宝宝玩锐器、棍棒，防止受伤后病菌侵入而发炎。

（6）如果发现有皮肤破损，应及时用消炎药水清洗消毒、防止感染。

第1节 了解宝宝的头脑发育

1. 宝宝大脑发育有什么特点?

宝宝的大脑在胎儿时期就已形成，出生时已具备了大脑皮层的基本结构，但皮质还较浅薄，分化不全，发育还不完善。同时，宝宝大脑的神经细胞则具有"一次性完成"的特点，出生时已具有近130～180亿个神经细胞，但尚未形成大脑各区间错综复杂的交织。

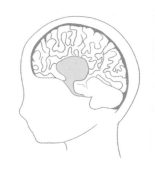

新生儿的大脑皮质表面较光滑，沟回很浅，构造十分简单，以后神经细胞突触数量和长度增加，细胞体积增大，神经纤维开始向不同方向延伸，越来越多地深入到皮质各层。以此同时，神经纤维的髓鞘化逐渐完成，髓鞘化是脑内部成熟的重要标志。髓鞘化保证了神经兴奋沿着一定路线迅速传导。宝宝在初生3个月内，皮层的发育特别旺盛，到6个月时开始接近于成人，3岁时脑细胞约分化基本完成。

2. 宝宝到底有多聪明?

不要以为肚子里的胎宝宝什么都不懂，其实胎宝宝也是很聪明的。下面我们就一起来看看胎宝宝究竟有多聪明吧。

美国心理学家约翰·古德曼通过对胎儿长期研究发现，胎儿在3周后就有了反应。而对人的成长一生中最关键的神经系统也就是在这个时候形成的。

胎儿长到6个月时就开始对音乐和噪音做出反应，并且会区分声音的"好"与"坏"。比如，当宝宝对着胎儿说话的时候，胎儿本能地转向宝宝发出声音的那一边。当听到噪音时，胎儿就会转到另一边去，并且还会用两只小手捂住耳朵。胎儿这些在娘胎里听到的"经历"会作为永远的记忆存在大脑里，并对其一生的意识都会产生影响。

那么，宝宝到底有多聪明呢？实际上，宝宝出生后的脑细胞是成人的100倍。但是，如果爸爸妈妈们不关心的话，这些脑细胞很快就会死亡。如果给宝宝多看各种各样的色彩就会引起宝宝的好奇心。另外，新生宝宝还可以从脚步声和气味上识别妈妈。这些都是宝宝的"过人"之处。

3.如何让宝宝快速感觉到母爱？

"爱是人类最美丽的语言"，拥有爸爸妈妈的爱，是宝宝形成健康情感的良好开端，即使是小宝宝，同样非常需要爸爸妈妈的笑容、关注和爱抚。在充满爱的生长空间里，有助于宝宝形成对人和社会的良好印象和态度，长大后学会如何爱人和关心他人；缺乏爱的宝宝，会变得胆小、焦虑、孤僻、缺乏安全感，无法与人为信。爱的魔力对宝宝一生的发展至关重要，那么，我们应该如何向宝宝表达爱呢？

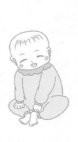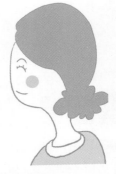

1 爱的拥抱

妈妈把宝宝抱起来，让宝宝靠在肩膀上，一边拍着宝宝的后背，一边唱着儿歌在房间里走动一下。然后坐在床边，把宝宝拥抱在怀中，让宝宝的头部靠在你的胸前，听着你有节奏的心跳和来自胸腔中的回音。

拥抱是表达爱意最浓烈的方式，被拥抱的宝宝会自然而然地产生愉快情绪，体会十足的安全感，同时在感受妈妈的心跳、体温和熟悉体味的过程中，对妈妈的依恋感更强了。

2 爱的抚摸

不论是在吃完饭、洗过澡还是做游戏的时候，妈妈都可以用指尖温柔地去抚摸宝宝的身体各部分，捏捏每个手指、脚趾；在小肚子上做一次"I LOVE YOU"按摩；拍拍小屁股，让宝宝好好享受舒服无比的抚触！

亲子抚触是表达爱意最特别的方式，也是爸爸妈妈最推崇的，不仅可以充分表达对宝宝的爱与关怀，同时还可以满足宝宝"肌肤饥饿"的心理需求，在抚触中的小家伙，总是那样的安静享受！

3 爱的亲吻

早晨宝宝刚刚睁开眼睛，送上甜甜的一个吻，让宝宝开心地享受每一天；当宝宝情绪低落、哭闹不止时，安抚的吻能让小宝宝慢慢安静下来；当宝宝要睡觉的时候，爱的亲吻一定会让他做个好梦……不要吝啬，让表达爱意的吻无处不在！

吻是人类表达爱最直接的方式，妈妈带着微笑的亲吻会让宝宝感受到对他（她）的重视，有助于加深亲子间的感情。

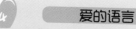

爱的表情

从爸爸妈妈的眼神中，小宝宝可以感受到很多东西，带着微笑、关切、爱意的眼神，会让宝宝很愿意与之交流。爸爸妈妈可以对着宝宝做出不同的面部表情，小宝宝对夸张滑稽的面孔非常感兴趣，一定开心不已！

表情是表达爱最有趣的方式。在与宝宝的表情互动中，妈妈们会发现，小宝宝很认真地盯着你的脸，他（她）会对你的表情做出自己的反应，这是一种无声的沟通，同时也是宝宝开始注意变化、尝试模仿的开始。

爱的语言

喂奶时、洗澡时、散步时都是和宝宝语言交流的好机会，每做一件事情，都要向宝宝做出说明，比如"现在我们要吃奶了！""现在我们要洗澡澡了！""现在我们要换尿布了！"这种汇报式的语言，会让宝宝慢慢熟悉自己的生活。

语言是表达爱最详尽的方式，小家伙是个认真的倾听者，母子之间的"婴语"交流充满了快乐与温情。妈妈的夸张语调同样会"勾引"宝宝来响应，"哼哼唔唔"的声音，一定是在和你聊天呢！

4. 如何进行宝宝早期教育?

初生婴儿认识周围世界，和外界取得联系是通过感知觉来实现的，因此对宝宝的教育应着手于发展感知觉方面的训练。所谓感知觉，是指人类通过眼睛、鼻子、耳朵等感觉器官，对周围环境中物体的颜色、气味、味道、形状等各种特性的认识。爸爸妈妈应该及时给予宝宝适当的刺激，锻炼他们的各种感觉器官以及相应的神经系统、大脑等有关部分，促进婴儿智力的发展。

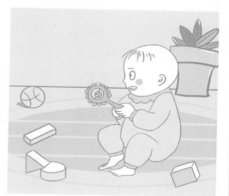

给婴儿布置一个"小梦想国"

为了使宝宝的视觉提早发展，可为他（她）布置一个舒适的、色彩鲜艳的环境。如在宝宝睡床的周围，可挂一些红、绿、黄等色彩鲜艳的玩具或实物，放些鲜花或塑料花等；宝宝的衣服、被子等用品，最好也用不同颜色制成。当宝宝醒时，通过观察可否刺激他（她）的视觉，促使其功能的成熟。

2. 可让宝宝多听悦耳的音乐

宝宝一般都喜欢音乐，通过悦耳动听的音乐，可以给宝宝快乐的刺激和满足。经研究表明，多听音乐的宝宝与一般发育的同龄宝宝相比，眼神和表情要机灵得多，动作和语言也要早熟一些。但给宝宝听音乐时要注意音量不要太大，同时音乐的声源不宜离宝宝的耳朵太近，以免损害宝宝的听力。

3. 让宝宝动手动脚

宝宝动作的发展，反应了神经系统的健全和发展程度，因此宝宝要加强动作训练，多活动手脚。5～6个月后的宝宝可以自己玩玩具和实物了，一般多挑些色彩鲜艳的玩具让宝宝玩耍，品种要经常调换，以提高宝宝的兴趣。此外，还应适当地让宝宝在床上练习翻、滚、爬、蹬、踢等。动作的发展增加了宝宝对外界接触和观察的范围，可提高宝宝对外界认识的能力。

4. 让宝宝多接触大自然

1岁以内的宝宝应经常到大自然中，如抱他们去公园或田野，看看绿色的世界，看看五彩缤纷的田园风光，接受自然美的熏陶；可带他们去动物园看各种动物，或看家禽、小鸟等，提高婴儿观察的兴趣，发展其好奇心；可经常抱宝宝去看看商店中陈列的各种商品、画片、模特儿等，在观察的同时，对宝宝进行亲切的解说。这样，不仅有助于发展宝宝的视觉、感觉和听觉，丰富婴儿感性的知识，更重要的是为宝宝良好的心理发展打下基础。另外，经常在大自然中呼吸新鲜空气，接受阳光的沐浴和活动四肢，能使宝宝的身体健康成长。

5. 让宝宝多与成人交往

为了发展宝宝的语言和表达能力，大人应该多跟宝宝接触，经常与宝宝"说话"、"提问"，引逗他们发声和发笑；训练他们叫"爸、妈"等单音词，教他们做些简单的动作；给他们讲解画片的内容等。经常与宝宝交往，不仅使宝宝语言表达能力和理解能力得到发展，同时能使他们获得身心发展的重要环境。不仅宝宝身心感到舒适、愉快和满足，而且宝宝的智力也得到发展。

5. 宝宝怎样和成人交往?

良好的交往能力与生活习惯，离不开后天的培养与训练。即使再聪明再有天赋的人，也只有通过日常生活的交往行为来和他人建立良好的关系，所以，聪明的宝宝要从小就培养他们的交往能力，让宝宝学会并知道如何与他人交往。

如何让宝宝学会与成人交往

作为爸爸妈妈，除了在生活上关心宝宝外，还要与宝宝有情感的交流。平时要用亲切的语调多和宝宝说话。一般在3个月时，宝宝就会模仿成人的发音。在宝宝咿呀自语时，妈妈要与宝宝主动交流，当宝宝发出各种各样的声音时，还要用同样的声音回答他们，以提高宝宝发音的兴趣，并尝试模仿大人的口型发出不同的声音。

爸爸妈妈即使自己在做家务时，也可以在宝宝看不到的地方与宝宝进行交流，或放一些音乐，让宝宝在欢乐的气氛中自己咿呀学唱，为以后说话打下基础。

对宝宝的情绪表情，妈妈不要不闻不问，妈妈要注意观察宝宝不同情况下的哭声，掌握宝宝的规律，尽量满足他们的需要，使宝宝在与妈妈交往的过程中逐渐培养好最初的母子感情，让宝宝学会主动与大人交往，在看到爸爸妈妈时能主动发音，逗引大人讲话。

总之，爸爸妈妈要多给宝宝创造交往的机会，多和宝宝进行交流沟通，才能不断提高宝宝跟成人交往的能力。

6. 哭声越丰富，宝宝越聪明？

德国的研究人员最近发现，新生宝宝在刚出生1周内啼哭的声调越丰富，表明这个宝宝长大以后语言能力越强。反之，旋律单一的哭声预示着这名婴儿以后学说话难度会大些。这个研究小组目前已经对36名幼儿进行了相关分析。

宝宝出生时一开始，声调曲线只是简单地起伏变化，到了出生后第2周，曲调就变得复杂了。研究人员认为，宝宝发出丰富多变的曲调的时间越早，以后学说话时就能越多地学会各种词语甚至语言。这项研究的科学意义在于，对于那些啼哭声单一的宝宝，可针对性地尝试进行音乐方面的训练，以帮助其提高语言能力。

第2节　对宝宝进行感知训练

1. 如何对宝宝进行感知训练？

新生宝宝处于人生中特殊的生长发育阶段，是感觉器官迅速发育的时期。如果在此期间进行及时恰当的训练，不仅可以有效地促进感觉器官的发育、完善，同时对大脑发育以及智力的提高也将起到不可忽视的作用，主要包括视觉、听觉、触觉、嗅觉和语言能力等。

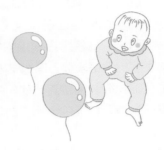

2. 如何了解宝宝的视觉规律？

新生宝宝大部分时间是在睡眠中度过，眼底还没有完全发育成熟，双眼还不能十分协调地活动。但细心的爸爸妈妈们可以发现尽管宝宝的视觉有限，但是对人的面部和运动的物体却有着与生俱来的兴趣及敏锐感。如果把人脸放在宝宝面前20厘米，你会发现宝宝的眼睛在动，面部的表情也在变化。这说明宝宝出生后几个小时，就已经具有把两只眼睛聚焦在同一物体上，并能随着物体的运动跟踪物体的能力了。

3. 如何进行宝宝视觉训练？

方法 1

经常地和新生宝宝面对面地谈话、唱儿歌、讲故事，让宝宝注视你的脸，慢慢移动头的位置，设法吸引宝宝的视线追随你移动。

方法 2

看红色绒线球。一般距新生儿15～20厘米，慢慢抖动红球，以引起新生宝宝注意，再慢慢移动红球，让宝宝追视。

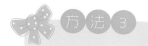

方法 3

看红光。方法是准备一个手电筒，外面包一块红布，距离20厘米左右给宝宝看红光，上下左右慢慢移动电筒，速度以每秒移动3厘米左右，大约1分钟摇动12次，每次距离为30~40厘米，让宝宝的目光追随和捕捉红光，从而训练宝宝目光的固定以及眼球的协调能力。

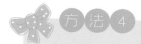

方法 4

15~20厘米的距离让他们看印有黑白脸谱、条纹及同心圆图形的卡片，能促进视觉分辨能力，同时还可以观察宝宝注视每个图形的时间，了解宝宝更喜欢看哪一种图形，一般来说，宝宝会更喜欢看人的脸谱。

注意：由于新生宝宝很容易疲劳，因此一般每次视觉训练的时间都不要太长，以1~2分钟左右为宜。

4. 何时可以进行宝宝听觉训练？

过去人们认为新生的宝宝是聋子，其实不然。现已证实胎儿大约在6个月时就具备了能听到声音的所有条件。例如，孕妇与人吵架，胎儿也会拳打脚踢，好像在为妈妈助威，其实这是胎动的增加。如果妈妈带着未出世的宝宝参加音乐会，情况则完全不同，悠扬悦耳的乐曲使这个不买票的小听众手舞足蹈，妈妈会感到柔和的有节奏的胎动。鉴于此，怀孕的妈妈应当从训练胎儿的听觉入手，坚持有计划地对胎儿说话，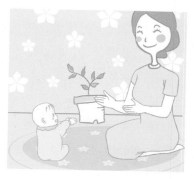诵读诗歌，为其高歌或放录音磁带，让胎儿听悠扬动听的乐曲或歌曲，以唤起胎儿的注意力，这些皆可促进胎儿听觉和神经系统发展。所以听力训练在怀孕6个月后就可以进行了。而当宝宝出生后，也要坚持对宝宝进行听力训练，有助于语言学习、智力开发和培养音乐灵感。那么，该如何训练新生宝宝听力呢？爸爸妈妈可以从3点入手：

一是给新生儿一个有声响的环境，家人的日常生活活动会产生各种声音，如走路声、开门声、水声、炒菜声、说话声等，可帮助新生宝宝逐渐区分不同的声响，有利于让新生宝宝适应周围的环境；

二是让新生宝宝听有节奏的乐曲，但放音乐的时间不宜过长，也不宜选择过于吵闹的音乐；

三是妈妈和家人最好能和宝宝说话，亲热和温馨的话语，能让宝宝感觉到初步的感情交流。

5. 给宝宝听音乐有什么好处？

据美国有关科研部门研究发现，常听音乐能改变宝宝的容貌，使宝宝变得漂亮。

从遗传学的角度来讲，人的面孔容貌，是由遗传基因决定的，如果想从根本上改变容貌，就必须去医院进行整容手术。然而，专家们指出，利用音乐也可以改变宝宝的容貌。

经常让宝宝听些欢快的乐曲，用音乐来刺激神经，会使宝宝的身心得到健康的成长。对这一点日本宝宝开发协会曾做过试验，并取得了良好的效果。他们把几十位出生不久的宝宝集中起来，一一拍照、录像，作为原始的资料。然后每天分上午、下午、晚上 3 次播放莫扎特的小夜曲。开始时没有引起什么变化，可 4 个月以后，这些宝宝的面容却发生了很大的变化，表情也比一般的宝宝活泼，动作协调，就连眼神都与一般宝宝有着根本的区别。由此可见，在幼儿时期让宝宝多听些优美的乐曲，不仅对宝宝的智力有所开发，而且能使宝宝的面容变得漂亮起来，可见音乐的魅力是无穷的。

6. 哪种音乐适合宝宝听？

宝宝适合听柔和、舒适、无刺激的优美轻音乐，不喜欢听过响的声音和噪声，不然会对宝宝听力有伤害，在这推荐莫扎特的音乐。

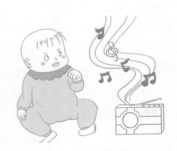

宝宝生下来耳朵就很发达，很灵敏。宝宝虽然听不懂优美的音乐，但美好的声音，会使宝宝的听觉不断受到刺激，有利于宝宝智力的开发，又为今后宝宝的说话做好了准备。但是也要注意听的时间不能过长，跟成人也是一样的，音乐听久了会累。另外睡觉的时候，不要播放音乐，最好保持安静，给宝宝养成良好的休息习惯。

7. 怎样逗引宝宝发音？

妈妈和小宝宝的"对话"可以尽早的开始，因为它充满了情趣而且还富于教导的意义，所以应该是任何年龄的小宝宝都经常玩的一种游戏。

妈妈要用亲切温柔的声音，来面对着小宝宝，使小宝宝可以看清楚妈妈的口型。试着对着小宝宝发出单个字母的 a（啊）、o（喔）、u（呜）、e（鹅）的音，然后妈妈耐心的等待小宝宝发出声音。要是小宝宝一旦发出任何的声音，妈妈要对着小宝宝笑，并且妈妈要重复地对宝宝发出声音，当宝宝回应妈妈，自动地发出这些音后，妈妈要给予适当的奖励，如带有表情的赞扬、抚摸、拥抱等，并要用同样的声音回答他（她）。

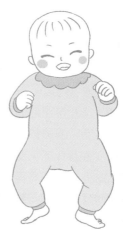

在小宝宝精神愉快的状态下，妈妈可以拿一些能动、带响和鲜红色的玩具来边晃边逗宝宝玩，或者是和宝宝说话，或者妈妈用手来咯吱宝宝的胸脯，小宝宝就会有愉悦的应答－微笑，这样可以帮助宝宝发音器官的协调的发展，使小宝宝尽快地发音。

妈妈从小宝宝的面前走过时，要轻轻的抚摸或者是亲吻宝宝的脸蛋或者是鼻子，并且笑着对小宝宝说："宝宝，来笑一个！"。还可以用带响的玩具或者是语言来引逗宝宝，或者妈妈用手轻挠小宝宝的肚皮，引起小宝宝挥手蹬脚，甚至发出"咿咿呀呀"的声音，或者是发出"咯咯"的笑声。

这里，有一个有趣的试验，当一个安静的宝宝听到另一个宝宝哭声的录音时，这个安静的宝宝也会哭起来。但是，当正在啼哭的宝宝听到自己哭声的录音时，马上就不哭了。宝宝听到他人哭声的录音，会比先前哭得更厉害、更持久，这表明宝宝对噪声具有敏感的反应能力，而当他（她）理解了自己的哭声时，他（她）就显得安静了。这一发现，给妈妈们提供了一个宝宝的止哭良法。如果家里有一台录音机的话，妈妈们不妨去试一试。

🎀 8. 笑——为什么是母婴情感的连接？

刚出生的宝宝通常在睡眠或瞌睡状态时出现微笑，这是面部肌肉收缩在无任何外部刺激的情况下发生的。大约2~3周后，当妈妈频频与他们说话，触摸他们面颊和胸部皮肤时，宝宝常会露出灿烂的微笑，这微笑令爸爸妈妈感到欣慰，更加抚爱自己的宝宝，并报之以微笑。爸爸妈妈对宝宝的微笑越多、越及时，宝宝也就笑的越多。

笑，增强了宝宝与爸爸妈妈的情感联结，有助于身心健康成长。有人观察，越早出现笑的宝宝越聪明，如果2个月还不会笑就有智力落后的可能性。因此不要忽略宝宝逗笑的训练，让宝宝在快乐的氛围中，在笑声中学会与人交往，为培养良好的性格和社会适应能力打下基础。

9. 为什么宝宝需要刺激?

刺激是一种信息,它能作用于感觉器官产生神经信号传入大脑,经过分析综合产生感觉或作出反应。"刺激"可以促进感觉器官的发育和功能的完善,可以促进脑细胞的发育,加强脑细胞之间的联络,提高反应的灵敏程度,从而促进智能的发展。新生的宝宝各种感觉器官和神经系统已经发育得相当好,对外部的刺激有快的反应,如饥饿、寒冷、疲倦时他就可能不安静或啼哭。心理学家说,宝宝

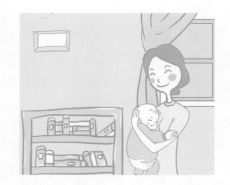

的条件反射出现得愈早、愈多、范围愈广,说明宝宝心理发育和智力发展越好。要建立更多的条件反射,就必须为宝宝提供充足的刺激来源。

10. 怎样为宝宝提供适宜的刺激?

1. 在宝宝活动中提供更多刺激

注意在宝宝哺育、护理活动中为其提供更多更丰富的刺激。例如,喂奶时用轻松的姿势抱着宝宝,用手轻拍和抚摸宝宝,给宝宝以愉快、爱抚的感觉。在这一本能行为中,妈妈脸和手的晃动、嘴里哼的小曲等,为宝宝提供视觉和听觉刺激,抱的姿势变换为对宝宝运动的刺激;抚摸、轻拍、母子身体的接触提供触觉刺激;母体的气味,乳汁的气味,乳汁的甜、咸等为宝宝提供嗅味觉刺激等等。

2. 让宝宝适度啼哭和运动

细心观察宝宝的不同啼哭,对宝宝不饿、不冷、无病的一般啼哭常不予理睬。一般啼哭不仅有利于肺的发育和呼吸功能锻炼,也为宝宝提供了刺激;此外,也为宝宝安排一些简单的运动,如肢体的轻度运动和头颈运动等。

3. 继续给予音乐刺激

在宝宝睡醒的时候播放一些欢快的乐曲;睡眠时也常播放一些背景音乐,因为新生宝宝差不多有一半时间处在浅睡眠状态,音乐刺激仍是有效的。

4. 增加宝宝与成人之间的身体接触和心理联系

宝宝与成人身体的接触不仅能提供触觉刺激,还有皮肤营养及其他作用。

例如，光线的强弱变化、颜色的变换、画面的变更、物体（玩具）的变化等，提供丰富的视觉刺激；朗读声、说话声、哭笑声、敲击声等各种声响提供听力刺激；时常变换体位提供平衡觉刺激；改变食物味道，提供酸、甜、苦、咸等味觉刺激；提供香的气味的嗅觉刺激；提供内容更为丰富的触觉、温度觉、痛觉和各种精细感觉的刺激，以促进宝宝感官和大脑的发育。

11.如何为宝宝准备悬挂玩具？

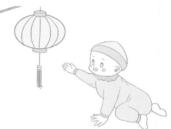

新生宝宝睡醒时，会睁开眼睛到处看，所以应该为宝宝预备几幅挂图。一般宝宝最喜欢的是模拟妈妈脸的黑白挂图，也喜欢看条纹、波纹、棋盘等图形。挂图可放在床栏杆右侧距宝宝眼睛20厘米处让宝宝观看，每隔3~4天应换一幅图。爸爸妈妈可观察宝宝注视新画的时间，一般小宝宝对新奇的东西注视时间比较长，对熟悉的图画注视的时间短。直到满月后可换上彩图。另外在宝宝房间悬挂一些晃动的彩色气球、吹塑球、小灯笼，能发出悦耳声音的彩色旋转玩具等，让宝宝看和听。悬挂的玩具品种可多样化，还应经常更换品种和位置，悬挂高度为30厘米左右。宝宝看到这些悬挂玩具后，会安静下来，不哭也不闹，显得很愉快。室内墙上也可挂一些彩画或色彩鲜艳的玩具，当宝宝醒来时，爸爸妈妈可以把宝宝竖起来抱抱，让宝宝看看墙上的画及玩具，同时可告诉宝宝这些画和玩具的名称。当宝宝看到这些玩具，听到妈妈的声音，就会很高兴。同时经常把宝宝竖起来抱还可锻炼宝宝头颈部肌肉，为以后抬头作准备。

12.如何实现宝宝智力的第1次飞跃？

心理学家发现，婴幼儿时期是智力发展的关键时期，1岁内的宝宝大脑发育最快，如出生时大脑仅重350~400克，而长到半岁时就增加到700~800克，脑重量翻了一番。在这一段期间内，宝宝的智力发展有8次飞跃，每次飞跃发生的时间大体相同，而且在开始出现变化时宝宝总会变得烦躁不安。

第1次大约发生在婴儿出生后5周左右，各个器官都迅速成熟并开始工作，表现为哭的时候流出眼泪，或者用微笑来表示高兴，另外还不时地对周围发生的一切进行观察或聆听，并对气味与动静做出积极地回应。爸爸妈妈们可以通过下列方式帮助宝宝度过和加强这次飞跃。

1 目光交流

宝宝的眼神停留在某处已经能延长到10秒，甚至更长的时间。他（她）会仔细地端详你了。看着宝宝，也让宝宝看着你。每次你的宝宝看着你，他（她）的记忆力积累得多一些。

2 肌肤相亲

母乳喂养是最简单的肌肤相亲的办法，能让宝宝感受到妈妈皮肤的温暖，听到妈妈的声音。

3 跟宝宝说话

也许，开始你得到的只是宝宝茫然的目光，但先不要放弃。在你希望得到回应的地方要稍作停顿，留给宝宝一些时间。不用多久，宝宝就能掌握对话的节奏，用友好的"咿咿呀呀"和你交流了。

4 用声音吸引宝宝

用摇铃等能出声的玩具在宝宝耳边轻轻摇动，宝宝会转头寻找声音的来源。再久一点，宝宝就会对你和周围的事物有反应了，会更专注并有兴趣地玩耍了。

5 镜子游戏

当宝宝皱眉头、眨眼睛或嘴巴张大的时候，妈妈用比较夸张的表情来模仿宝宝。宝宝会在妈妈的脸上看到自己的脸。这种像镜子一样的反射，能有效强化宝宝的自我意识。

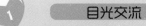

13. 如何对宝宝进行智力训练？

1 飘动的丝带

将几条不同颜色的丝带组成一束，挂在离宝宝眼睛30厘米的一侧，最好挂在窗户附近，让微风将丝带吹舞起来，或者在丝带旁用电风扇吹。当丝带迎风飘动时，宝宝的视觉得到了满足。当然，也可以挂其他的东西。

2 铃铛

让宝宝握住铃铛等发出声音的小型玩具，起初爸爸妈妈需握住宝宝的手一起摇动，练习数次，宝宝就能自己摇了。接着，可适当增大玩具的体积、重量，提高宝宝有意识抓握的灵活性，促进其大脑发育。

3 走动

在宝宝高兴时，爸爸妈妈可以抱着他们，在家中四处走动，观察色彩鲜艳的气球和彩条、有声音的铃铛等。对宝宝来说，他们所看到的一切事物都十分新奇。

传来传去

让宝宝在亲人之间抱来抱去，并伴随亲昵的爱语，使他们在爸爸妈妈、爷爷奶奶之间来来往往，增进亲情，体会愉悦。

14. 怎样建立宝宝的心理依附？

有专家对缺乏爸爸妈妈照顾的宝宝进行了调查研究，结果表明，这些宝宝中有许多人有明显的焦虑、紧张等情绪反应。他们易激动、过敏，睡觉时常会惊醒或者难以自然入睡，体重都明显低于正常标准。

可见，剥夺了宝宝依附的基础，即当宝宝得不到来自爸爸妈妈的爱与保护时，直接的后果就是他们无法应付环境的各种刺激。这种无法适应，就意味着失调，就会影响宝宝的健康发育，甚至削弱他们机体的防病能力。

所以，尽早建立宝宝的心理依附是很重要的。那么，怎样建立新生宝宝的心理依附呢？

正常的情况下，无论妈妈采用母乳还是牛奶喂养宝宝，妈妈都应该在给宝宝喂食、换衣服或是抱他们时与宝宝自动地建立起他们所需要的关系。如果由于某种原因，宝宝需要上医院观察或需要特殊护理，妈妈应该尽可能与宝宝多接触。即使宝宝处于保育箱中，妈妈也可以通过小窗孔触摸、爱抚他们，和他们讲话。如果可能的话，还要给宝宝喂奶。建立宝宝心理依附最重要的就是要妈妈尽量缩短与宝宝分开的时间。

15. 宝宝认知能力的训练？

宝宝从很小开始就需要训练认知能力，爸爸妈妈可以用各种小游戏来开启宝宝的认知能力，以下罗列了以下几种常见而有效的训练宝宝认知能力小游戏，爸爸妈妈们，你们开始行动了吗？

① 光影游戏

适用年龄：出生起。

功用：利用光影作为视觉刺激，且培养宝宝的追视能力。

道具：手电筒、小手帕。

玩法：妈妈可先用小手帕盖住手电筒前端，让光线柔和一些，接着将手电筒放在宝宝眼前30厘米的距离，缓慢地移动，刺激宝宝去追寻光源。之后待宝宝大一点时，可用色彩鲜艳的小球代替手电筒。

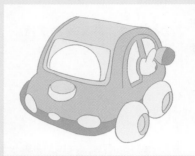

2. 黑白轮廓游戏

适用年龄： 1～6个月。

功用： 以强烈的黑白对比吸引宝宝注意，辨识色彩及其轮廓。

道具： 黑色色纸、白色书面纸。

玩法： 取黑色色纸裁成不同的形状，再将它贴在白色的书面纸中间，两者颜色亦可对调。接着将完成后的图卡，放在宝宝的眼前让宝宝看，每张图卡约需停留3～5秒。

3. 认识生活小物

适用年龄： 6个月左右。

功用： 结合视觉及触觉启蒙。

道具： 宝宝的玩具、音乐铃或水果

玩法： 准备几个宝宝喜欢的玩具、音乐铃，或者是颜色鲜艳的水果如橘子、苹果等，先由爸爸妈妈用趣味化的方式介绍它颜色、特点，提高宝宝的好奇心，接着让宝宝自行把玩，用眼睛、用手来认识这个新奇的物品。宝宝的专注力较短暂，如果宝宝玩一下就将玩具丢下，爸爸妈妈不必刻意勉强，另寻空档再开始即可。

4. 小车过山河

适用年龄： 7个月起。

功用： 空间知觉启蒙及物体恒存概念。

道具： 书面纸、小玩具车。

玩法： 先将大张书面纸卷成纸筒，接着在宝宝面前将玩具车由纸筒的一端推入，这时宝宝会想要找出被藏起来的小车，妈妈再慢慢将纸筒倾斜，让小车滑下来。初期先由妈妈做示范，待宝宝熟悉这个游戏后，便可改为宝宝自己操作。这个游戏略有难度，通常无法1天内即学会，爸爸妈妈可得保持耐心喔。

16. 宝宝的生活自理能力训练有哪些？

生活自理能力是指宝宝在日常生活中照料自己生活的自我服务性劳动的能力，主要包括自己穿脱衣服、鞋袜、收拾、整理衣服和床铺，独立进餐和洗盥，自己洗脸、洗脚和洗小手帕等。为了宝宝将来能有良好的生活自理能力，根据每个宝宝的实际发

育水平选择时机，训练越及时，效果越明显。

1. 生活自理能力训练（3个月）生活规律

注意培养良好的生活习惯，晚上逐渐停止喂奶，早饭后定时大便，使生活有规律。

2. 生活自理能力训练（4个月）

（1）用勺舔食

用勺喂米糊或鸡蛋黄，能张大口舔食。

（2）睡眠习惯

培养良好睡眠习惯，白天觉醒时间延长，晚上能睡大觉。

3. 生活自理能力训练（5个月）

（1）游戏

继续玩照镜子的游戏，和妈妈同时照镜子，看镜子里母子的五官和表情逗引宝宝发出笑声。还可做其他简单的游戏，注意反复和小宝宝玩藏猫游戏，鼓励宝宝在拉开毛巾时发出"喵儿"的声音，以发展其抽象思维。

（2）表情反应

继续训练宝宝分辨面部表情，让宝宝和你一起做有关惊讶、害怕、生气和高兴等游戏 。

（3）举高

宝宝最喜欢让爸爸举高，然后再放低。爸爸妈妈一面举一面说，以后每当大人说举高时 ，宝宝会将身体向上做相应的准备。在举起和放下动作时，要将宝宝扶稳，千万不要做抛起和接住的动作，以免失手让宝宝受惊或受伤。

4. 生活自理能力训练（6个月）

（1）自喂食品

继续练习让宝宝自己拿着东西吃，如饼干、虾酥条等。

生活自理能力训练（7个月）

（2）喝水

训练宝宝从盛了水的杯中喝水。

（3）交往

继续让宝宝多与同伴交往，帮助他克服怯生、焦虑的情绪，引导他正确地表达情 感。与同伴玩，是宝宝学习语言、交际、能力、培养良好素质的重要途径。

（4）良好习惯

训练宝宝养成安静入睡、高兴洗脸的习惯，养成定时、定地点大小便的好习惯，学会蹲便盆，大便前出声或做出使劲的表示。

17. 如何给宝宝做"快乐体操"？

婴儿操不同于婴儿抚触。婴儿抚触是局部的皮肤抚摸、按摩。它需要手有一定的力度，进行全身皮肤的抚摸。婴儿被动操，是全身运动，包括骨骼和肌肉。抚触宝宝刚生出来就可以做，而婴儿被动操是在宝宝出生后10天左右才开始做。室内温度最好在21℃～22℃。月子里每节操做6~8次。1天1次，甚至2天1次也可以。

1 上肢运动

把宝宝平放在床上，妈妈的两只手握着宝宝的两只小手，伸展宝宝的上肢，上、下、左、右。

2 下肢运动

妈妈的两只手握着宝宝的两只小腿，往上弯，使宝宝的膝关节弯曲，然后拉着宝宝的小脚往上提一提，再伸直，如此反复几次。

3 胸部运动

妈妈把右手放在宝宝的腰下边，把宝宝的腰部托起来，手向上轻轻抬一下，宝宝的胸部就会跟着动一下。

4 腰部运动

把宝宝的左腿抬起来，放在右腿上，让宝宝扭一扭，腰部就会跟着运动。然后再把右腿放在左腿上，做同样的运动。

5 颈部运动

让宝宝趴下，宝宝就会抬起头来。这样颈部就可以得到锻炼。

6 臀部运动

让宝宝趴下，妈妈用手抬宝宝的小脚丫，小屁股就会随着一动一动的。给宝宝做操时不要有大幅度的动作，一定要轻柔。